重症化予防のための
足病診療ガイドライン

編集

日本フットケア・足病医学会

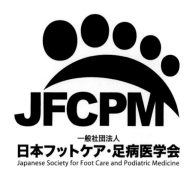

一般社団法人
日本フットケア・足病医学会
Japanese Society for Foot Care and Podiatric Medicine

南江堂

ガイドライン作成メンバーおよび構成組織

日本フットケア・足病医学会ガイドライン委員会　　　　　　　　　　　　　専門分野

委員長

| 東　　信良 | 旭川医科大学外科学講座血管外科学分野 | 医師（血管外科） |

副委員長

| 池田　清子 | 神戸市看護大学看護学部慢性病看護学分野 | 看護師 |

班　　長 （五十音順）

市岡　　滋	埼玉医科大学形成外科	医師（形成外科）
大浦　紀彦	杏林大学形成外科	医師（形成外科）
北野　育郎	新須磨病院外科	医師（血管外科）
瀬戸奈津子	関西医科大学看護学部・看護学研究科　慢性疾患看護学領域	看護師
田中　康仁	奈良県立医科大学整形外科	医師（整形外科）
寺師　浩人	神戸大学形成外科	医師（形成外科）
寺部　雄太	春日部中央総合病院下肢救済センター	医師（形成外科）
孟　　　真	横浜南共済病院心臓血管外科	医師（心臓血管外科）
守矢　英和	湘南鎌倉総合病院腎臓病総合医療センター	医師（腎臓内科）

班　　員 （五十音順）

愛甲　美穂	湘南鎌倉総合病院血液浄化センター	看護師
渥美　義仁	永寿総合病院糖尿病臨床研究センター	医師（内科，内分泌科）
安部　貴之	東京女子医科大学臨床工学部	臨床工学技士
安部　正敏	札幌皮膚科クリニック	医師（皮膚科）
飯田　　修	関西労災病院循環器内科	医師（循環器内科）
家城　恭彦	富山市立富山市民病院内分泌代謝内科	医師（糖尿病内科）
石岡　邦啓	湘南鎌倉総合病院腎臓病総合医療センター	医師（腎臓内科）
石橋理津子	佐賀大学形成外科	看護師
岩田　博英	いわた血管外科クリニック	医師（血管外科）
宇都宮　誠	TOWN訪問診療所城南院・東邦大学医療センター大橋病院循環器内科	医師（循環器内科）
柿花　隆昭	東京大学医学部附属病院トランスレーショナルリサーチセンター	理学療法士
門野　邦彦	南和広域医療企業団五條病院整形外科	医師（整形外科）
金森　　晃	かなもり内科糖尿病内科	医師（糖尿病内科）
川口　麻衣	神戸市立医療センター西市民病院	看護師（慢性疾患看護専門看護師）
河辺　信秀	東都大学幕張ヒューマンケア学部理学療法学科	理学療法士

巻頭言

　このたび，ついに日本フットケア・足病医学会から「ガイドライン」が上梓されたことはたいへん喜ばしいことです．本ガイドラインの作成は，当初学会の前身である日本下肢救済・足病学会の時代から始まりました．2017年の前身ガイドライン委員会の始動は，時の国是でもある「足病重症化予防」のためのガイドラインの作成開始でもありました．2019年に日本フットケア学会と合併し，まさに多職種から構成されるメンバーへと拡大し，合併後の最大事業となりました．そういった意味においても感慨深いものがあります．

日本フットケア・足病医学会の特徴と意義

　本学会は，多職種・多診療科から構成される烏合の衆ですが，「患者さんの歩行を守り，生活を護る」ために結集されたメンバーの集合体でもあります．日本は高齢化社会を迎え，糖尿病，動脈硬化症，透析を代表とする慢性腎臓病のほか慢性静脈不全症や各種膠原病などの疾患をベースとした「足病」を患う患者が増加の一途であることから，日本の将来の「足」を守ることが日本の社会を守ることでもあると考えています．学会発足後の筆者の所信表明（Inaugural address）のなかのひとつに「日本版足病医学を学会主導で確立する」とあります．本来「足病医学」は西洋社会だけのものであり，東洋社会には存在しません．しかし，経験上，西洋社会とは異なる「足病」患者の急増のために，日本が主導的立場になり東洋型足病治療の促進を担う必要性があります．本ガイドラインは，まさにそのための根幹とならなければならないと考えています．

足病の定義

　上記のために，本学会が作るガイドラインには，まず「足病の定義」が必要でした．これまでに「足病の定義」が明記されたものはありません．そこで今回，足病を「起立・歩行に影響する下肢・足の形態的，機能的障害（循環障害，神経障害）や感染とそれに付随する足病変に加え，日常生活を脅かす非健康的な管理されていない下肢・足」と定義しました．

本学会からのガイドラインの意義

　上記定義に基づいて，患者の歩行と生活のためのCQを集めたところが，他の診療ガイドラインと大きく異なると考えています．たとえば，糖尿病の治療のための，動脈硬化改善のための，透析治療における，などのガイドラインは各診療科での診断と治療を目的としています．本ガイドラインでは，あくまでも足病からいかに「患者さんの歩行を守り，生活を護る」か，に焦点を当てています．したがいまして，足病の発症と重症化予防，歩行，多職種連携，地域連携などがテーマとしてあがってきます．そして，それぞれのCQに応じるために多職種，多診療科が必要となってまいります．まさに患者側に立脚したガイドラインといえます．

　このように，多くの時間と労力を要した世界に類を見ない本学会のガイドラインですが，それぞれの執筆者の熱意に溢れた内容となったことを反映して，学会員からのパブリックコメントもまた熱いメッセージといっしょに返されました．したがいまして，学会全体の総意に基づ

くガイドラインが上梓されたとも捉えることができるのではないでしょうか.

　最後に，本ガイドラインの策定と作成に携わった各位に感謝の言葉しかございません．本学会を代表して心よりお礼を申し上げます．本ガイドラインが，多くの日本人の足を守り，歩行を守り，生活を護ることにつながりますよう願ってやみません.

2022 年 8 月

日本フットケア・足病医学会　理事長

寺師　浩人

発刊にあたって

本ガイドラインの目的

　足病治療は様々な局面で必要とされ，足病に直接あるいは間接的に接する医療者はエキスパートから非専門医，看護師，薬剤師，臨床検査技師，栄養士，リハビリテーションセラピスト，緩和医療者，義肢装具士，介護や社会福祉，在宅医療に携わる医療者など極めて幅広い職種，診療科にわたっております．高齢化が進み，糖尿病や慢性腎臓病が増加しているわが国では足病を有する患者は増加の一途であり，またわが国には足病学部がなく，足病医がいないために，患者の側からみてどの診療科に行ってよいかわからない，医療者からみてもどの診療科に相談してよいのかわからないという状況において，重症化してから専門家を受診するケースが非常に多いのが現状であります．

　本ガイドラインでは，専門家と非専門家が知識や技術を共有し，足病治療を標準化し，協働して足病の重症化を防ぐことを目的としております．足病医がいないわが国において，足病重症化を防ぎ，足病治療の質を向上させるためには，ガイドとなる指針が必要であり，共通した言語と認識の共有が重要であると考えております．

本ガイドラインの対象者および使用法

　足病の専門家でない医療者であっても，生活習慣病治療の臨床現場や透析室あるいは高齢者施設，在宅医療などの高齢者医療の現場などで足の診療に関係することは少なくないことから，本ガイドラインは，足病を専門としていない医療者，および介護福祉職を主たる対象者と設定しています．重症化してから専門家のところにたどり着く足病患者が実に多いという現状を改善するためには，足病の専門家でない医療者や介護福祉職の方々に足病を知っていただくことで，重症化する前に専門家の診察を受けるようになることを，本ガイドラインの最大の目的と考えております．

　また，足の専門家であったとしても，足診療の領域が極めて広範であることから，足病の総合的理解において，本ガイドラインが役立つことを期待しております．

本ガイドラインの内容・特徴

　上述のように，足病重症化は様々な臨床場面で起こってくることから，本ガイドラインではシチュエーションごとに章立てしていることが特徴であり，実践に有用なガイドラインを目指して作成しております．読者ご自身が足病に遭遇するであろうシチュエーションに応じた章を中心にお読みいただけましたら幸いです．

　また，非常に多岐にわたる診療科や職種の方々にガイドライン策定・執筆にかかわっていただいたことは，本ガイドラインの2つ目の特徴であると考えております．

　ガイドラインのテーマを「重症化予防」としており，そのため重症化予防の観点でエビデンスを収集しましたが，エビデンスの質・量ともに乏しく，背景が均一で研究デザインが同様の研究報告はほとんどないCQが多くなり，そのため，本ガイドラインを通じて引用している文献のレベルの統一ができておりません．そうしたエビデンス不足の結果，推奨度は「弱く推奨する」

というものが多くなっております．一部，ガイドライン委員会でコンセンサスを得たエキスパートオピニオンも取り入れて，多職種，多診療科で足病重症化予防に取り組んでいくことを提案しております．

CQ については，介入する治療法の有用性を判定するものだけでなく，足病の理解を深めるためにあえて頻度や重症度に関する CQ も提案させていただきました．後者のように，CQ の設定自体が推奨を記載する性質でないものもあり，その場合には，推奨「−」（判定せず，あるいは判定対象外の意味）を用いております．また，多くの臨床上の課題が山積しているなかで，本ガイドラインで取り上げたのは，繰り返して行われた会議で厳選されたものであり，当然，すべての疑問に答えているわけでなく，不足している内容については，他の関連ガイドラインや成書などをご参照いただけますようお願いいたします．

エビデンスが乏しい CQ については，エビデンスが乏しい事実を把握することも重要と考えており，次回ガイドライン改訂に向けて，旺盛な臨床研究の展開が期待されます．

用語

足病の診療は多職種，多診療科に及ぶため，用いている用語やその定義が必ずしも診療科や職種間で一致していないのが現状であります．足病医のいないわが国において，用語を統一する試みはこれまであまりなされてこなかったことから，本ガイドライン作成が診療科や職種を越えた用語統一の最初の機会となると考えられ，大切断の定義や免荷装具の用語統一がなされたことは，ひとつの成果であると考えております．「用語解説」（xiii ページ）で特に重要な用語について解説を加えておりますのでご参照ください．

免責

本ガイドラインは，エビデンスを重要視しているため，一部保険診療上の適用と合致しない内容を含んでいますが，医薬品や医療機器などに関しては添付文書に従い，治療方法に関しては適正使用指針などに従って治療にあたってください．また，足病は病態が複雑であるため，治療方法に迷うことも少なくなく，最終的には担当医の判断によって治療方針が決定されるべきであることを申し添えます．

謝辞

本ガイドラインの作成にあたり，外部専門家として貴重なご意見をお寄せいただいた外部査読委員の皆様に深く御礼申し上げます．

末筆になりますが，ますます高齢化が進むわが国において，重症化する前に足病を発見する体制が整うことによって，創がなかなか治らないで医療に大きな負担となることなく，高齢になっても足に不安なく自分の脚で歩く社会につなげることができるよう，本ガイドラインが役に立ち，改訂を重ねていけることを願っております．

2022 年 8 月

日本フットケア・足病医学会ガイドライン委員会　委員長

東　信良

ガイドライン作成方法

　本ガイドライン作成の工程は下記のとおりである.

1）準備

　日本フットケア・足病医学会発足前の 2017 年 1 月から日本下肢救済・足病学会ガイドライン委員会において足病重症化予防のガイドライン作成準備を開始した.『Minds 診療ガイドライン作成の手引き 2014』および GRADE システムを参考にしながら，重要臨床課題の抽出，クリニカルクエスチョン（CQ）の立案を行った. 日本下肢救済・足病学会と日本フットケア学会が合併して日本フットケア・足病医学会が発足してただちに，足病重症化予防のガイドライン委員会を設置し，日本下肢救済・足病学会ガイドライン委員会で行われてきた作業を引き継ぎ，体制を改組して下記のごとくガイドライン策定作業を行った.

2）スコープの作成

　足病という多くの疾患を含み，病態も多様な対象ではあるが，足病が重症化して下肢切断にいたることを回避する「足病重症化予防」に焦点を絞った臨床的重要課題を抽出した. スコープについては，ガイドライン委員会改組後，再確認を行い，日本フットケア・足病医学会の理事会の承認を得て，作業を進めた.

3）ガイドライン全体の構成

　足病にかかわる診療科や職種が多様であることから，治療やケアが提供される場ごとに設定した 9 つのグループに分かれて，以下の作業を行った.

4）クリニカルクエスチョン（CQ）の設定

　各グループで CQ を設定し，会合を繰り返して選別したあと，全体会議を行って，患者アウトカムに与える影響度の低いもの（特に足病重症化予防にかかわりの少ない CQ）を削除し，重複する CQ のグループ間調整や，不足する CQ の追加を行うなどして，複数回のグループ内外の会議やメール稟議を経て，CQ を決定した. CQ の文言については，患者や医療者による意思決定につながる内容となるよう，グループリーダー会議で修正を行った.

5）エビデンス収集とシステマティックレビュー

　PubMed，MEDLINE，Cochrane Library，医学中央雑誌にて当初 2020 年 12 月末までの文献を検索したが，重要なものについては，2021 年 3 月まで必要に応じて採用した. 対象疾患が多様で，極端にエビデンスが少ない領域もあり，執筆グループ間でエビデンスの質・量・検索対象が大いに異なるため，文献検索はグループごとに行い，CQ ごとに収集した文献のリスト，症例数，エビデンスレベルをリスト化して，情報共有しながら収集を進めた.

　グループ内において各文献のエビデンスレベル，バイアスリスク，非直接性，非一貫性，サンプルサイズの評価作業を行った. エビデンスの確実性について，個々のエビデンスについて

ではなく，エビデンス総体を質的に統合し，定性的評価を行った.

6）推奨作成

　推奨判定は，エビデンス，益と害，患者の価値観，コストおよび臨床適応性の観点から，各執筆グループが推奨文草案を作成し，推奨文・推奨の強さは 2021 年 6 月 5〜6 日の第 7 回グループリーダー会議（エキスパートパネル）において協議し，2021 年 6 月 13 日の第 4 回ガイドライン委員会全体会議において投票を行い決定した. その後，学会内査読およびパブリックコメントを受け，2021 年 9 月 3 日の第 5 回ガイドライン委員会全体会議において，エキスパートオピニオンを取り入れることとし，一部の推奨レベルの変更を決定した.

7）エビデンスの強さと推奨度決定基準

　推奨は，Minds の手引きに沿ってエビデンスの強さと推奨の強さの組み合わせからなる GRADE システムによる基準（表 1，表 2，図 1）を採用した.

　エビデンスの強さは個々の論文のエビデンスレベルではなく，エビデンス総体に対して決定した.

　推奨の強さは，エビデンスの強さに加えて，①益と害のバランス，②患者の価値観や負担，③コスト・保険適用の有無の各要因を考慮し，第 5 回全体会議（web 会議）において各 CQ ごとに賛成多数の合意形成を得て決定した. 最終的に推奨の強さとエビデンスの強さを推奨文の文末に 1B，2D のように併記した. エキスパートオピニオンとしてガイドライン委員会でコンセンサスを得たものは，エビデンスの強さを「D」とし，エキスパートオピニオンであることを「まとめ」の部分に明記した.

表 1　エビデンスの強さ

A（強）	効果の推定値に強く確信がある
B（中）	効果の推定値に中程度の確信がある
C（弱）	効果の推定値の確信は限定的である
D（とても弱い）	効果の推定値がほとんど確信できない

表 2　推奨の強さ

推奨の強さ	表現	判定基準
1（強い推奨）	推奨する（recommend）	得られる利益が害を上回る（下回る）
2（弱い推奨）	提案する（suggest）	利益が不確実，利益と害が拮抗

推奨の強さ	強い（1）	弱い（2）	弱い（2）	強い（1）
推奨文の表現	行うよう推奨する	行うよう提案する	行わないよう提案する	行わないよう推奨する

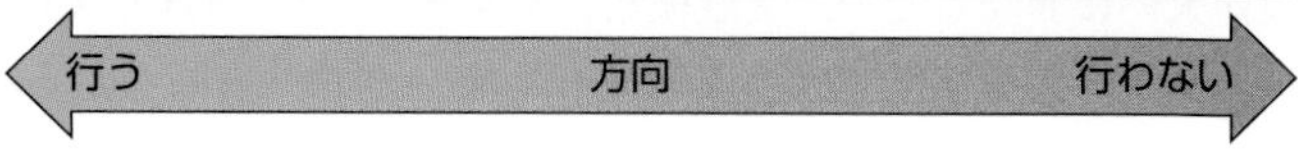

行う　　　　　　　　方向　　　　　　　　行わない

図 1　推奨文の表現

8) 査読および外部評価

　学会内での査読（査読委員別記）を受け，学会員からパブリックコメントを得て，集まった意見に対応して原稿を修正したあと，8名の外部査読委員の評価を受け，寄せられた意見に適宜対応して修正・加筆を行った.

9) 利益相反の開示

　日本フットケア・足病医学会ガイドライン委員会は，同学会の「利益相反（COI）に関する指針」に則り，2019年4月1日から2022年2月28日までの3ヵ年分について本ガイドライン執筆者全員からCOI開示の報告を受けた. 報告内容は次頁表のとおりである. 記載した企業名は2022年7月時点の名称を用い，五十音順に記載した.

日本フットケア・足病医学会のCOI自己申告基準

A. 自己申告者自身の申告事項
1. 企業や営利を目的とした団体の役員，顧問職の有無と報酬額（1つの企業・団体から年間100万円以上）
2. 株の保有と，その株式から得られる利益（1つの企業の年間の利益が100万円以上，あるいは，当該株式の5%以上を保有する場合）
3. 企業や営利を目的とした団体から特許権使用料として支払われた報酬（1つの特許使用料が年間100万円以上）
4. 企業や営利を目的とした団体より，会議の出席（発表）に対し，研究者を拘束した時間・労力に対して支払われた日当，講演料などの報酬（1つの企業・団体からの講演料が年間50万円以上）
5. 企業や営利を目的とした団体がパンフレットなどの執筆に対して支払った原稿料（1つの企業・団体からの原稿料が年間合計50万円以上）
6. 企業や営利を目的とした団体が提供する研究費（1つの医学研究（治験，共同研究，受託研究など）に対して支払われた総額が年間100万円以上）
7. 企業や営利を目的とした団体が提供する奨学（奨励）寄付金（1つの企業・団体から，申告者個人または申告者が所属する講座・分野または研究室に支払われた総額が年間100万円以上）
8. 企業などが提供する寄付講座に申告者が所属している場合
9. 研究とは直接に関係しない旅行，贈答品などの提供（1つの企業・団体から受けた報酬が年間5万円以上）

B. 申告者の配偶者，一親等内の親族，または収入・財産を共有する者の申告事項
1. 企業や営利を目的とした団体の役員，顧問職の有無と報酬額（1つの企業・団体から年間100万円以上）
2. 株の保有と，その株式から得られる利益（1つの企業の年間の利益が100万円以上，あるいは，当該株式の5%以上を保有する場合）
3. 企業や営利を目的とした団体から特許権使用料として支払われた報酬（1つの特許使用料が年間100万円以上）

C. 申告者が所属する部門あるいは研究室などに関する申告事項
1. 企業や営利を目的とした団体が提供する研究費（1つの医学研究（治験，共同研究，受託研究など）に対して支払われた総額が年間100万円以上）
2. 企業や営利を目的とした団体が提供する奨学（奨励）寄付金（1つの企業・団体から，申告者が所属する講座・分野または研究室に支払われた総額が年間100万円以上）

付表　重症化予防のための足病診療ガイドライン：ガイドライン執筆者の利益相反（COI）に関する開示（2019 年 4 月 1 日〜 2022 年 2 月 28 日）

氏名	執筆参加者自身の申告事項									配偶者・一親等親族または収入・財産を共有する者についての申告事項			所属する組織・部門の長に関する申告事項（参加者が組織・部門の長と共同研究の立場にある場合）	
	役員/顧問	株保有・利益	特許使用料	講演料	原稿料	研究費	奨学寄附金	寄附講座	その他	顧問	株保有・利益	特許使用料	研究費	奨学寄附金
委員長 東　信良							仁友会北彩都病院，第一三共，バイエル薬品，北海道厚生農業協同組合							
副委員長 池田　清子														
渥美　義仁				テルモ，日本イーライリリー，日本ベクトン・ディッキンソン，ノバルティスファーマ	テルモ，日本ベクトン・ディッキンソン									
安部　正敏				アッヴィ，協和キリン，日本イーライリリー，ノバルティスファーマ，マルホ										
飯田　修				カーディナルヘルスジャパン，カネカメディックス，テルモ，ニプロ，日本ゴア，日本メドトロニック，ボストン・サイエンティフィックジャパン，メディコン										
河辺　信秀	CET	JPA，reWalk												
菊池　守				スミス・アンド・ネフュー										
田中　康仁							旭化成ファーマ，葦の会，エーザイ，大阪暁明館，小野薬品工業，橿原友紘会，ジョンソン・エンド・ジョンソン，新仁会奈良春日病院，中外製薬，日本ストライカー，和幸会	栗岡学園						
田中　里佳	ダイアナ	リィエイル		コンバテックジャパン		リィエイル								
谷口　晃	関西電機工事													
中村　正人				テルモ，バード，ボストン・サイエンティフィックジャパン									テルモ，日本ライフライン，ボストン・サイエンティフィックジャパン	
藤本　悠						ファイザー薬品								
松本　健吾				カネカメディックス										
孟　真				コヴィディエンジャパン，バイエル薬品										
アドバイザー 高水　勝									スリーエムジャパン社員					

以下の執筆者からは申告事項なし

愛甲美穂，安部貴之，家城恭彦，石岡邦啓，石橋理津子，市岡滋，岩田博英，宇都宮誠，大浦紀彦，柿花隆昭，門野邦彦，金森晃，川口麻衣，菊地信介，北野育郎，小島由希菜，佐藤智也，佐藤元美，杉本郁夫，瀬戸奈津子，寺師浩人，寺部雄太，富田益臣，内藤亜由美，中西健史，中村武寛，畑中あかね，林久恵，平松信，藤井美樹，古橋究一，本田謙次郎，松岡美木，松本春信，間宮直子，溝上祐子，宮下裕介，村内千代，守矢英和，八木哉子，山﨑優介，山端志保，米村朋代，若林秀隆

執筆者氏名および企業名は五十音順で記載．法人表記は省略．

用語解説

本ガイドラインを読むうえで，特に重要な用語について解説する.

(1) 末梢動脈疾患 (PAD) と下肢動脈疾患 (LEAD)

末梢動脈疾患という用語は，狭義では四肢の血行を司る動脈系を指して使用されているが，広義では，脳や内臓および四肢を養う大動脈とその分枝（冠動脈以外）を指すとされている[1]. 英語では，peripheral artery disease と記載すると四肢の末梢動脈を指すが，peripheral arterial disease と記載すると上述の広義の末梢動脈を指すというのが慣習になっている. すなわち，末梢動脈疾患 (PAD) という言葉はそれ自体では，狭義なのか広義なのか，どこを指しているのかが曖昧な言葉であるといえる. 欧州では下肢の動脈疾患を他の動脈疾患と明確に区別するために，下肢閉塞性動脈疾患をあらわす lower extremity artery disease (LEAD) という用語を 2017 年のガイドラインから使用している[2]. 2022 年に発表された日本循環器学会/日本血管外科学会合同の末梢動脈疾患ガイドラインでも LEAD という言葉を使用することを推奨している.

本ガイドラインは下肢に関するものであるので，「末梢動脈疾患 (peripheral artery disease：PAD)」は，LEAD と同義として扱う.

(2) 重症下肢虚血 (critical limb ischemia：CLI) と包括的高度慢性下肢虚血 (chronic limb-threatening ischemia：CLTI)

CLI という概念は高度の虚血に焦点を当てた概念であり，虚血の重症度が数値で定義されている. しかしながら，実臨床で取り扱う足病は，虚血以外に，創の大きさ，深さや部位，感染合併の有無など非常に多様であり，特に糖尿病の蔓延によって，感染や微小血管障害，神経障害などが加わり，足病の病態は複雑化している[3]. このように多様な病態・足部重症度を持つ患者群に対して，切断リスクのある足病を包括的に捉える概念が必要であるとして，2017 年に欧州心臓病学会 (ESC)/欧州血管外科学会 (ESVS) ガイドラインにおいて，CLTI という概念が提唱された[2]. CLTI は，様々な程度の虚血を含み，虚血や感染，創の大きさなどにより将来下肢大切断のリスクを有する集団を指す. 具体的には，下記のいずれかの条件を有するものと定義されている.

- 虚血性安静時疼痛で高度の虚血を有するもの［足関節上腕血圧比 (ABI) ＜0.40，足関節動脈圧＜50 mmHg，足趾血圧＜30 mmHg，経皮酸素分圧＜30 mmHg］
- 糖尿病性足潰瘍
- 2 週間以上治癒しない足部または下腿潰瘍
- 足部または下腿の壊疽

虚血の程度は症例によって異なることから，CLI は CLTI の一部であることがわかる. 虚血に加えて，足部重症化を反映する感染や神経障害などの病態が含まれることから，CLTI は実臨床に即した概念であり，的確な診断と治療法の選択に有用であるため[4]，本ガイドラインでは，CLI ではなく CLTI という概念での診療を推奨する. ただし，本ガイドライン中で紹介するエビデンスが CLI 患者のデータに基づくものである場合には，CLI という言葉を用いることとする.

(3) 足関節上腕血圧比（ankle-brachial index：ABI）

ABI は下肢虚血の診断に重要な指標である．PAD と診断する基準を ABI 0.90 未満とする研究と 0.90 以下とする研究が混在しており，研究によってまちまちであるが，本ガイドラインでは米国心臓病協会 [5] や TASC Ⅱ [6] に準拠して，ABI 0.90 以下を PAD とし，0.91〜0.99 を境界域，1.00〜1.40 を正常値とする．

(4) フットケア

本ガイドラインでは，フットケアを「下肢・足に対して，アセスメントのうえで，清潔保持や乾燥防止など足病変の予防方法を伝え，爪のケアや足浴など必要なケア技術，創傷や胼胝・鶏眼，陥入爪などの足病変の適切なケア方法を実施し，セルフケアの支援へとつなげ，さらに実践を評価し，次のケアへとつなげていくこと」と定義する [7]．

なお，ここで用いる「ケア」とは，対象者との相互作用の促進や，対象者の心身が安楽などの効果も含めた「療養上の世話」もしくは「生活の支援」としての手入れ，メンテナンスとする [8]．

(5) 小切断と大切断

診療科によって，どの部位からの切断を大切断とするか必ずしも一致していない．足関節位での切断は，診療科によっては大切断の範疇に含めるところもあるが，TASC Ⅱ においては "major amputation（above the ankle）" という記載がみられる [9]．本ガイドラインでは，血管外科，整形外科，形成外科で大切断の定義を検討し，足関節よりも近位の切断を大切断，足関節以下遠位の切断を小切断とすることでコンセンサスを形成した（p.134「切断の分類」参照）．

(6) 下肢装具・靴にかかわる用語の定義

足の診療において，装具や靴は大きな役割を占めている．本ガイドラインでは海外で示されたエビデンスを記載することも多いために，はじめに装具と靴に関する問題点を整理することとする．

わが国では装具には治療用装具と補装具があり，前者は健康保険法などで，後者は障害者総合支援法などで規定されている．また，義肢や下肢装具のように治療用装具と補装具の両方の範疇に入るものもある（図 1）．治療用装具は健康保険で給付されるが，補装具は給付されない．しかし，治療後の遺残障害に対する日常生活向上を目的とした補装具である更生用装具は，障害者総合支援法（身体障害者など），告示に定める疾病の難病，労働者災害補償保険などに適合すれば給付される．

靴に関しては，靴底（ソール）があり，表面は足全体を覆い，踵を保持する機能があるものと定義し，履物のなかのひとつの分野とした．本ガイドラインでは履物と靴に用語を統一し，フットウェアなどは履物の用語を用いることとした．靴などの履物は，原則的に衣服と同等で，保険による給付の対象とはされていないが，疾病治療を目的として靴の形状を持たせて作製する「靴型装具」は治療用装具として給付の対象になる場合がある．また，履物のなかに入れる「足底挿板」についても，疾患の治療目的であれば「足底装具」として作製できるが，健康目的であれば給付の対象にならない．また，サンダル，スリッパなどの靴以外の履物に関しても，給付に関する考え方は靴と同様である．

日本と諸外国では医療制度が違うため，海外の研究のエビデンスを引用するときに，相当する装具がない場合も多く，もし国内で入手できても保険適用でない，薬事的に医療機器・医療

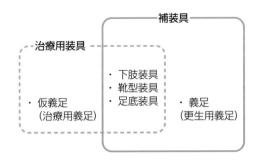

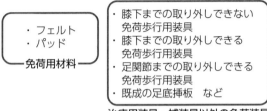

図 1　足病治療に関連する支援器具の種類
（厚生労働省．社会保障審議会医療保険部会 治療用装具療養費検討専門委員会の資料を参考に作成）

材料としての認可を得ていない，非常に高価である，など標準的治療として紹介するには適さないものが少なくない．さらに，装具などをあらわす用語についても，臨床で一般的に使われる名前は，保険診療における正式な名称と異なることも多い．

　本ガイドラインでは，足底の慢性創傷などの治療において免荷を目的として下肢に装着するものを総称して免荷装具とした．欧米の文献では，"off-loading device"，"healing sandal"，"post-operative shoe" のように，装具・サンダル・靴など名称がまちまちのため，混乱を招きかねない．それらについて，形状，機能，目的から総合的に装具に相当すると判断されたものは，名称に縛られず「免荷装具」として統一した．

文献

1）　Hirsch AT, et al. ACC/AHA 2005 Practice Guidelines for the management of patients with peripheral arterial disease (lower extremity, renal, mesenteric, and abdominal aortic): a collaborative report from the American Association for Vascular Surgery/Society for Vascular Surgery, Society for Cardiovascular Angiography and Interventions, Society for Vascular Medicine and Biology, Society of Interventional Radiology, and the ACC/AHA Task Force on Practice Guidelines (Writing Committee to Develop Guidelines for the Management of Patients With Peripheral Arterial Disease): endorsed by the American Association of Cardiovascular and Pulmonary Rehabilitation; National Heart, Lung, and Blood Institute; Society for Vascular Nursing; TransAtlantic Inter-Society Consensus; and Vascular Disease Foundation. Circulation 2006; **113**: e463-e654.
2）　Aboyans V, et al. Editor's Choice - 2017 ESC Guidelines on the Diagnosis and Treatment of Peripheral Arterial Diseases, in collaboration with the European Society for Vascular Surgery (ESVS). Eur J Vasc Endovasc Surg 2018; **55**(3): 305-368.
3）　Mills JL, et al. The Society for Vascular Surgery Lower Extremity Threatened Limb Classification System:

risk stratification based on wound, ischemia, and foot infection (WIfI). J Vasc Surg 2014; **59**(1): 220-234 e1-2.

4) Conte MS, et al. Global Vascular Guidelines on the Management of Chronic Limb-Threatening Ischemia. Eur J Vasc Endovasc Surg 2019; **58**(1s): S1-S109.e33.

5) 2011 Writing Group Members; 2005 Writing Committee Members; ACCF/AHA Task Force Members. 2011 ACCF/AHA Focused Update of the Guideline for the management of patients with peripheral artery disease (Updating the 2005 Guideline): a report of the American College of Cardiology Foundation/American Heart Association Task Force on Practice Guidelines. Circulation 2011; **124**: 2020-2045.

6) Norgren L, et al. Inter-Society Consensus for the Management of Peripheral Arterial Disease (TASC II). J Vasc Surg 2007; **45**(Suppl S): S5-S67.

7) 瀬戸奈津子. 慢性疾患看護とフットケア. 日本下肢救済足病会誌 2018; **10**: 37-44.

8) 日本看護協会. 看護にかかわる主要な用語の解説―概念的定義・歴史的変遷・社会的文脈. 2007.

9) Norgan L, et al. Inter-society consensus for the management of peripheral arterial disease (TASC II). J Vasc Surg 2007; **45**: S1-S67.

略語一覧

略語	英名	和名
ABI	ankle-brachial index	足関節上腕血圧比
AD	Alzheimer's disease	アルツハイマー病
ADL	activities of daily living	日常生活動作
AFS	amputation-free survival	大切断回避生存率
AP	ankle pressure	足関節血圧
BASIL trial	bypass versus angioplasty in severe ischaemia of the leg	―
BMI	body mass index	ボディマス指数
BNP	brain natriuretic hormone	脳性ナトリウム利尿ホルモン
BPSD	Behavioral and Psychological Symptoms of Dementia	認知症の行動・心理症状
CLI	critical limb ischemia	重症下肢虚血
CLTI	chronic limb-threatening ischemia	包括的高度慢性下肢虚血
CRP	C reactive protein	C反応性タンパク
CT	computed tomography	コンピュータ断層撮影
CVI	chronic venous insufficiency	慢性静脈不全症
DBT	double blind test	二重盲検試験
EBM	evidence-based medicine	根拠に基づく医療
ESC	European Society of Cardiology	欧州心臓病学会
ESVS	European Society for Vascular Surgery	欧州血管外科学会
EVT	endovascular treatment/therapy	血管内治療
G-CSF	granulocyte-colony stimulating factor	顆粒球コロニー刺激因子
GLASS	Global Limb Anatomic Staging System	―
GVG	Global Vascular Guidelines	―
IDSA	Infectious Diseases Society of America	米国感染症学会
LEAD	lower extremity artery disease	下肢動脈疾患
IWGDF	International Working Group on the Diabetic Foot	糖尿病足に関する国際作業部会
LDL-C	low density lipoprotein cholesterol	LDLコレステロール
Lp(a)	lipoprotein(a)	リポタンパク(a)
MRI	magnetic resonance imaging	磁気共鳴画像
MRSA	Methicillin-resistant Staphylococcus aureus	メチシリン耐性黄色ブドウ球菌
MTP	metatarsophalangeal joint	中足趾節関節
NPWT	negative pressure wound therapy	局所陰圧閉鎖療法
PAD	peripheral artery disease	末梢動脈疾患
PET	positron emission tomography	―
PTBテスト	probe-to-bone テスト	―
QOL	quality of life	生活の質
RA	rheumatoid arthritis	関節リウマチ
RCT	randomized controlled trial	ランダム化比較試験
SF-36	Short Form-36	―
SIRS	systemic inflammatory response syndrome	全身性炎症反応症候群
SPINACH study	Surgical versus Endovascular Revascularization for Critical Limb Ischemia	―
SPP	skin perfusion pressure	皮膚灌流圧
SVS	Society for Vascular Surgery	米国血管外科学会
TASC	Trans-Atlantic Inter-Society Consensus	―
TBI	toe-brachial index	足趾上腕血圧比
TCC	total contact cast	―
TcPO$_2$	transcutaneous oxygen tension	経皮酸素分圧
TP	toe pressure	足趾血圧
VLDL	very low-density lipoprotein	超低比重リポタンパク
WIfI	Wound, Ischemia, and foot Infection	―

目　次

第9章　足病重症化予防と多職種連携　　173

第10章　足病重症化予防と地域連携　　193

第1章

足病の疫学・病態

1　足病とは

a. 足病医学

　欧米には足病を専門で診る「足病医」（podiatrist＝ポダイアトリスト）が存在する．これはアジアにはない制度である．足病医学の領域は医学とも接しているが，われわれアジアでの医学教育にはほとんど足病医学教育がない．したがって，医学の知識で診断・治療しケアをすることに問題が残る．医学教育のみならず看護教育，理学療法士教育，義肢装具士教育にも足病は存在しないため，それぞれが学習した領域で対応しており，本来は足病医が担当すべき患者を他の医師が医学の知識で治療しているが，欧米における足病診療のレベルには達していないのが現状である．米国を例にあげれば，2017 年の時点で 9 つの足病学部を有する大学があり，18,000 人の足病医が存在している．また，米国足病医学会（American Podiatric Medical Association：APMA）は 1912 年に設立され，すでに 100 年以上の歴史がある．

b. 足病の定義

　起立・歩行に影響する下肢・足の形態的，機能的障害（循環障害，神経障害）や感染とそれに付随する足病変に加え，日常生活を脅かす非健康的な管理されていない下肢・足を足病と定義する．したがって，それに影響を与える骨盤・股関節以遠の病因を探り病態を把握する必要がある．具体的には以下の疾患を扱うことが多い．

①糖尿病性足病変

　末梢神経障害により乾燥，亀裂，胼胝などの軽い障害から潰瘍や claw/hammer toe，Charcot 関節症などの骨変形を有するものまである．また末梢動脈病変を高率に合併しやすく，かつ易感染性であり，軽いものでは足・爪白癬や蜂窩織炎・化膿性リンパ管炎，重症では壊死性軟部組織感染症（壊死性筋膜炎，ガス壊疽など）や骨髄炎がある．

②末梢動脈疾患（peripheral artery disease：PAD）

　動脈狭窄・閉塞により下肢に虚血を引き起こす疾患である．下肢動脈に起こる PAD を下肢動脈疾患（lower extremity artery disease：LEAD）ともいう（「用語解説」参照）．重症化して高度の虚血による安静時疼痛や潰瘍・壊死のある状態を重症下肢虚血（critical limb ischemia：CLI）と呼ぶ．なお，近年，下肢大切断のリスクを有する虚血肢を包括的高度慢性下肢虚血（chronic limb-threatening ischemia：CLTI）と定義して，糖尿病性足病変と PAD を包括的に評価する方法が提案されている（「用語解説」参照）．

③慢性静脈不全症

　下肢の慢性静脈不全症（chronic venous insufficiency：CVI，chronic venous disorder：CVD，chronic venous disease：CVD）とは，静脈還流障害で生じた静脈高血圧から引き起こされた病態を示す．代表的な病変は下肢静脈瘤であり，静脈弁そのものに原因があるものを一次性下肢静脈瘤，深部静脈血栓症の後遺症で起こるものを二次性静脈瘤と呼ぶ．還流障害が進行すれば静脈うっ滞性潰瘍に陥る．

④慢性腎不全に伴う足病変

　腎機能障害による尿毒症物質の蓄積やミネラル骨代謝異常は，血管内皮機能障害やメンケベルグ型の中膜石灰化を引き起こし，糖尿病や高血圧などとは異なる非古典的動脈硬化リスク因子として下肢血流障害やカルシフィラキシスなどの皮膚障害を呈する．また，腎性貧血や透析低血圧などの合併症も，より末梢側の下肢虚血を増悪させ，潜在的重症下肢虚血（subclinical

CLI）を発症しやすくさせる．

⑤下肢リンパ浮腫

　原因が明らかでない原発性リンパ浮腫，がんの術後など原因が明らかな続発性リンパ浮腫に分類される．

⑥膠原病による足病変

　膠原病は，結合組織と血管を病変の主座とし，自己抗体を高頻度に伴う多臓器性の慢性難治性疾患である．下肢に病変を伴いやすい膠原病として，関節リウマチ，強皮症，全身性エリテマトーデス，混合性結合組織病（MCTD），アレルギー性肉芽腫性血管炎（Churg-Strauss 症候群），壊疽性膿皮症などがある．

⑦神経性疾患による足病変

　脊髄損傷，脳血管障害により下肢が麻痺することにより下肢の変形や潰瘍を生じやすい．その他，先天性であるが，二分脊椎や色素性乾皮症も下肢に神経障害性の変形や潰瘍を生じやすい疾患である．

2　糖尿病性足病変の疫学

a．有病率

　糖尿病性足病変の有病率は，地域，民族，調査方法などによってかなり異なる．最近のシステマティックレビュー[1] によると，糖尿病患者における足潰瘍の世界全体での有病率は 6.3%（95%CI 5.4〜7.3%）と報告されている．地域別では，北米が 13.0% と最も高率で，アフリカ 7.2%，アジア 5.5%，ヨーロッパ 5.1% となっている．従来，欧米白人のほうが日本人などのアジア人より有病率が高いとされてきた．しかし，最近ではアジア，アフリカ，南米における糖尿病患者の絶対数が急増してきており[2]，今後はこれら開発途上国での糖尿病性足病変患者の増加が予測される．日本人における大規模な調査研究はないが，平成 19 年度の厚生労働省国民健康・栄養調査[3] では，糖尿病患者の 0.7% に足潰瘍を合併すると報告されており，他国に比べると格段に低い頻度である．また，日本における小規模検討では，糖尿病における末梢神経障害の有病率は約 50% である[4]．

b．リスク因子

　糖尿病性足病変の主因は，糖尿病神経障害と PAD の 2 つである．これらを基盤に皮膚異常（乾燥や胼胝など）や関節異常（変形や可動域制限）が起こる．感覚鈍麻があるため靴擦れや熱傷などの外的損傷を認知し得ず皮膚潰瘍に進展する．高血糖，免疫能低下や血流障害が創傷治癒を遅延させ感染を併発して壊疽へと進行する．成因別頻度は，神経障害性が 45%，虚血性が 16%，両者が混合したものが 24% との報告[5] があり，神経障害性の頻度が高い．最近では PAD に感染症を合併した難治例や透析患者の足壊疽が増加している[6]．糖尿病性足病変のリスク因子は，2 型糖尿病の高齢男性，血糖コントロール不良，長期罹病歴，BMI 低値，高血圧，網膜症の合併，喫煙者である[1]．

c．予後

　糖尿病性足患者の下肢切断率，再発率，死亡率はいずれも高く予後不良である．糖尿病患者では下肢切断が非糖尿病者の 8 倍との報告があり[7]，30 秒に 1 本の割合で糖尿病患者の足が

切断されているという衝撃的な報告もある[8]．糖尿病性足潰瘍の下肢切断率は7〜20%と高率で，下肢切断後に対側肢を切断する率も高い[9]．下肢切断例の死亡率は，術後1年で30%，3年で50%，5年で70%と報告されており[9]，一般的な悪性腫瘍の予後よりも悪く[10]，また医療費も高額である[11]．進行した動脈硬化性疾患の合併を反映して死因は心血管疾患が多い[12]．

3　PADの疫学

a．有病率

PADの有病率に関する多くの検討は質問票を用いた跛行患者の調査結果であるが，PADは無症候性，非典型的症候例が大半を占める．このため近年は足関節上腕血圧比（ABI）が0.90以下をもってPADとみなす疫学的研究が多い．最も堅固なエビデンスはドイツで実施されたGerman get ABIレジストリーである．その結果によると全体での頻度は3〜10%，70歳以上では20%に及ぶ[13]．一方，わが国の一般人口を対象とした研究での頻度はおおむね60歳以上で1〜3%，70歳以上で2〜5%，糖尿病患者では61歳以上で7%，65歳以上で13%程度と推定されている[14]．腎不全患者ではPAD有病率は透析導入期24.3%[15]，維持期37.2%[16]と非常に高い．さらに，平均寿命の延長に伴い世界的にPADの頻度は増加傾向にある[17]．

b．リスク因子

リスク因子の検討は大規模な横断的研究の結果による．主要なリスク因子は是正可能な要因と不可能な要因に大別され，前者には高血圧，脂質異常症，糖尿病，喫煙，慢性腎不全が，後者には年齢があげられる．喫煙は糖尿病とならびオッズ比が3〜4倍と高い重要なリスク因子であり[18]，糖尿病と年齢は相乗的にリスクを高めると考えられている．慢性腎臓病（chronic kidney disease：CKD）では保存期からすでに動脈硬化が進行しており，特にステージG3b［推定糸球体濾過値（estimated glomerular filtration ratio：eGFR）45 mL/分/1.73m^{2}未満］以降で血管の石灰化は進展し[19]，透析患者ではさらに顕著となる．このため，透析では動脈の石灰化が高度で10%前後にABI≧1.30高値の症例が認められる[20]．性差に関しては男性が多いとする報告が散見されるが，高齢者では差がないという報告もあり結論は得られていない．一般的に，ABIが低値で重度の症候を有する症例は男性が多い．

c．予後

PADは無症候性と有症候性に分けられるが，無症候性の症例のほうが多く，その比は4：1と報告されている[21]．有症候性はさらに間歇性跛行肢とCLIに分けられる．間歇性跛行とは，しばらく歩くと下肢のだるさや痛みなどのために歩けなくなり，少しのあいだ休むと再び歩けるようになる症状であり，CLIは慢性虚血による安静時疼痛または潰瘍・壊死を伴い，血行再建なしでは組織の維持や疼痛の除去が行えないような肢の病態を指す．

無症候性虚血肢から血行再建を要する虚血肢への進行は1%程度と低率であり[22]，間歇性跛行肢は発症後1年を経過すると症状が安定することが多い[23]．下肢の予後をみたとき半数以上は不変であるが，25%では跛行が悪化する．CLIへ陥るのは10%以下である[24]．10年の観察で下肢切断は2%程度である[25]．一方，CLIになるとその予後は不良である．血行再建を受けないと下肢切断のリスクが著しく高率となる．1年での下肢切断は30%，死亡は25%に及ぶとされる[24]．透析例は進展が速く，本邦におけるCLI例の半数以上を透析患者が占める[26〜28]．虚血性足潰瘍

を有する透析患者の 5 年生存率は 23.4% と著しく不良である [29]．

　PAD を合併した症例は心血管イベントが高率であり，そのリスクは症候の有無とは無関係である [30]．心筋梗塞のリスクは 4 倍，脳卒中のリスクは 2 倍以上となる [31]．このように心血管死の合併が PAD 患者の予後を規定する．リスク因子の管理が不良な症例，ABI 低値の症例ほど心血管イベントのリスクは高くなる [32]．

4　慢性静脈不全症の疫学

a. 有病率

　日本人の有病率は明らかでない．米国では成人の 23% に下肢静脈瘤があり，皮膚変化や静脈性潰瘍を認める慢性静脈不全症は 6% 存在する [33]．また，慢性静脈不全症患者は PAD 患者の 10 倍存在すると推測される [34]．

b. リスク因子

　多くの臨床研究からリスク因子が明らかになってきており [35~37]，加齢，女性，肥満，家族歴，妊娠，立位作業，静脈炎・深部静脈血栓症・下肢外傷の既往などがある．

c. 分類と症候

　病態を表現するのに CEAP 分類が広く用いられている [38]．臨床所見（C：clinical classification），病因（E：etiological classification），解剖（A：anatomic classification），病態生理（P：pathophysiologic classification）の各因子が分類される．臨床所見分類が広く用いられ，C0：視診・触診で静脈瘤なし，C1：クモの巣状静脈瘤（径 1 mm 以下）・網目状静脈瘤（径 3 mm 以下），C2：静脈瘤（径 3 mm 以上），C3：浮腫，C4a：色素沈着，C4b：脂肪皮膚硬化症（lipodermatosclerosis）・白色萎縮，C5：潰瘍の既往，C6：活動性潰瘍となっている．臨床所見分類の割合は Bonn Vein Study 1 では C0：9.5%，C1：60.3%，C2：14.4%，C3：12.3%，C4：2.8%，C5~C6：0.6% と報告されている [39]．また National Venous Screening Program では C0：29%，C1：29%，C2：23%，C3：10%，C4：7%，C5：1.5%，C6：0.5% で，20% 以上が C3~C6 であったと報告されている [40]．

　症状は C2 以上で瘙痒感，重苦しさ，はり感，腫脹感，立位や座位後の疼痛などを認める [32]．下肢静脈瘤は美容的問題があるものの影響は少ないと考えられてきたが，近年では不快感，疼痛，意欲喪失など健康関連 QOL を低下させることが明らかとなった [41]．

d. 予後

　C6 の占める割合は 1% 未満と少ないが，この数値が予後を示しているわけではない．超音波検査で静脈逆流を認めた患者の約 1/3 が進行し，その多くは初回検査から 6 ヵ月以後で進行すると報告されている [42]．また，下肢静脈瘤は 1 年に 4% が臨床的に進行し [43]，深部静脈血栓症後遺症の血栓後症候群のような二次性慢性静脈不全症は一次性慢性静脈不全症に比べ進行が速い [44] と報告されている．

5　下肢リンパ浮腫の疫学

a.　有病率

　　原発性リンパ浮腫は 2009 年の厚生労働科学研究班 (笹嶋唯博班長) の調査報告 (2013 年) では 3,600 人程度 (人口 10 万人対 3.00 人)，一方で主にがん術後に発症する続発性リンパ浮腫は下肢では 7 万人と推定されている [45, 46]．

b.　増悪因子・予後

　　リンパ浮腫の根本的治療は現時点では困難であるが，進行を抑えたり，遅らせたりすることを目的に圧迫療法，スキンケア，リンパドレナージ，圧迫下運動療法の複合的治療を行うことが勧められる．蜂窩織炎はしばしば重篤となり，浮腫の増悪因子でもあるため，スキンケアが重要である．

6　下肢慢性創傷の病態把握と予防

　　上記原因によって下肢にいったん創傷が生じれば慢性化しやすい傾向にある．それは神経障害であれば外傷を繰り返しやすいこと，循環障害であれば虚血が起こりやすく，重力により静脈やリンパ液がうっ滞しやすいこと，感染であれば歩行により悪化しやすいことによる．創傷治癒促進のために安静を余儀なくされれば，歩行障害をきたしやすいことも厄介である．さらに慢性化すれば，創傷の滲出液そのものが創傷治癒遅延の一因となる．漫然とした軟膏治療やケアは，治癒への道を遠ざけ難治性に陥る．創傷の病因を突き止め，病態を把握して治療に臨むことが求められる．そのためには足病医不在の日本では，多職種で臨んでいかなければならない．決して単科だけで治療やケアを完結させることに固執してはならない．また，日本における創傷発症の予防への取り組みは今後の課題であるが，医師のみならず，看護，義肢装具，理学療法，作業療法，介護の領域は欠かせない．

文献（1 章）

1) Zhang P, et al. Global epidemiology of diabetic foot ulceration: a systematic review and meta-analysis. Ann Med 2017; **49**: 106-116.
2) International Diabetes Federation (IDF) Diabetes Atlas, 8th Ed, 2017.
3) 平成 19 年厚生労働省国民健康・栄養調査結果，2007.
4) 細川和広．糖尿病合併症の疫学研究の現状と課題―3．神経障害と足病変を中心に．糖尿病合併症 2005; **19**: 35-39.
5) Moulik PK, et al. Amputation and mortality in new-onset diabetic foot ulcers stratified by etiology. Diabetes Care 2003; **26**: 491-494.
6) Prompers L, et al. High prevalence of ischemia, infection and serious comorbidity in patients with diabetic foot disease in Europe. Baseline results from the Eurodiale study. Diabetologia 2007; **50**: 18-25.
7) Jahannesson A, et al. Incidence of lower-limb amputation in the diabetic and nondiabetic general population: a 10-year population-based cohort study of initial unilateral and contralateral amputations and reamputations. Diabetes Care 2009; **32**: 275-280.
8) Boulton AJ, et al. The global burden of diabetic foot disease. Lancet 2005; **366**: 1719-1724.
9) Frykberg RG, et al. Diabetic foot disorder: a clinical practice guideline (2006 version). J Foot Ankle Surg 2006; **45**: S1-S66.
10) Morbach S, et al. Long-term prognosis of diabetic foot patients and their limbs. amputation and death over the course of a decade. Diabetes Care 2012; **35**: 2021-2027.
11) Armstrong DG, et al. Diabetic foot ulcer and their recurrence. N Eng J Med 2017; **376**: 2367-2375.
12) Resnick HE, et al. Relation of lower-extremity amputation to all-cause and cardiovascular disease mortality in American Indians: the Strong Heart Study. Diabetes Care 2004; **27**: 1286-1293.
13) Diehm C, et al. High prevalence of peripheral aterial disease and comorbidity in 6,880 primary care patients: cross sectional study. Atherosclerosis 2004; **172**: 95-105.
14) 日本循環器学会/日本血管外科学会．末梢動脈疾患ガイドライン（2022 年改訂版）．https://www.j-circ.or.jp/cms/wp-content/uploads/2022/03/JCS2022_Azuma.pdf［2022 年 7 月 15 日閲覧］
15) Ishioka K, et al. High prevalence of peripheral arterial disease (PAD) in incident hemodialysis patients: screening by ankle-brachial index (ABI) and skin perfusion pressure (SPP) measurement. Renal Replacement Therapy 2018; **4**: 27.
16) Okamoto K, et al. Peripheral arterial occlusive disease is more prevalent in patients with hemodialysis: comparison with the findings of multidetector-row computed tomography. Am J Kidney Dis 2006: **48**: 269-276.
17) Fowkes FG, et al. Comparison of global estimates of prevalence and risk factors for peripheral artery disease in 2000 and 2010: a systematic review and analysis. Lancet 2013; **382**: 1329-1340.
18) Norgren L, et al. Inter-Society Consensus for the Management of Peripheral Arterial Disease (TASCII). Eur J Vasc Endovasc Surg 2007; **33**(Suppl 1): 1-75.
19) Kobayashi S, et al. Coronary artery calcification, ADMA, and insulin resistance in CKD patients. Clin J Am Soc Nephrol 2008; **3**: 1289-1295.
20) Ono K, et al. Ankle-brachial blood pressure index predicts all-cause and cardiovascular mortality in hemodialysis patients. J Am Soc Nephrol 2003; **14**: 1591-1598.
21) Alahdab F, et al. A systematic review for the screening for peripheral arterial disease in asymptomatic patients. J Vasc Surg 2015; **61**: 42S-53S.
22) Leng GC, et al. Incidence, natural history and cardiovascular events in symptomatic and asymptomatic peripheral arterial disease in the general population. Int J Epidemiol 1996; **25**: 1172-1181.
23) Dormandy J, et al. The natural history of claudication: risk to life and limb. Semin Vasc Surg 1999; **12**: 123-137.
24) Watson L, et al. Exercise for intermittent claudication. Cochrane Database Syst Rev 2008; (4): CD000990.
25) Dormandy JA, et al. Management of peripheral arterial disease (PAD). TASC Working Group. TransAtlantic Inter-Society Consensus (TASC). J Vasc Surg 2000; **31**(1 Pt 2): S1-S296.
26) Azuma N, et al. Recent progress of bypass surgery to the dialysis-dependent patients with critical limb ischemia. Ann Vasc Dis 2017; **10**: 178-184.
27) Iida O, et al. Endovascular treatment for infrainguinal vessels in patients with critical limb ischemia: OLIVE registry, a prospective, multicenter study in Japan with 12-month follow-up. Circ Cardiovasc Interv 2013; **6**: 68-76.
28) Takahara M, et al. Absence of preceding intermittent claudication and its associated clinical features in patients with critical limb ischemia. J Atheroscler Thromb 2015; **22**: 718-725.

29） Orimoto Y, et al. The prognosis of patients on hemodialysis with foot lesion. J Vasc Surg 2013; **58**: 1291-1299.

30） Diehm C, et al. Mortality and vascular morbidity in older adults with asymptomatic versus symptomatic peripheral artery disease. Circulation 2009; **120**: 2053-2061.

31） Zheng ZJ, et al. Lower extremity arterial disease assessed by ankle-brachial index in a middleaged population of African Americans and whites: the Atherosclerosis Risk in Communities (ARIC) Study. Am J Prev Med 2005; **29**: 42-49.

32） Sutton-Tyrrell K, et al. Relationship of ankle blood pressures to cardiovascular events in older adults. Stroke 2008; **39**: 863-869.

33） Gloviczki P, et al. The care of patients with varicose veins and associated chronic venous disease: Clinical practice guidelines of the Society for Vascular Surgery and the American Venous Forum. J Vasc Surg 2011; **53**: 2S-48S.

34） Criqui MH, et al. Risk factors for chronic venous disease: The San Diego Population Study. J Vasc Surg 2007; **46**: 331-337.

35） McArdle M, et al. Management of chronic venous disease. Tex Heart Inst J 2017; 44: 347-349.

36） Scott TE, et al. Risk factors for chronic venous insufficiency: A dual case-control study. J Vasc Surg 1995; **22**: 622-628.

37） Wittens C, et al. Management of chronic venous disease. Clinical practice guidelines of the European Society for Vascular Surgery (ESVS). Eur J Vasc Endovasc Surg 2015; **49**: 678-737.

38） Eklöf B, et al. Revision of the CEAP classification for chronic venous disorders: Consensus statement. J Vasc Surg 2004; **40**: 1248-1252.

39） Wrona M, et al. Association of venous disorders with leg symptoms: Results from the Bonn Vein Study 1. Eur J Vasc Endovasc Surg 2015; **50**: 360-367.

40） McLafferty RB, et al. Increasing awareness about venous disease: The American Venous Forum expands the National Venous Screening Program. J Vasc Surg 2008; **48**: 394-399.

41） Kaplan RM, et al. Quality of life in patients with chronic venous disease: San Diego population study. J Vasc Surg 2003; **37**: 1047-1053.

42） Labropoulos N, et al. Study of the venous reflux progression. J Vasc Surg 2005; **41**: 291-295.

43） Pannier F, et al. The relevance of the natural history of varicose vein and refunded care. Phlebology 2012; **27**(Suppl 1): 23-26.

44） Laropoulos N, et al. Secondary chronic venous disease progress faster than primary. J Vasc Surg 2009; **49**: 704-710.

45） 厚生労働省難病研究班．難病研究班報告―原発性リンパ浮腫，2009．

46） 上山武史．リンパ浮腫治療に対する社会認識の現状と今後の課題，リンパ浮腫診療の実際―現状と展望，文光堂，2004: p.130.

第2章

足病発症から完治まで

はじめに

　足病診療においては，動脈不全，静脈不全，リンパ管不全，外傷などによって生じた創傷に対する治療が必須である．ここでは足病の代表的な疾患である包括的高度慢性下肢虚血（chronic limb-threatening ischemia：CLTI）と神経障害性足病変（非虚血性足病変）の創傷管理について概説する．具体的には，骨・軟部組織の壊死，褥瘡，胼胝下潰瘍，熱傷，靴擦れ，爪周囲炎などの創傷が対象となる．

　足病の創傷管理は，創の評価，治療，免荷に分けて考えることができる．

　CLTI は虚血による壊死と感染が主病態である．虚血のない神経障害性足病変は，足部変形による胼胝形成から胼胝下潰瘍，神経障害に由来する外傷に感染を伴った病態である（CQ 1）．CLTI は，従来の重症下肢虚血（critical limb ischemia：CLI）に感染性病変などの肢切断リスク要因を加え拡大解釈した概念である（「用語解説」参照）．CLTI の治療は，全身状態，下肢創傷の状態，下肢閉塞血管の状態から決定される．CLTI の創傷管理で最も重要なことは，WIfI 分類で示されているように創傷（wound），虚血（ischemia），感染（foot infection）について評価することである（CQ 1）．創傷は大きさと潰瘍の深さについて評価する（CQ 1）．感染については，熱発を伴うなど全身症状があるかないか，発赤の領域がどこまでか，壊死性軟部組織感染症，蜂窩織炎などの鑑別を行う（CQ 3）．虚血は，足関節上腕血圧比（ankle-brachial index：ABI），経皮酸素分圧（transcutaneous oxygen tension：$TcPO_2$），皮膚灌流圧（skin perfusion pressure：SPP）などの客観的評価を行い（CQ 1，CQ 2），血行再建術の適応を決定する．感染と虚血が評価されたら，できるだけ早期に治療を計画する．

　非虚血性で高度・広範囲の感染を伴う場合には，緊急で外科的デブリドマンを行って，抗菌薬による治療を行う（CQ 6〜8）．

　虚血が認められた場合には，できるだけ早期に血行再建術を行う（CQ 4，CQ 5）．虚血と感染の両者を認めた場合には，症例ごとに検討が必要である．感染が軽度であれば血行再建を優先し，足部の腫脹や発赤などを認める感染ならば，切開などの外科的処置後に血行再建を行う．血管内治療（endovascular treatment：EVT）やバイパス術などの適応がない，または治療が困難，血行再建を行ったが治癒が得られない（臨床的不成功）場合には，補助療法である LDL アフェレーシスや高気圧酸素療法を行ってもよい（CQ 5）．

　血行再建が施行され感染が制御されれば，局所陰圧閉鎖療法（negative pressure wound therapy：NPWT）などの保存的治療を行って肉芽形成を獲得し，軟部組織再建術を行って治癒に導く．血行再建が施行される，または感染が制御された状態で免荷装具を着用し（CQ 11），立位・歩行などのリハビリテーションを開始する（第6章参照）．治癒が得られたら足部の形態が変わるので，免荷装具などを使って創傷の再発予防を行う（CQ 9，CQ 10）．

　足病の治療において目標設定は重要であり，麻痺の有無，大切断の既往，認知症の有無，年齢，栄養状態（CQ 12），日常生活動作（activities of daily living：ADL），特に，歩行起立の可能性などから目標を決定する．

CQ 1

創傷の診断に必要な項目は何か？

回答と推奨

推奨文	推奨の強さ	エビデンスの確実性
● 創傷診断には，患者情報および WIfI 分類に基づく創傷の局所所見，発生部位，虚血重症度，感染重症度を包括的に検討することを推奨する．	1	C

背景・目的

　足部の創傷と一言で表現しても，その種類は多種に及ぶ．専門的な検査機器がないと診断ができないことも多いが，創傷の状況や患者自身から多くの情報を獲得することもできる．どの医療従事者でも情報を得られる項目がある．

解説

　創傷の診断には，創傷の位置，原因，ステージ，サイズ，創床の評価，滲出液の評価，潰瘍周囲の皮膚の評価，感染の有無，血流の評価，年齢，内服状況，アレルギー，併発疾患，栄養状態，嗜好，履物や日常生活の動作（免荷）などを確認することが重要である[1]．

　創傷の鑑別診断としては，神経障害性，静脈性（うっ滞性），動脈性（虚血），外傷性，褥瘡，皮膚癌，高血圧性（マルトレル），熱傷，皮膚感染症，化学もしくは薬剤性，併発疾患による影響（カポジ肉腫など）を考慮し，地域性を加味する[2]．創傷に虚血が関与しているか，その虚血はどの程度の重症度かを診断することはその後の治療に重要であるため，ドプラ検査に加え ABI や足趾血圧（TP），足趾上腕血圧比（toe-brachial index：TBI）などを施行することが勧められている[3]．また，わが国では SPP 測定も虚血重症度診断の方法として普及している（CQ 2 参照）．

　CLTI の診断に潰瘍の深さ，感染の範囲および虚血の程度を確認する wound（W），ischemia（I），foot infection（fI）の頭文字をとった Wound, Ischemia, and foot Infection classification（WIfI 分類）が米国血管外科学会（Society for Vascular Surgery：SVS）から提唱され（表 1）[4]，欧州心臓病学会（European Society of Cardiology：ESC）/欧州血管外科学会（European Society for Vascular Surgery：ESVS）ガイドラインや Global Vascular Guidelines（GVG）では CLTI の診断に WIfI 分類を用いることが推奨されている[5]．本邦の最新の末梢動脈疾患ガイドラインにおいても，同様に WIfI 分類を用いることを推奨している[6]．

　感染の診断（糖尿病性足感染）には糖尿病足に関する国際作業部会（International Working Group on the Diabetic Foot：IWGDF）の分類が推奨されている．これは米国感染症学会（Infectious Diseases Society of America：IDSA）が制作したものをもとにしており，局所と全身炎症の

表 1　WIfI 分類

重症度区分 (grade)	創傷 (wound)		虚血 (ischemia) [mmHg]			足部感染 (foot infection)
	部位	潰瘍*	ABI	TcPO₂, TP	SPP**	
0	創なし		≧ 0.80	≧ 60	≧ 50	臨床症状なし
1	足趾・足部 (踵を除く)	浅い	0.60〜0.79	40〜59	40〜49	局所感染（創縁から 2cm 以内にとどまる 感染）
2	足趾	深い	0.40〜0.59	30〜39	30〜39	局所感染（創縁から 2cm を越える感染）
	踵部	浅い				
3	足部 (踵を除く)	深い	≦ 0.39	< 30	< 30	全身感染（SIRS）
	踵部	深い				

* 浅い：筋・腱・骨・関節にいたらない，深い：筋・腱・骨・関節にいたる（壊死を含む）
** SPP 値は，日本循環器学会・日本血管外科学会合同ガイドライン会議[6] のコンセンサス形成に基づく数値.
(Mills JL, et al. J Vasc Surg 2014; 59(1): 220-234.e1-2.[4] より作成)

徴候と症状を基本にしている．骨髄炎を疑った場合は，probe-to-bone テストや単純 X 線，赤沈で確認することが推奨されている[7]．

まとめ

　創傷の診断には，基本的な患者情報および創傷所見を確認したうえで鑑別診断を行うことが重要である．そのうえで虚血や感染の精査が極めて重要である．

CQ 2

SPP は創傷の虚血重症度評価に有用か？

回答と推奨

推奨文	推奨の強さ	エビデンスの確実性
● 潰瘍の虚血重症度判定や血行再建後の潰瘍治癒予測において有用な検査法として SPP を提案する.	2	C

背景・目的

　下肢創傷の血行評価を行うには，客観的な評価が必要である．ABI は足関節レベルでの血圧測定であり，それより末梢の足部の血流をあらわしていない．また，主幹動脈に高度全周性石灰化がある場合，ABI を正確に測れていない可能性もある．創傷の血流評価はより創傷に近い部位での検査が求められる．

解説

　本邦における末梢動脈疾患ガイドライン[6]においても下肢血行の機能評価検査として足関節血圧測定，ABI，TP[8,9]などの血圧測定法，近赤外分光法（NIRS）[10]，SPP があげられている．下肢の虚血を評価する方法としては ABI がスタンダードであり，大血管の虚血は ABI で評価可能である．しかし，微小循環の評価，皮膚血流の評価には ABI では不十分であり，$TcPO_2$，サーモグラフィー，指尖容積波，SPP，TP などが現在用いられている．

　これらのなかで，創傷近傍の血流量を測定できるのは $TcPO_2$ とサーモグラフィーと SPP である．$TcPO_2$ は皮膚を加温し，充血状態における酸素分圧を経皮的に測定するものである[11,12]．計測も比較的容易で，創傷治癒との関連の報告も認められるが，個々の症例においては多くの要因に検査値が影響を受けることが問題であり，再現性に難がある[13]．サーモグラフィーも環境による影響と変動が生じうるため，長期の治療経過の観察としては適切でない．現在用いられている計測方法のなかで，観測環境にあまり影響を受けず，再現性があり，かつ創傷治癒と観測結果にエビデンスは弱いが科学的根拠を有するのは SPP である[14,15]．

　本邦では SPP が広く使われており，虚血性潰瘍と非虚血性潰瘍の鑑別に用いるのみでなく，虚血性潰瘍に対する血行再建後の潰瘍治癒を予見しうる検査としても有用である[16,17]．メタアナリシスによると，SPP は潰瘍治癒予測において適切な感度・特異度を有する検査であることが示されたとしており，潰瘍治癒予測のカットオフ値について検討した結果，感度は SPP 30 mmHg がカットオフ値として優れている一方，特異度は SPP 40 mmHg がカットオフ値として優れているという結果が示されている[18]．しかし，SPP 計測時の圧迫による痛みなどのために足を動かしてしまうと数値が大きく変動してしまうことがある．そのため検査者は自動的に

算出された数値を鵜呑みにするのではなく，表示されたグラフを確認し検査結果の妥当性を都度検証すべきである．

まとめ

下肢の虚血を評価する方法としては ABI がスタンダードであり，大血管の虚血は ABI で評価可能である．しかし，微小循環の評価や虚血性潰瘍に対する血行再建後の潰瘍治癒を予測指標として SPP 測定を提案する．

CQ 3

足潰瘍感染の診断はどう行うべきか？

回答と推奨

推奨文	推奨の強さ	エビデンスの確実性
● 骨髄炎を疑う場合，probe-to-bone テストを行う．	1	A
● 足部単純 X 線撮影は，骨融解像やガス産生嫌気性菌感染の診断に有用である．	1	A
● 重症深部感染を疑う場合は，肢切断回避のために，速やかに経験のある施設に相談することを推奨する．	1	B

背景・目的

　足潰瘍感染に対する診断を適切に行うことは救肢のために有用である．しかし，足部における深部感染の診断は容易ではなく，特に発赤・腫脹などの感染徴候を認めにくい虚血肢の深部感染・骨髄炎の診断は遅れる場合が多い．

解説

a. 足潰瘍感染の診断と重症度分類

　糖尿病性足病変の国際的なワーキンググループである IWGDF が作成した重症度分類[6] が有用である（表 2）．2004 年の作成以来，本分類は最新のエビデンスに基づき定期的にアップデートされており，直近の 2019 年版では，局所の感染徴候の程度と全身感染症（SIRS）の有無から重症度を感染なし，軽度感染，中等度感染，重度感染の 4 段階で評価している．骨髄炎は診断，治療，予後において重症なものとして，(O) として別に定義された．創感染の定義として組織生検で 1 g あたりに 10^5 以上の細菌が存在することといわれているが，糖尿病性足潰瘍においては有用性をサポートする論文はなく，感染の診断は臨床的に行うべきである[19]．発赤，熱感，疼痛または圧痛，硬結または腫脹，排膿のうち，2 つの所見が認められたときに臨床的に感染していると診断する．末梢神経障害や虚血があると感染しているかどうかの判断が困難な場合があるが，不良肉芽，悪臭，滲出液の増加の存在や，適切な治療を行っても創傷治癒が遅延する場合は感染を疑うべきである[7]．

b. 骨髄炎の診断

　骨髄炎は中等度の感染の 20％，重度の感染の 50〜60％に存在する[20]．適切な治療を行っても数週間治癒しない創や，広く深い創，骨突出部の創は骨髄炎を疑うべきであるが，特に赤く腫脹した趾（sausage toe：ソーセージ趾）は強く骨髄炎を疑う．骨髄炎が疑われたときに必ず行う

表 2　糖尿病性足潰瘍感染の重症度分類（IWGDF 分類）

	グレード
全身，局所の感染徴候なし	1（感染なし）
感染あり* 全身感染症状を含まない，皮膚と皮下組織のみの感染，かつ創周囲の 2 cm を越えない発赤（臨床的に有意な虚血があると，感染の診断・治療はより困難となるため注意が必要）	2（軽度の感染）
全身感染症状を含まない，創辺縁から 2 cm 以上の発赤，かつ / または，皮膚・皮下組織より深い組織の感染（例：腱，筋肉，関節，骨）	3（中等度の感染）
全身感染症状（SIRS）のあるすべての足感染 下記の 4 項目のうち 2 項目を満たした場合，SIRS と診断される 　・体温 > 38℃または < 36℃ 　・心拍数 > 90 回/分 　・呼吸数 > 20 回/分または $PaCO_2$ < 4.3 kPa（32 mmHg） 　・白血球数 > 12,000/μL または < 4,000/μL　もしくは未熟顆粒球 > 10%	4（重度の感染）
骨髄炎あり 局所の感染徴候の 2 項目または SIRS を含まなくても，骨髄炎があればグレード 3（O）またはグレード 4（O）と分類する	3（O）または 4（O）

*少なくとも以下の 2 つが存在し，かつ他に皮膚に炎症を生じる理由がない場合を感染ありと定義する（除外：外傷，痛風，急性 Charcot 足，骨折，塞栓症，静脈うっ滞）
　・局所の腫脹・硬結
　・創周囲の発赤 > 0.5 cm（創から離れた他の足部も含む）
　・局所の圧痛，疼痛
　・局所の熱感
　・化膿性の滲出液

(Lipsky BA, et al. Diabetes Metab Res Rev 2020; 36 Suppl 1: e3280.[7] table 1 より作成)

べき検査は，probe-to-bone（PTB）テスト，採血での炎症マーカーの上昇，足部 X 線写真である．PTB テストはゾンデなどの細い棒を創に挿入して，骨に当たれば骨髄炎を疑うという検査で，安価で簡便であり推奨されている．炎症所見は乏しいのに狭い瘻孔が残り何ヵ月も治癒しないとき，PTB テストで骨や骨膜に当たれば血清学的に C-reactive protein（CRP）が陰性であっても慢性骨髄炎であることが多い．システマティックレビューでは，PTB テストの感度は 0.87（95％CI 0.75〜0.93），特異度は 0.83（95％CI 0.65〜0.93）であり，高リスク患者において骨髄炎を検出する能力が高く，低リスク患者においても骨髄炎を除外できるとされている[21]．白血球数，CRP，赤血球沈降速度，プロカルシトニンなどの炎症性マーカーの上昇は感染の指標であり，特に CRP とプロカルシトニンは感染の重症度に鋭敏とされている[7]．しかし，糖尿病性足潰瘍患者では，免疫反応の低下などにより炎症マーカーの上昇を認めないことが多く[22,23]，さらに PAD を合併する場合には，虚血のために感染が重篤であっても，明らかな炎症所見を示さないことが多く注意が必要である．足潰瘍患者では，肺炎など他の感染症を合併していることも多いためその除外が必要であり，さらに透析患者では明らかな感染徴候がなくとも CRP が高値を示す[24] ことなどから，炎症性マーカーの上昇はひとつの指標として考えるべきである．

　骨髄炎が疑われた際に，まず行うべき画像診断検査は単純 X 線写真である．骨髄炎の存在する骨は，皮質骨の欠損，骨膜反応，骨密度の低下，腐骨などを認め，周囲の軟部組織の腫脹を伴う[19]．感染の発症後，X 線写真上でこのような変化が認められるまでには 2〜3 週かかるため，感度は高くなく，28〜75％と報告されている[19]．また，同様の所見は骨折や Charcot 関節症など他の疾患でも認められるため，特異度も高くない．しかし，簡便で低コストであるためルーチン検査としてまず行うべきである．次に行うべき画像診断は磁気共鳴画像（magnetic resonance imaging：MRI）である．糖尿病性足潰瘍の骨髄炎診断の正確性を検討したメタアナリシス[25] では，PTB テスト（感度，特異度/0.6, 0.91：以下同様），単純 X 線写真（0.54, 0.68），MRI（0.9,

0.79）であり，MRI は有用な検査である．高価であるため，国際的なガイドラインでは必要な場合にのみ使用すべきであるとされているが，骨髄炎の局在を診断できるため有用である[26,27]．診断基準は，primary sign と secondary sign に分けて考える[28]．Primary sign とは骨髄の異常信号であり，T1 強調像で低信号，かつ脂肪抑制 T2 強調像または STIR 像（short-tau inversion recovery image：STIR 像）で高信号を呈し，造影剤の使用（造影後脂肪抑制併用 T1 強調像）で濃染された場合，骨髄炎の診断は確定となる．Secondary sign とは，蜂窩織炎，膿瘍，sinus tract，潰瘍などの軟部組織の変化のことであり，造影剤の使用でより明瞭となる．虚血肢では血流不全から画像が不明瞭になるため，末梢血行再建後に使用すべきである[27]．その他の画像診断[29]として，コンピュータ断層撮影（computed tomography：CT）は，腐骨，皮質骨の破壊，骨膜反応，骨内ガス，亜脱臼などはわかるが骨髄炎の診断は難しく，また反応性骨髄浮腫の鑑別はできない．しかし，ガス壊疽のガス像の位置を把握するのに有用である．骨シンチグラフィーは単純 X 線写真に所見が出ない初期の神経障害性病変に対して非常に感度が高く，最近の白血球ラベルの骨シンチグラフィーでは 80％ の正確さもあるといわれているが，特異度は低く，時間もコストもかかり，解剖学的構造も不明であるため，感染が疑われるときは MRI のほうが推奨されている．Positron emission tomography（PET）は細胞の糖代謝の指標であり感染の部位に集積するが，骨折，新生物などでも同様の所見を示すため特異度は低い．骨シンチグラフィー同様，時間もコストもかかり推奨度は低い．

　骨髄炎の確定診断は骨からの培養検査である．日常よく行う創表面からのスワブ法では，骨の細菌の 30.4％ しか同定できない[30]．採取の際は，表在菌の混入を防ぐため極力無菌野で行うべきであり，創の洗浄，デブリドマン後に行う．また，すでに抗菌薬を使用している場合は，2 週間以上の休薬後に採取すべきである[30]．IWGDF ガイドラインでは，急性で感染が軽度であり，抗菌薬使用歴のない患者で，耐性菌感染の可能性もない場合は，必ずしも骨培養は必要でなく，経験的治療（empiric therapy）が妥当であるとされている．骨の病理組織学的検査は，培養検査と異なり抗菌薬使用中であっても診断に有用であり，42 例の糖尿病性足潰瘍患者における骨培養と骨の病理診断を比較した最近の論文では，69％ の患者が骨培養陽性，90.4％ で病理診断陽性（$p = 0.013$）であった．病理診断陽性の患者のうち 25.5％ は急性，74.5％ は慢性の骨髄炎であったことから，病理診断は培養検査より正確であり，特に慢性骨髄炎患者において有用であると報告されている[31]．

　生命を脅かす感染や下肢切断のリスクの高い感染では緊急手術が必要であり，早急で確実な診断が必要となる（CQ 6 参照）．重症深部感染を疑う場合は，肢切断回避のために，速やかに経験のある施設に相談することを推奨する．日本フットケア・足病医学会では，「連携によって下肢救済を積極的に行っている専門病院」をホームページ上で公開している（https://jfcpm.org/link_hospital.html）．

まとめ

　足潰瘍感染に対し適切な診断を行うことは救肢のために重要であり，理解しておくべきである．特に，深部重症感染症は下肢大切断にいたる可能性が高いため，疑われる場合は遅延なく専門施設に相談すべきである．

CQ 4

虚血肢に対して血行再建は有用か？

回答と推奨

推奨文	推奨の強さ	エビデンスの確実性
● CLTI における動脈病変に対して血行再建を推奨する.	1	A

背景・目的

　CLTI に対する治療で最も重要なものは血行再建である. 主にバイパス術と EVT があり, エビデンスに基づいて選択されるべきである.

解説

　CLTI に対する治療の第一選択は血行再建である. 血行再建法には主に外科的バイパス術と EVT の 2 つがある. 基本的には外科的バイパス術が標準治療ではあるが, 低侵襲性に加え, バイパス術との比較で成績が同程度であったとする BASIL 試験[32] の報告や, 近年の技術的な進歩などにより EVT の適応が拡大しつつある.

　本邦において外科的バイパス術と EVT を前向きに比較した SPINACH 研究[33] では, 3 年の大切断回避生存率 (amputation-free survival : AFS) に差がないことが報告された (52% vs. 52%, $p=0.26$). つまり鼠径靱帯以下の動脈閉塞性病変を原因とする CLTI において, 適切な患者選択にて施行された外科的バイパス術と EVT では主要目的である AFS に差がないことが示された. 両者を比較する研究は, 現在欧米でランダム化比較試験 (randomized controlled trial : RCT) が進行中であり[34,35], その結果が待たれる. しかし, 欧米で行われる RCT のデータをそのまま本邦の臨床に反映するのは難しいこともある. 倫理的な問題から RCT は限られた条件の患者しか登録できないことや, CLTI に透析患者が多い本邦の特異的な臨床状況を考慮すると, SPINACH 研究を代表とする国内のリアルワールドデータ, すなわち全例登録を基本とした観察研究は日常臨床の実際をより反映しやすいともいえる. このようなデータを踏まえ,「適切な患者選択」を行い, 血行再建を施行することが望ましい.

　CLTI 患者において血行再建術の適応があると判断した場合は, EVT か外科的手術もしくはその両方のハイブリッド血行再建を選択する. 2019 年の GVG[5] においては PLAN アプローチが提唱され, 患者リスク (Patient risk), 患肢重症度 (Limb severity) および解剖学的重症度 (ANatomic stage) において血行再建術のリスクを層別化したうえで EVT もしくは外科的手術を選択することが推奨された. 患肢重症度は, 傷の大きさ (wound), 虚血の程度 (ischemia) および感染の有無 (foot infection) から診断できる WIfI 分類を用いて評価する[4,36]. また, 動脈病変の解剖学的重症度判定において, 治療目標となる target arterial path が重要であるという考えの

もと，これまでの Trans-Atlantic Inter-Society Consensus Ⅱ（TASCⅡ）分類に代えて Global Limb Anatomic Staging System（GLASS）分類での評価が新しく提唱され，大腿膝窩動脈領域および下腿動脈領域，足関節以下領域の層別化を行うべきとされる．本邦からの報告である SPINACH 研究では広範囲の創や重症感染合併例および小切断の既往，治療抵抗性の CLTI，両側 CLTI は外科的手術向きであり，血管疾患の治療抵抗性，貧血，糖尿病，透析や対側大切断患者は EVT 向きであるとされた．外科的手術を選択するにあたっては 2 年の生命予後[37]が期待できるかということと自家静脈が使用可能か否かを評価することが重要である．

　一般的なバイパス術や EVT では血行再建が困難な症例（いわゆる no-option CLTI）では足部深部静脈の動脈化（deep venous arterialization：DVA）が行われる場合がある．DVA とは，血行再建が不可能な患者に対して足部の深部静脈に動脈血を流し，酸素化された血液を組織に逆行性に供給する治療であり，外科的，経皮的どちらも報告がある[38~41]．今後のエビデンスレベルの高い報告が待たれる．

　なお，高度の虚血が客観的血流評価で証明されていても無症候である状態，いわゆる subclinical critical limb ischemia（潜在的重症下肢虚血）に対する予防的血行再建は推奨されない[6,42]．この患者群の自然予後がよくわかっていないこと[43]，いつ症候性になるか予測するデータがないこと，および血行再建を行うことによって合併症や再狭窄・閉塞を発生させ，かえって状態を悪化させる可能性があるからである．潜在的重症虚血を発見した場合には，足潰瘍を発生させないような靴や履物の指導，動脈硬化リスク因子への介入の厳格化，フットケアによる異常の早期発見に努めることが求められる[6,42]．

まとめ

　CLTI に対する治療の最初の一歩は血行再建である．全身状態，患肢の重症度，解剖学的な血管病変の複雑性などを考慮してバイパス術か EVT かを選択する．

CQ 5

血行再建ができない場合にどのような治療を行うか？

回答と推奨

推奨文	推奨の強さ	エビデンスの確実性
● 血行再建が不可能であると血管専門医が判断した CLTI に対しては再生医療や脊髄刺激療法，LDL アフェレーシスなどの補助療法を考慮してもよい．	2	C
● 血行再建が行われたが創傷治癒を得るのには不十分であった CLTI に対しては，プロスタグランジン製剤や LDL アフェレーシス，高圧酸素療法などの補助療法を考慮してもよい．	2	C

背景・目的

　　CLTI に対する治療の第一選択は血行再建であるが，不適応である場合や行われたとしても不十分であることはしばしばある．そのような症例に対して，症状の緩和を目的として補助的な治療が選択されることがある．

解説

　　CLTI に対する第一選択治療は血行再建術であり，血管の治療を専門的に行うチームの臨床的な評価を経ることなく血行再建ができないと判断すべきではない．しかし，すべての症例で創傷治癒が得られるだけの十分な血行再建ができるわけではない．血行再建の適応がなかったり，行われたとしても創傷治癒にはいたらない場合も多い．そのような症例に対して，症状緩和や潰瘍治癒を目的に薬物治療や補助療法を行ってもよい．

a. 薬物治療

　　プロスタグランジン（PG）製剤は細胞膜上のアデニル酸シクラーゼを活性化させ cyclic adenosine monophosphate（cAMP）を増加させることで末梢血管拡張作用および抗血小板作用を発現する [44]．CLTI に対して血行再建が不十分であった場合に残存する疼痛緩和や潰瘍治癒の促進を目的として PG 製剤の使用が考慮されるが，血行再建術が不可能な患者に対して CLTI による大切断を減らす目的での PG 製剤の使用を支持するデータは現時点では乏しい．

　　シロスタゾールの跛行改善効果は明らかでかつ多くの研究が存在するが，CLTI に対する研究は多くはない．しかし，いくつかの比較試験でシロスタゾール非使用群と比較し AFS が改善したとする結果も報告されている [45~47]．潰瘍治癒に有益であったとする報告 [48~52] や SPP が上昇したとの報告 [46] があるが評価方法が一定ではなく，大規模な研究データは十分でない．

b. 補助療法

LDL アフェレーシスは，血漿を分離したのちにリポソーバーシステムもしくは二次膜を用いたシステムにより LDL コレステロールを分離，除去する治療法である．LDL コレステロールだけでなく VLDL コレステロールや Lp（a），fibrinogen も除去されることで酸化ストレス改善効果[53~55]や血液粘度・血液流動性の改善[56]，抗炎症作用[53~56]，血管拡張物質の産生[57,58]，内皮機能改善[55]などの効果が報告されている．

2021 年 3 月には閉塞性動脈硬化症用吸着式血液浄化用浄化器が保険収載された．血行再建が不適応な病変を有する潰瘍に対して使用し，従来治療で予測される潰瘍治癒率より高い病変治癒率と潰瘍縮小効果が得られた．従来の LDL アフェレーシスでは高 LDL 血症がなければ使用できなかったが，LDL の値に関係なく使用可能となり適応が広がった[59]．

難治性慢性疼痛の治療に使用されていた脊髄刺激療法（spinal cord stimulation：SCS）は，PAD にも使用可能である．電極を腰部硬膜外腔に挿入し，ジェネレーターより感覚線維を刺激し鎮痛効果を発揮する．また，同時に血管拡張効果のある細胞シグナル伝達を促し，末梢血管抵抗の軽減と平滑筋細胞の弛緩をもたらすとされる[60]．

高気圧酸素療法（hyperbaric oxygen therapy：HBOT）のメカニズムは赤血球の数とは無関係な血漿での酸素輸送，白血球酸素依存性ペルオキシダーゼシステムの機能改善，酸素の浸透圧効果による組織浮腫の減少，前駆幹細胞の動員刺激と血管新生，および線維芽細胞機能の改善である[61]．また，細菌感染がある場合，HBOT は細菌（特に嫌気性物質）を阻害する．細菌の細胞構造を破壊するフリーラジカルを生成し，抗生物質の酸素依存性輸送を改善する[62]．CLTI を対象とした RCT においては，小規模な研究において微小循環の改善および潰瘍治癒，大切断回避において有効性を示した[63~65]．しかし，大規模研究において HBOT の有効性を示せない，もしくは大切断の増加と関連すると結論づけられた研究もあり[66,67]，その評価は一定でない．

PAD 患者に対する血管再生治療として，1990 年代より血管増殖因子のタンパク・遺伝子治療，2000 年代からは細胞治療が試みられてきた．跛行症状のみでなく CLTI に対しても有効性が期待される治療ではあるが，現時点では十分なエビデンスがあるとはいえない．

遺伝子治療では血管新生作用を有する肝細胞増殖因子（hepatocyte growth factor：HGF）が期待される．HGF を発現するプラスミド DNA を標的細胞である下肢の筋肉細胞内に取り込ませ，細胞内で転写・翻訳されて，HGF の産生・分泌を促す．44 例の CLTI に対する日本国内での二重盲検試験[68]では，12 週後に安静時疼痛・ABI の改善と皮膚潰瘍の縮小を認めた．

細胞治療に用いられる細胞源は骨髄，末梢血［顆粒球コロニー形成刺激因子（G-CSF）動員または非動員］，脂肪組織，または胎盤である．G-CSF 動員自家末梢血 CD34 陽性細胞を用いて本邦で行われた維持透析中の CLI 患者 6 例を対象とした第 II 相試験[69]では，細胞治療に関連する重大な有害事象はなく，治療後 52 週の AFS は 100%，CLI 離脱率は 83% であった．この結果に基づき，現在治験が行われている（advanced wound therapy については CQ 9 参照）．

まとめ

血行再建が不適もしくは不十分な CLTI 症例に対しては PG 製剤の投与や LDL アフェレーシス，高圧酸素療法を選択してもよいが，あくまで補助的役割であり，単独で CLTI の解決を期待する効果に関するエビデンスは確立されていない．

CQ 6

足潰瘍感染に対する外科的治療はどう行うべきか？

回答と推奨

推奨文	推奨の強さ	エビデンスの確実性
● 虚血がないか軽度の場合には，解剖学的構造を把握したうえで，外科的ドレナージあるいはデブリドマンを行うことを推奨する．	1	B
● 虚血と感染が両者とも重症な場合には，末梢血行再建と緊急的ドレナージの両者を短期間に実施することを推奨する．	1	B

背景・目的

　　虚血と感染を合併した足潰瘍に対する外科的治療は，血流状態を考慮しながら適切な時期，方法で感染を制御しなければならず，血行再建術と感染に対する外科処置の二者のどちらを優先させるかの判断は容易ではない．

解説

a. 外科的治療のタイミング

　　足潰瘍感染に対する抗菌薬治療は必須であるが，不十分な場合は外科的治療が必要になることが多い．足潰瘍感染に対する外科的治療には，簡単な外科処置（壊死，感染組織の切開やドレナージなど）から切断術・再建術（腐骨や骨髄炎の除去，足趾・下肢切断，骨軟部組織欠損の再建など）がある．骨や関節に感染が及んでいたとしても緊急性は低いことが多いが，生命を脅かす感染や下肢切断のリスクの高い感染では緊急手術が必要であり，その徴候を理解しておかなければならない[7,70]（表 3）．他にも壊死性筋膜炎やコンパートメント症候群などの重症軟部組織感染症でも緊急手術が必要である．それ以外の場合には抗菌薬治療の効果を注意深く観察し，壊死と正常部分の境界が明瞭となるのを待ってから手術を行うべきである[71]．

b. 解剖学的構造に基づいた外科的治療

　　足潰瘍の感染は腱に沿って拡大する[72]ため，歩行を禁止する．深部軟部組織の感染の重症度や状態はしばしば判断が困難であり，手術時によってのみ正確に把握することが可能となる場合も多い．足趾切断のみならず，緊急のデブリドマンやドレナージを行う際にも，外科医は必ず足部の解剖学的構造を理解する必要がある．特に感染した足潰瘍に対する外科的手術を行うときは，コンパートメントを考慮する必要がある．最も重症な感染が生じやすい部位である足底には内側，外側，中央と深部骨間の 4 つのコンパートメントがあり，踵骨と趾をつなぐ足底腱膜で区切られて，それぞれ筋や腱を含んでいる（図 1）[70]．コンパートメント内にかかる圧によ

・全身症状を伴う感染
・感染の急激な進行
・広範囲の壊死，壊疽
・触診での捻髪音，画像でのガス像（ガス壊疽）
・広範囲の出血斑，点状出血
・（出血性の）水疱
・新たに出現した創部の感覚脱失
・臨床所見のある部位から離れた疼痛
・最近の神経機能の消失
・重症下肢虚血
・広範囲の軟部組織欠損
・特に中足部，後足部での広範囲の骨の破壊
・適切な治療で制御困難な感染

(Lipsky BA, et al. Clin Infect Dis 2012; 54: e132-173.[70] Table 12 より転載)

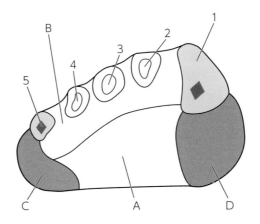

図 1　足部のコンパートメント

　A：足底中央コンパートメント，B：深部の骨間コンパートメント，C：足底外側コンパートメント，D：足底内側コンパートメント．1〜5 は中足骨を示す．
　（Lipsky BA, et al. Clin Infect Dis 2012; 54: e132-173.[70] Figure 1 より転載）

り感染は悪化し，組織を損傷するため，感染の及んだコンパートメントを十分に開放し，コンパートメント内の圧を下げることが外科的ドレナージや切開の鍵となる[72]．足背にまで紅斑や波動を伴う足底の創は，感染が筋膜構造を貫通したことを示しており，緊急の外科的ドレナージが必要である[70]．コンパートメントの確実な開放と，切断を含む早急で適切な外科的デブリドマンが感染の進行，より高位での切断を減少させる．特に虚血肢においては，進行性の膿瘍の拡大は急激に取り返しのつかない組織のダメージを引き起こす．足背部は薄く，伸筋腱を含むため感染が拡大しやすい[69]．皮膚切開を行う場合は，荷重部や疼痛部位を十分に考慮して行うべきである[68]．

　重症な感染を伴う虚血肢では，早急な末梢血行再建が必須であるが，壊死組織の切除は末梢血行再建を待つ間に遅れてはならない[70]．末梢血行再建直後にデブリドマンを行うのが最適であるが，不可能な場合は末梢血行再建前に膿瘍のドレナージ，感染したコンパートメントの開放を行う．多くのケースではドレナージやデブリドマンを行い，感染が落ち着くまで経過をみ

るべきであるが，残念ながら広範囲の壊死や生命を脅かす感染症ではしばしば切断が最良の選択となる[73]．外科医はなるべく足を残そうとするが，より中枢での切断であっても機能的な足（たとえ義足などの装具が必要でも）を残すほうが，機能的に悪く将来の再発を生じる足を残すよりよい選択肢となることもある．切断部位の選択は，足機能の損失，再建方法や術後のリハビリテーションを考慮するとともに，患者個人の生活状況や身体状況，社会的立場，患者の意思など様々なことを考慮したうえで行うべきであり，潰瘍の再発例では，より切断方法を検討しなければならない[70]．壊死組織が乾燥し，軟部組織感染が消退しているときは，特に手術適応が低い患者においては，壊死した部分の自然脱落（auto amputation）が適することも多い．特に踵部では痂皮は取らずに残し，容易に取れるくらい軟らかくなって，その下には感染源がないことが判明してから切除するとよい[74]．

C. 骨髄炎

　骨髄炎を合併した足潰瘍感染を抗菌薬治療のみで行うべきか，外科的治療が必要かについては意見が分かれる[75]．2014年のガイドラインでは，骨髄炎と感染した軟部組織は外科的に切除するのが最も効果的であるとされている[76]．しかし，重症な軟部組織感染症や虚血がなく，骨髄炎が前足部に限局し，感染が落ち着いていて，他に外科的治療の必要性がなく，適した抗菌薬治療が行われているのであれば，しばしば抗菌薬単独でも寛解することもある[75]．手術の際は，骨の切断端に感染がないかどうかを確認するための骨培養や病理組織学的検査のための標本を採取する[7,70]．術中，臨床的に感染していないと判断し摘出した骨標本（清潔断端）において，1/3〜2/3の患者で感染が残っていたという報告も散見される[7]．骨髄炎の残存が判明したら，6週間までの抗菌薬投与を検討しなければならないが，骨髄炎を合併した糖尿病性足潰瘍に対して手術を行った111例に対する後ろ向きコホート研究では，39例（35%）は術後の病理組織診断で骨髄炎が残存しており，長期間の抗菌薬投与を行っても治療失敗と関連が強かったと報告されている[78]．

まとめ

　虚血と感染を合併した足潰瘍の治療は非常に難しい．機能的な足を温存するためには，末梢血行再建とデブリドマンのタイミングの見極め，解剖学的構造に基づいたデブリドマン，骨髄炎の適切な治療が重要である．

足潰瘍感染に対する抗菌薬治療はどう行うべきか？

推奨文	推奨の強さ	エビデンスの確実性
● 足潰瘍感染に対する抗菌薬治療は，感染の重症度から最初はエンピリックな治療を行い，その後に骨または深部軟部組織からの培養結果と臨床所見に見合った内容に変更する．	1	B

背景・目的

　足潰瘍の感染に対する抗菌薬使用は標準治療となっているが，その選択方法や期間，投与方法について知っておく必要がある．

解説

a. 抗菌薬の選択方法

　感染制御の基本は壊死・感染組織を除去すること（デブリドマン）であるが，抗菌薬の適切な使用を行うことで治癒率を上げられる[78]．抗菌薬の選択は，最初はエンピリック治療を行い，その後に培養結果と臨床的反応をもとに変更する．エンピリック治療とは，感染の重症度や過去の培養結果，また耐性菌を含めたその地域の起炎菌の傾向（アンチバイオグラム）から抗菌薬を選択する方法である[70]．糖尿病性足潰瘍の89％は複数の細菌による感染である[79]．感染の重症度とその他の要因から予測される起炎菌を表4[7]に示す．軽度や中等度の感染では，グラム陽性球菌をカバーする抗菌薬でよいが，日本を含む温暖な地域では緑膿菌を代表とするグラム陰性桿菌も多い．虚血肢ではしばしば嫌気性菌が検出されるが，軽度や中程度の感染の場合，主

表4　感染の重症度とその他の要因から予測される起炎菌

感染の重症度	その他の要因	予測される細菌
感染なし		皮膚常在菌の保菌
軽度	特になし	グラム陽性球菌
	最近の抗菌薬使用歴あり	グラム陽性球菌＋グラム陰性桿菌
	MRSA 感染リスクの高い人	MRSA
中等度 or 重度	特になし	グラム陽性球菌±グラム陰性桿菌
	最近の抗菌薬使用歴あり	グラム陽性球菌±グラム陰性桿菌
	浸軟した潰瘍や温かい地域	緑膿菌を含むグラム陰性桿菌
	虚血性の潰瘍や壊疽	グラム陽性球菌±グラム陰性桿菌＋嫌気性菌
	MRSA 感染リスクの高い人	MRSA
	多剤耐性グラム陰性桿菌が疑われる場合	ESBL

(Lipsky BA, et al. Diabetes Metab Res Rev 2020; 36(Suppl 1): e3280. [7] Table 4 より作成)

要な原因菌ではないことも多く[79]，きちんとデブリドマンができても嫌気性菌をカバーする抗菌薬を使用すべきであるというエビデンスはない．重症または広範囲の感染，および慢性の感染では，グラム陽性球菌，グラム陰性桿菌，嫌気性菌に対する組織移行性のよい広域スペクトラムの抗菌薬を使用する．骨髄炎を合併している場合には，骨移行性のよい抗菌薬を選択する[78]．

　これらエンピリックな投与が正しいのかどうか，必ず深部組織や骨からの培養結果と臨床的反応をみて検討する．培養結果には，しばしばコンタミネーションと考えられる細菌も含まれるが，糖尿病性足潰瘍においては起炎菌であることもあるため，最初は抗菌薬の選択から除外していたとしても，感染が消退しない場合には，これらの細菌を含むさらに広域な抗菌薬に変更すべきである[70]．緑膿菌に対するエンピリック治療は通常は不要であるが，熱帯，亜熱帯地域や，浸軟した創部，最近の培養で検出された重症感染症では検討しなければならない．その後，臨床症状や培養結果，感受性に応じてより適切かつ安全で安価な抗菌薬の選択をし直すべきである[7,70]．嫌気性菌は虚血肢や膿瘍がある足潰瘍感染において検出されやすい．嫌気性菌へのエンピリックな治療（メトロニダゾール，βラクタマーゼ阻害薬など）は虚血肢や腐敗臭のする滲出液では検討すべきである[7]．また，①過去に Methicillin-resistant *Staphylococcus aureus*（MRSA）感染の既往がある，②MRSA 感染の有病率が高い地域，③急激に感染が進む，④中等度以上の糖尿病性足潰瘍の感染では，MRSA をカバーする抗菌薬治療を検討すべきである[70]．1993～2007 年に報告された 20 論文のレビューでは，糖尿病性足潰瘍感染の 5～30％で MRSAが検出されている[70]．

b. 抗菌薬の投与方法と投与期間

　国際的ガイドライン[19,70,79] が推奨する感染の範囲と重症度をもとにした抗菌薬の投与方法と投与期間を表 5 に示す．投与経路は，軽度の感染では経口投与でよいが，中等度から重症の感染や骨髄炎を合併する場合は，速やかに血中濃度が上がる経静脈的投与を行い，感染が消退したらより安価で便利な経口投与に切り替えることを検討する．最近は効果的な経口抗菌薬の開発が進んでおり，1,015 例の骨・関節疾患感染患者に対して行った RCT（OVIVA trial）[80] では，経口抗菌薬は，感染発症後の最初の 6 週間に使えば経静脈抗菌薬に劣らない結果であった．虚血肢

表 5　感染の範囲と重症度に基づく抗菌薬の投与方法と投与期間

感染の部位，重症度，範囲	投与方法	投与期間
軟部組織感染のみの場合		
軽度	局所投与または経口投与	1～2 週間，軽快しない場合は 4 週間まで延長
中等度	経口投与（または最初は経静脈投与）	1～3 週間
重症	最初は経静脈投与，可能なら経口投与に切り替える	2～4 週間
骨，関節に感染が及ぶ場合		
感染組織が残っていない（断端形成後など）	経静脈または経口投与	2～5 日間
軟部組織感染が残るが，骨髄炎はない	経静脈または経口投与	1～3 週間
骨髄炎はあるが，腐骨はない	最初は経静脈投与，その後経口投与への切り替えを検討	4～6 週間
手術なし，または腐骨が残る	最初は経静脈投与，その後経口投与への切り替えを検討	3 ヵ月以上

(Lipsky BA, et al. Clin Infect Dis 2012; 54: e132-e173.[70] Table 11 より転載)

では感染部への抗菌薬の移行に制限があるが，感染拡大を防止するためにも使用は必要である．

　抗菌薬治療期間は，感染の重症度，骨髄炎の有無，治療への反応で決定する．軽度の軟部組織感染には1週間以内でよいが，広範囲の感染や虚血があれば2〜4週間使用する．感染が骨や関節に及んでいたとしても，手術により感染組織が完全に切除できれば数日の投与でよい．壊死・感染組織が存在する場合，感染制御の基本は壊死・感染組織を除去することであり，可能であればまずデブリドマンを行う．軟部組織感染が残存する場合は1〜3週間の投与，骨髄炎が残存すれば4〜6週間の投与を行う．多施設RCTでは，骨髄炎を合併した糖尿病性足潰瘍に対する抗菌薬治療を6週と12週とで比較した結果，寛解率に差はなく，6週間以上の抗菌薬使用はすべきでないとされている[81]．適切な治療を4週間行っても感染が消退しない場合はもう一度評価し，別の治療を検討する[7]．感染は改善しているが広範囲の場合や予測より感染消退が遅い場合，重症の虚血がある場合は3〜4週間の治療を検討する．ルーチンに決められた期間の抗菌薬使用は，コストの上昇，副作用，抗菌薬耐性を増加させるため，臨床症状が落ち着いたら中止すべきである．感染の再増悪を起こさないために，完全に治癒するまで抗菌薬を継続することを示すエビデンスはなく，また臨床的に感染していない創への抗菌薬投与が創傷治癒を促進したり，感染のリスクを減少させるといったエビデンスはなく使用すべきでない[82]．

まとめ

　足潰瘍感染に対し，抗菌薬をより効果的に使用し，かつ副作用を減らしコストを抑えるためには，適切な選択方法，投与方法，投与期間を知っておく必要がある．

CQ 8

潰瘍の部位によって，治療法や大切断リスクは異なるか？

回答と推奨

要約	推奨の強さ	エビデンスの確実性
● 部位により原因・対応方法・治療期間が異なるが，特に後足部（踵部）潰瘍は大切断のリスクが高い．	－	B

背景・目的

　足潰瘍では免荷が治療に必須であるが，いくつかの問題点のため普及しておらず，医療従事者が施行しづらい背景がある．部位による特徴を把握し，免荷の対応を知ることが肝要である．

解説

　足潰瘍の部位は，一般的に前足部（足趾から中足骨，ただし足趾を分離する場合もあり），中足部（足根中足関節から横足根関節），後足部（踵）および足背に分ける．特殊な部位（趾間，第1中足趾節関節内側，第5中足趾節関節外側，第5中足骨底部外側）は，個々での対応とする．

　129 例の糖尿病性足潰瘍の初発と再発の創傷の位置を確認した多施設研究では，母趾が最も潰瘍部位が多く，60% 以上が複数の部位に創傷を持っていた．再発には初発の潰瘍の位置との関係はなかった [83]．

　1,000 例の糖尿病性足潰瘍患者の潰瘍位置による調査では，前足部より中足部と後足部は治癒時間がかかり，足底潰瘍と足背潰瘍に治癒時間の差はなかった．ただし下肢切断や虚血などの要素が除外されている点は注意が必要である [84]．28 足の糖尿病足の前足部足底潰瘍と踵（後足部）の位置との関連を調査した報告では，後足部内反は足部外側に潰瘍ができやすく，後足部外反は足部内側に潰瘍ができやすい傾向にあった（$r=0.8696$，$p<0.001$）[85]．249 肢の虚血肢の後ろ向き研究では，創傷治癒を障害する因子として末期腎臓病，糖尿病，低アルブミン血症にならんで，踵を除いた広範組織欠損と踵の潰瘍・壊死があげられた [86]．

　398 例の糖尿病患者において潰瘍形成が足部の形状と変形に関連するかを調査した報告では，凹足や扁平足は中間位の足と比較して，潰瘍有病率は高かった（$p=0.001$，$p=0.003$）が，潰瘍発生とは有意差はなかった（$p=0.7$）．潰瘍の発生と関連したものは，関節硬直した槌趾・鉤趾（$p=0.003$）と強剛母趾（$p=0.006$）であった [87]．40 例 42 糖尿病性足潰瘍の位置と足部形状（Charcot 足，代償性前足部内反，非代償性前足部内反・外反）を調査した報告では，Charcot 足と中足部潰瘍，非代償性前足部内反・外反が前足部潰瘍と関連していた [88]．2,319 足に対して変形と潰瘍の関連を示した論文では，足部変形と潰瘍形成の位置に関連はなく，特定の足部変形と潰瘍形成との関連は予想できなかった [89]．

仰臥位時発生する踵の褥瘡においては，股関節の外旋角（水平面との角度）が60°のほうが90°よりも圧力が高くなるので注意が必要である[90]．理論モデルを用いた仰臥位での踵の潰瘍のリスクの検討では，体重が重い人，踵骨後部の形状が鋭的であったり，軟部組織が薄いなどの非特異的な特徴がリスクになることが示唆された．また，足部の浮腫や糖尿病併発も潰瘍のリスクとなると予測された[91]．

糖尿病性の踵部潰瘍に対する腐骨摘出後の創外固定管理は，適応できる患者群には有効であると報告されている．踵の潰瘍は大切断率が高いことから，踵部創傷治療の進歩が待たれる[92]．

非典型的な部位の潰瘍で難治性の場合は，鑑別診断としてカルシフィラキシス，壊疽性膿皮症，血管炎，自己免疫疾患などを考える[93]．

まとめ

後足部（踵）に潰瘍ができた場合には，治癒に時間がかかり大切断のリスクが高いため，慎重な対応が必要である．

CQ 9

足病において創傷治癒を促進するためにはどのような創傷管理が有用か？

回答と推奨

推奨文	推奨の強さ	エビデンスの確実性
● 創傷管理には創の清浄化と適切な湿潤環境の維持を推奨する．	1	B

背景・目的

　　足病における創傷は虚血性潰瘍，静脈うっ滞性潰瘍，糖尿病性（神経障害性）潰瘍，膠原病性潰瘍に大別されており，虚血肢[5]，慢性静脈不全[94]，糖尿病性足病変[95] に対してそれぞれに治療ガイドラインが作成されている．

　　それぞれの原因によって血流の改善や圧迫，創部の免荷などの治療が必要なことはもちろんであるが，基本は創面の清浄化と滲出液のコントロールであり，これらを通して細菌の過剰な繁殖を防ぎ，適度な湿潤環境を保つことで創傷治癒の環境を整えることが創傷管理の目的である．

解説

a. 創の清浄化

　　洗浄は生理食塩水で行っても水道水で行っても創傷治癒期間に有意差はない[96~98]．海外の RCT では，界面活性剤が生理食塩水よりも有効であることが報告されている[99]．一方，洗浄液への抗菌薬の添加は感染管理にほとんど影響を与えないだけでなく，創傷治癒を遷延させる[97]．

　　壊死組織や感染組織，不良肉芽がついた創に対して創面を清浄化し創傷治癒を促進するためにデブリドマンを行うが，デブリドマンの有効性についてのコンセンサスはあるものの，エビデンスは限定的である．6つの RCT と5つのコホート研究があるものの，すべての研究においてバイアスリスクが高くエビデンスレベルは高くない[100~102]．薬剤を用いた化学的デブリドマンには治癒率の向上を示す十分なエビデンスはなく[103]，マゴットセラピーは褥瘡や静脈性潰瘍，糖尿病性潰瘍その他の慢性創傷に使用され，効果があるという報告があるものの，他の治療に比べて有効性を示した RCT があるわけではない[104,105]．表面の汚染や壊死組織，周囲の胼胝を鋭的に切除する外科的デブリドマンは適切に行われれば創傷治癒を促進する[106,107]．外科的デブリドマンは安価でどの部位でも行えるという理由から推奨されている．しかし例外もあり，特に血流障害がある場合にはまず血行再建を先行するか，時期を合わせて行わなければいけないし，処置時の疼痛が強い場合には施行が困難である．

　　抗菌性の外用薬の創傷管理における有効性についてレビューが行われているが[108]，カデキソマーや銀含有製剤の使用についてはコンセンサスが得られているといってよい．海外において

はメディカルハニーがよく使用されているが[109]，こちらも有効性については十分なエビデンスが得られているとは言いがたく，創傷治癒において他製品と比較して優位性を明らかにした文献はない[110]．

b. 滲出液のコントロール

創傷被覆材の使用が考慮される．創傷被覆材はフィルム，フォーム，アルギネートドレッシング，ハイドロコロイド，ハイドロジェルなど多岐にわたっている．かつて創傷は閉鎖することなく乾燥させるべきと考えられていたが，湿潤環境において創傷治癒が促進されることが示された[111]．閉鎖環境での創傷はそうでない創傷より40％速く治癒するとされているため[112]，局所感染が管理されたあとは創傷被覆材の使用が推奨される．しかし，慢性創傷の滲出液は急性創傷の滲出液と違って炎症性のサイトカインを多く含み創傷治癒を阻害する[113~115]．また創傷被覆材を使用すると閉鎖することによって創面の観察がしにくくなるため，感染の再発には常に注意が必要である．

理想的な閉鎖ドレッシングに求められる特徴は以下のとおりである．①湿潤環境を保ち，さらに過剰な滲出液を吸収する，②物理的な刺激から創傷を守る，③細菌の増加を防ぐ，④創傷に密着し死腔を埋める，⑤壊死組織を取り除く，⑥周囲組織を浸軟させない，⑦圧迫によって浮腫を最小化する，⑧交換時の疼痛を緩和する，⑨処置回数を減少させる，⑩安価である．

これらのすべてを満たすことは不可能であり，すべての創傷に対応した創傷被覆材は存在しない．そのため創傷管理を行う医師は滲出液の量と簡便さ，創の保護とコストなどに鑑みて，創傷の状況に応じて使用する創傷被覆材を選択しなければならない．適切な創傷被覆材を選択することにより，創傷治癒期間や治癒後の皮膚の性状，瘢痕の整容性を向上させることができる．様々な創傷被覆材が局所の抗菌性や疼痛の緩和，悪臭の改善，抗炎症性やデブリドマン効果などの付加価値を持つが，あくまで二次的な効果であり[116]，製品同士を比較したRCTは複数あるものの，研究のエビデンスとしてはいずれもバイアスが大きいといわざるを得ない[117~126]．

c. 局所陰圧閉鎖療法（NPWT）

フォームによる被覆を創面に貼付したのちに持続的もしくは間歇的に陰圧を負荷する治療である．創傷周囲の浮腫を軽減させ，循環を賦活し，肉芽形成を促進することで創傷治癒を促進するとされ[127~129]，特に皮下ポケットを形成した創や体積の大きな創の閉鎖には適応がある．ただし，虚血肢においてはかけられた陰圧によって創傷が悪化する場合があり，各機器の基本設定より圧力を下げて使用する必要がある．

3つのRCTにおいて糖尿病性足潰瘍手術後の創傷治癒を通常の創傷処置に比較して短縮することが示されている[127,130,131]．しかし，術後ではなく通常の慢性創傷に対して4つのRCTと2つのコホート研究が行われているものの，バイアスリスクの高さやドロップアウトの多さから推奨にはいたらないと考えられる．

d. advanced wound therapy

適切な免荷を含む既存の標準治療を4週間施行しても，（感染徴候がなく，かつ）潰瘍の改善がみられない場合には，advanced wound therapy，たとえば羊膜製品[132~134]や再生医療等製品[135~139]などの使用開始を検討する．

まとめ

　　創傷管理の大きな目的は創面の清浄化と滲出液のコントロールである．洗浄や定期的なデブリドマン，抗菌性の外用薬を使用することで感染を防ぎ，感染を鎮静化したあとに創傷被覆材や NPWT を用いて創傷治癒の環境を整えることにより創傷治癒を促進する．

　　ただし，局所の創傷管理だけでなく，創傷治癒の阻害因子である血行障害や感染の再発，さらには創面にかかる圧力や剪断力についても常に留意しておく必要がある．

CQ 10

足潰瘍の再発予防には医療者の定期的な診察・観察が有用か？

回答と推奨

推奨文	推奨の強さ	エビデンスの確実性
● 糖尿病性足潰瘍の再発予防のためには医療者による定期的な診察・観察を推奨する.	1	A

背景・目的

　2015 年の国際糖尿病財団（International Diabetes Federation）の有病率データによると，足潰瘍は毎年全世界で 910 万〜2,610 万人の糖尿病患者に発生していると推定され [140]，一生のうちで糖尿病患者の 15〜25％に発生するとされている [141]．足潰瘍を持つ糖尿病患者の 5 年生存率は足潰瘍を持たない患者の 2.5 倍死亡率が高く [142]，糖尿病性足潰瘍を持つ患者の半数が感染しており [143]．中等度もしくは重度の足感染の約 20％は足切断にいたるとされる [70,144]．

　発生した糖尿病性足潰瘍に対しては外科的デブリドマン，免荷，感染への対応，血行再建によって多くの場合治癒にいたり切断を回避できるが [145,146]，再発も非常に多いのが現状である．潰瘍の治癒後 1 年で約 40％，3 年で 60％，5 年で 65％に潰瘍が再発するとされる [147]．そのため潰瘍や切断の既往は特に重要なリスク因子であると同時に予測因子と考えられている [147〜149]．足病変の治療は一度治癒させれば終わりではなく，その後も高い再発率と戦い続けなければならない．

解説

　足潰瘍発生のリスク因子として重要なのは，防御知覚の喪失，PAD，足部変形の 3 つとされ，防御知覚の喪失は 10 g の Semmes Weinstein monofilament テスト，もしくは Ipswich Touch Test によって評価される [150,151]．糖尿病性神経障害によって防御知覚が喪失した糖尿病患者においては，繰り返す外傷（荷重による軟部組織への圧迫と剪断力）が糖尿病性足病変の発生に大きく関連することがわかっている [148,152]．PAD は合併した場合も単独でも潰瘍の治癒遷延，感染，切断のリスクを上昇させる [4]．

　また潰瘍が治癒にいたったとしても潰瘍の発生因子である糖尿病性神経障害や血流障害，足部変形，足底圧の増加などの要素が改善していなければ，再発リスクは前述のごとく非常に高い [147,153]．たとえ足部変形や PAD に対する治療を行ったとしても，神経障害が残存しているために，繰り返す圧迫や摩擦による疼痛や熱感といった潰瘍の前兆に気づくことができず容易に潰瘍を再形成してしまう（図 2）[154]．

　また，潰瘍が上皮化して治癒にいたったあとも治癒後の皮膚は非常に脆弱である．しかし，患者や家族はいったん傷が治るともう足に問題はなくなったと考えてしまうことが多く，足を

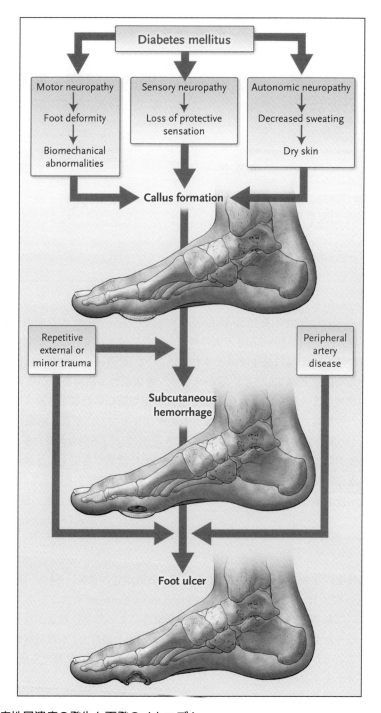

図 2　糖尿病性足潰瘍の発生と再発のメカニズム

　Diabetes mellitus：糖尿病，Motor neuropathy：運動神経障害，Foot deformity：足部変形，Biomechanical abnormalities：バイオメカニカル的な異常，Sensory neuropathy：感覚神経障害，Loss of protective sensation：防御知覚の喪失，Autonomic neuropathy：自律神経障害，Decreased sweating：発汗の減少，Dry skin：皮膚の乾燥，Callus formation：胼胝の形成，Repetitive external or minor trauma：繰り返す外傷，Peripheral artery disease：末梢血管障害，Subcutaneous hemorrhage：皮下出血，Foot ulcer：足潰瘍の形成

　「繰り返す外傷」とは，胼胝と骨の間の軟部組織あるいは変形部表面の皮膚に物理的な外力が繰り返されることを指す.

　(Armstrong DG, et al. N Engl J Med 2017; 376: 2367-2375. [147] Figure 1 より転載)

表6　IWGDF リスク分類システムと足部の診察・観察の頻度

カテゴリー	潰瘍リスク	特徴	診察・観察の頻度
0	非常に低い	LOPS なし& PAD なし	年に 1 回
1	低い	LOPS あり　もしくは　PAD あり	6 〜 12 ヵ月おき
2	中等度	LOPS ＋ PAD　もしくは LOPS ＋足部変形　もしくは PAD ＋足部変形	3 〜 6 ヵ月おき
3	高い	LOPS もしくは PAD ならびに以下の要素があるもの （足潰瘍の既往，足部切断歴，透析患者）	1 〜 3 ヵ月おき

LOPS：loss of protective sensation（防御知覚の喪失）
診察・観察の頻度はエキスパートオピニオンに基づいており，その間隔についての明確なエビデンスはない
(Bus SA, et al. Diabetes Metab Res Rev 2020; 36(Suppl 1): e3269. [158] Table 1 より引用)

保護することなく裸足歩行をすることによって再発にいたってしまう症例もしばしばみられる．
　IWGDF は再発予防に関する複数のシステマティックレビュー[152,155]と，医療者に向けて再発予防のためのガイドライン[146,156]を示している．IWGDF では防御知覚の喪失を伴う糖尿病性神経障害，PAD，足部変形の存在に基づいてカテゴリー0 から 3 のリスク分類を行っている．明確なエビデンスが示されているわけではないが，エキスパートオピニオンに基づいてそれぞれのカテゴリーに適したスクリーニング頻度を推奨している（表6）．さらに関節可動域制限や胼胝の形成，その他潰瘍の前兆となる徴候がある場合はリスクが高いとし，潰瘍の既往や切断歴，末期腎不全を伴う場合は最もリスクが高いカテゴリー3 に分類している[148,149]．IWGDF リスク分類に基づいて定期的にリスクの再評価を行うことと，足部を定期的に観察し，潰瘍再発の予兆を早期に発見し介入することはその後の潰瘍発生や切断リスクを軽減するために大きく寄与する．エキスパートオピニオンではあるが，本邦でも診療現場において短時間で網羅的にスクリーニングを行うためのチェックシートが作成されている[157]．また，近年は足底面の足潰瘍や炎症の予兆として足部の皮膚温の上昇が注目されており，リスク分類2，3 の患者には自分でも 1 日 1 回左右の足の温度を比較することを推奨しており[158]，糖尿病患者に対してスマートソックスやスマートマットなど新たな IoT デバイスを用いた試みも始まっている[159,160]．

まとめ

　潰瘍既往のある糖尿病患者において，潰瘍が治癒したあとも再発のリスクは常に高い．再発予防のために定期的に診察と観察を行うこと，潰瘍の再発の予兆を早期に発見し介入することは，ulcer-free days を延長し，足潰瘍による入院を減らし，生活の質（quality of life：QOL）を向上させるために強く推奨される．

CQ 11

足潰瘍への免荷の方法として total contact cast（TCC）は有用か？

回答と推奨

推奨文	推奨の強さ	エビデンスの確実性
● TCC は足潰瘍の免荷方法として有用である.	1	B

背景・目的

　免荷のための装具やデバイスは多く存在する．国や環境によって使用できる装具やデバイスに違いがあり，加えて文化による違いもある．最も基本的な免荷治療法である TCC について解説する．

解説

　足潰瘍の免荷には，様々な装具や方法がある．種類は TCC，膝下までの取り外しできない歩行用免荷装具（nonremovable knee-high offloading devices），膝下までの取り外しできる歩行用免荷装具（removable knee-high offloading devices），足関節までの取り外しできる歩行用免荷装具（removable ankle-high offloading devices），ギプスを利用した免荷装具（cast shoes），前足部免荷装具（forefoot offloading shoes），術後用の靴型免荷装具（postoperative healing shoes），術後用の履物（post-op shoes），医療用フェルト（felted form）があげられる（CQ 39 参照）．

　60 例の糖尿病性足潰瘍患者における TCC と膝下までの取り外しできない免荷装具での RCT では，治癒率に有意差はなかった（$p>0.05$）[161]．13 論文のメタアナリシスでは TCC，膝下までの取り外しできない歩行用免荷装具で治療中止率にも有意差はなかった（$p=0.52$）[162]．IWGDF が 2020 年に公開したガイドラインでは，前足部から中足部の足底潰瘍で感染と虚血がない場合の第一選択として TCC または膝下までの取り外しできない歩行用免荷装具を推奨している[163]．本邦における 14 施設の多施設共同研究でも 76.4% に良好な創傷治療結果（治癒もしくは十分な改善）が得られ，治療中止にいたったのは 7.3% であり，TCC の高い治療効果および安全性が示されている[164]．PAD 症例でも，症例集積研究のシステマティックレビューより足関節血圧（AP）80 mmHg 以上，TP 74 mmHg 以上，ABI 0.55 以上，TBI 0.55 以上では繰り返し血流評価を要するものの，TCC の使用を提案している[165]．

まとめ

　TCC は，長らく世界で神経障害性足潰瘍治療の gold standard として使用されてきた．本邦では室内で履物を脱ぐ習慣があるため，取り外しできる免荷装具の推奨度は海外より下がる．取り外しできない免荷装具は，本邦ではまだ少なく自費診療のため高価である．そのため，TCC は本邦での治療選択順位が高い．ただし，感染や虚血のある足潰瘍に関しては慎重な適応が望まれる．

CQ 12

足病で低栄養を認める場合，下肢救済率が低く死亡率が高いか？

回答と推奨

要約	推奨の強さ	エビデンスの確実性
● 足病で低栄養を認める場合，下肢救済率が低い可能性があり，死亡率が高い．	−	C

背景・目的

　足病患者では低栄養を認めることが少なくない．低栄養の患者で機能予後や生命予後が悪いことは，様々な疾患で知られている．足病で低栄養を認める場合，下肢救済率が低く死亡率が高いかどうかを知ることが目的である．

解説

　足病患者では，低栄養を認めることが少なくない．Geriatric Nutritional Risk Index（GNRI）[166] で栄養評価した論文が最も多い．GNRI は，14.89×血清アルブミン値（g/dL）＋41.7×BMI/22 で計算する．CLTI 172 例を対象に 12〜48 ヵ月フォローアップしたところ，60 例（36％）が下肢切断術を受け，GNRI 90 をカットオフ値とした場合，GNRI は下肢切断の独立した予測因子であった．EVT を受けた CLTI 473 例を対象に GNRI 高値群（91.2 以上，237 例）と GNRI 低値群（91.2 未満，236 例）で中央値 11.3 ヵ月のフォローアップ期間で比較した結果，GNRI 低値群のほうが下肢救済率が低く（92％ vs. 84％），生存率も低かった（74％ vs. 48％）[167]．CLTI 106 例を対象に 75 歳未満は Nutritional Risk Index，75 歳以上は Mini Nutritional Assessment もしくは GNRI で栄養状態を評価したところ，30 日死亡率は重度低栄養群で中等度低栄養もしくは栄養良好群より高かった（24％ vs. 4.9％，$p=0.01$）[168]．PAD 患者 1,219 例を対象に，GNRI を G0（＞98），G1（92〜98），G2（82〜91），G3（＜82）の 4 群で 5 年生存率を比較した研究では，それぞれ 80.8％，62.0％，40.0％，23.3％と有意差を認めた（$p<0.01$）[169]．CLTI と間歇性跛行患者 2,246 例を対象に GNRI のカットオフ値を検討したところ，GNRI が高いほど死亡率が低かった（ハザード比 0.97，95％CI 0.96〜0.98）[170]．血行再建術を受けた CLTI 499 例を対象に GNRI で栄養評価した結果，ベースライン［ハザード比 per 1 SD：0.80（95％CI 0.65〜0.98，$p=0.031$）］，フォローアップ［0.66（95％CI 0.49〜0.91，$p=0.015$）］とも死亡率と独立した関連を認めた[171]．

　Controlling Nutrition Status（CONUT）で栄養評価した論文もいくつかある．CONUT は，アルブミン値，総コレステロール値，リンパ球数からスコア化して計算される．EVT を行った PAD 患者 628 例を対象とした研究では，CONUT の点数が高く栄養状態が悪いほど死亡率が有

意に高かった（ハザード比 1.15，95％CI 1.03〜1.30）[172]．89 例の CLTI 112 肢を対象とした研究では，CONUT が 4 点未満の場合，4 点以上の場合と比較して下肢救済率が高かった[173]．鼠径部バイパス術を受けた CLTI 373 例を対象に，栄養状態を GNRI と CONUT で評価した研究では，GNRI，CONUT とも中等度以上の栄養障害の場合，無切断生存率（ハザード比 1.85，95％CI 1.27〜2.69）と生存率（ハザード比 2.26，95％CI 1.50〜3.41）が悪かった[174]．一方，下肢救済率と GNRI，CONUT に独立した関連を認めなかった．

ボディマス指数（body mass index：BMI）で栄養評価した研究は 1 報ある．PAD に対する EVT を受けた患者 685 例を対象に，BMI が正常（19〜24）の場合と低い（19 未満）場合でアウトカムを比較したところ，院内死亡率は低 BMI 群で有意に高かった（4.8％ vs 1.2％，$p<0.001$）が，下肢切断には有意差を認めなかった（$p=0.35$）[175]．以上をまとめると，すべての研究で低栄養を認めると死亡率が高く，この関連は明らかと考える．一方，下肢救済率に関しては，関連を認めた報告と認めなかった報告がある．これより足病で低栄養を認める場合，下肢救済率が低い可能性がある．

現時点で，最適な栄養評価方法で低栄養を診断した論文は存在しない．低栄養の診断には，米国，ヨーロッパ，中南米，アジアの静脈経腸栄養学会により作成された Global Leadership Initiative on Malnutrition（GLIM 基準）を使用することが提唱されており[176,177]，今後，同基準が足病患者に適用可能か検証が待たれる．

まとめ

足病で低栄養を認める場合，下肢救済率が低い可能性があり，死亡率が高い．GLIM 基準で評価したサルコペニアの場合に，下肢救済率が低く死亡率が高いかどうかは不明である．

下肢創傷治療において，低栄養はリスクであるので栄養評価を行い，栄養介入を行ってもよい．

文献（2 章）

1) Nagle SM, et al. Wound Assessment InStatPearls [Internet] 2020 Apr 28. StatPearls Publishing. https://www.ncbi.nlm.nih.gov/books/NBK482198/［2022 年 7 月 15 日閲覧］

2) Eastman DM, et al. StatPearls [Internet]. Treasure Island (FL): StatPearls Publishing; 2021 Jan-.［2021 年 5 月 20 日閲覧］

3) Hinchliffe RJ, et al. Guidelines on diagnosis, prognosis, and management of peripheral artery disease in patients with foot ulcers and diabetes (IWGDF 2019 update) Diabetes Metab Res Rev 2020; **36**(Suppl 1): e3276.

4) Mills JL, et al. The Society for Vascular Surgery Lower Extremity Threatened Limb Classification System: risk stratification based on wound, ischemia, and foot infection (WIfI). J Vasc Surg 2014; **59**(1): 220-234.e1-2.

5) Conte MS, et al. Global Vascular guidelines on the management of chronic limb-threatening ischemia. J Vasc Surg 2019; **69**(6S): 3S-125S.e40.

6) 日本循環器学会/日本血管外科学会.　末梢動脈疾患ガイドライン（2022 年改訂版）. https://www.j-circ.or.jp/cms/wp-content/uploads/2022/03/JCS2022_Azuma.pdf［2022 年 7 月 15 日閲覧］

7) Lipsky BA, et al. Guidelines on the diagnosis and treatment of foot infection in persons with diabetes (IWGDF 2019 update). Diabetes Metab Res Rev 2020; **36**(Suppl 1): e3280.

8) 2011 ACCF/AHA Focused Update of the Guideline for the management of patients with peripheral artery disease (Updating the 2005 Guideline): a report of the American College of Cardiology Foundation/American Heart Association Task Force on Practice Guidelines. Circulation 2011; **124**: 2020-2045.

9) Hoyer C, et al. The toe-brachial index in the diagnosis of peripheral arterial disease. J Vasc Surg 2013; **58**: 231-238.

10) 市来正隆ほか.　近赤外線分光法を臨床応用した間歇性跛行—肢の重症度評価法.　脈管学 1995; **35**: 53-59.

11) Flanigan DP, et al. Summary of cases of adventitial cystic disease of the popliteal artery. Ann Surg 1979; **189**: 165-175.

12) Harward TR, et al. Oxygen inhalation-induced transcutaneous PO2 changes as a predictor of amputation level. J Vasc Surg 1985; **2**: 220-227.

13) Inoue Y, et al. Transcutanous oxygen tension. J Jpn Coll Angiol 2005; **45**: 299-304.

14) Castronuovo JJ Jr, et al. Skin perfusion pressure measurement is valuable in the diagnosis of critical limb ischemia. J Vasc Surg 1997; **26**: 629-637.

15) Yamada T, et al. Clinical reliability and utility of skin perfusion pressure measurement in ischemic limbs-comparison with other noninvasive diagnostic methods. J Vasc Surg 2008; **47**: 318-323.

16) Utsunomiya M, et al. Predictive value of skin perfusion pressure after endovascular therapy for wound healing in critical limb ischemia. J Endovasc Ther 2014; **21**(5): 662-670.

17) Okamoto S, et al; OLIVE Investigators. Postprocedural skin perfusion pressure correlates with clinical outcomes 1 year after endovascular therapy for patients with critical limb ischemia. Angiology 2015; **66**(9): 862-866.

18) Pan X, et al. Skin perfusion pressure for the prediction of wound healing in critical limb ischemia: a meta-analysis. Arch Med Sci. 2018; **14**: 481-487.

19) Lipsky BA, et al. Expert opinion on the management of infections in the diabetic foot. Diabetes Metab Res Rev 2012; **28**(Suppl 1): 163-178.

20) Lipsky BA. Bone of contention: diagnosing diabetic foot osteomyelitis. Clin Infect Dis 2008; **47**(4): 528-530.

21) Lam K, et al. Diagnostic accuracy of probe to bone to detect osteomyelitis in the diabetic foot: a systematic review. Clin Infect Dis 2016; **63**(7): 944-948.

22) Eneroth M, et al. Clinical characteristics and outcome in 223 diabetic patients with deep foot infections. Foot Ankle Int 1997; **18**(11): 716-722.

23) Armstrong DG, et al. Value of white blood cell count with differential in the acute diabetic foot infection. J Am Podiatr Med Assoc 1996; **86**(5): 224-227.

24) Zimmermann J, et al. Inflammation enhances cardiovascular risk and mortality in hemodialysis patients. Kidney Int 1999; **55**(2): 648-658.

25) Dinh MT, et al. Diagnostic accuracy of the physical examination and imaging tests for osteomyelitis underlying diabetic foot ulcers: meta-analysis. Clin Infect Dis 2008; **47**(4): 519-527.

26) Fujii M, et al. Efficacy of magnetic resonance imaging in diagnosing osteomyelitis in dabetic foot ulcers. J Am Podiatr Med Assoc 2014; **104**: 24-29.

27) Fujii M, et al. Efficacy of magnetic resonance imaging in diagnosing diabetic foot osteomyelitis in the presence of ischemia. J Foot Ankle Surg 2013; **52**(6): 717-723.

28) Morrison WB, et al. Osteomyelitis of the foot: relative importance of primary and secondary MR imaging signs. Radiology 1998; **207**(3): 625-632.

29) Schweitzer ME, et al. ACR Appropriateness criteria on suspected osteomyelitis in patients with diabetes mellitus. J Am Coll Radiol 2008; **5**(8): 881-886.

30) Senneville E, et al. Culture of percutaneous bone biopsy specimens for diagnosis of diabetic foot osteomyelitis: concordance with ulcer swab cultures. Clin Infect Dis 2006; **42**(1): 57-62.

31) Tardáguila-García A, et al. Diagnostic accuracy of bone culture versus biopsy in diabetic foot osteomyelitis. Adv Skin Wound Care 2021; **34**(4): 204-208.

32) Adam DJ, et al. Bypass versus angioplasty in severe ischaemia of the Leg (BASIL): multicentre, randomised controlled trial. Lancet 2005; **366**: 1925-1934.

33) Iida O, et al. Three-year outcomes of surgical versus endovascular revascularization for critical limb ischemia, the SPINACH study (surgical reconstruction versus peripheral intervention in patients with critical limb ischemia). Circ Cardiovasc Interv 2017; **10**(12): e005531.

34) Popplewell MA, et al. Bypass versus angioplasty in severe ischaemia of the leg-2 (BASIL-2) trial: study protocol for a randomized controlled trial. Trials 2016; **17**: 11.

35) Menard MT, et al. The BEST-CLI trial: a multidisciplinary effort to assess whether surgical or endovascular therapy is better for patients with critical limb ischemia. Semin Vasc Surg 2014; **27**: 82-84.

36) de Athayde Soares R, et al. WIfI Classification Versus Angiosome Concept: A Change in the Infrapopliteal Angioplasties Paradigm. Ann Vasc Surg 2021; **71**: 338-345.

37) Soga Y, et al. Two-year life expectancy in patients with critical limb ischemia. JACC Cardiovasc Interv 2014; **7**(12): 1444-1449.

38) Sasajima T, et al. Combined distal venous arterialization and free flap for patients with extensive tissue loss. Ann Vasc Surg 2010; **24**: 373-381.

39) Kum S, et al. Midterm outcomes from a pilot study of percutaneous deep vein arterialization for the treatment of no-option critical limb ischemia. J Endovasc Ther 2017; **24**: 619-626.

40) Ichihashi S, et al. Simplified endovascular deep venous arterialization for non-option CLI patients by percutaneous direct needle puncture of tibial artery and vein under ultrasound guidance (AV spear technique). Cardiovasc Intervent Radiol 2020; **43**: 339-343.

41) Nakama T, et al. Angiographic findings of the development of a reverse blood supply after percutaneous deep venous arterialization. JACC Cardiovasc Interv 2020; **13**: 1489-1491.

42) Conte MS, et al. Society for Vascular Surgery practice guidelines for atherosclerotic occlusive disease of the lower extremities: Management of asymptomatic disease and claudication. J Vasc Surg 2015; **61**: 2S-41S.

43) Norgan L, et al. Inter-society consensus for the management of peripheral arterial disease (TASC II). J Vasc Surg 2007; **45**: S1-S67.

44) Vietto V, et al. Prostanoids for critical limb ischaemia. Cochrane Database Syst Rev 2018; **1**(1): CD006544.

45) Neel JD, et al. Cilostazol and freedom from amputation after lower extremity revascularization. J Vasc Surg 2015; **61**: 960-964.

46) Soga Y, et al. Impact of cilostazol after endovascular treatment for infrainguinal disease in patients with critical limb ischemia. J Vasc Surg 2011; **54**: 1659-1667.

47) Ishii H, et al. Effects of oral cilostazol 100 mg BID on longterm patency after percutaneous transluminal angioplasty in patients with femoropopliteal disease undergoing hemodialysis: a retrospective chart review in Japanese patients. Clin Ther 2010; **32**: 24-33.

48) Sheu JJ, et al. Levels and values of lipoprotein-associated phospholipase A2, galectin-3, RhoA/ROCK, and endothelial progenitor cells in critical limb ischemia: pharmaco-therapeutic role of cilostazol and clopidogrel combination therapy. J Transl Med 2014; **12**: 101.

49) Furuyama T, et al. Prognostic factors of ulcer healing and amputation-free survival in patients with critical limb ischemia. Vascular 2018; **26**: 626-633.

50) Resnick KA, et al. Effects of cilostazol on arterial wound healing: a retrospective analysis. Ann Vasc Surg 2014; **28**: 1513-1521.

51) Mii S, et al. Aggressive wound care by a multidisciplinary team improves wound healing after infrainguinal bypass in patients with critical limb ischemia. Ann Vasc Surg 2017; **41**: 196-204.

52) Mii S, et al. Cilostazol improves wound healing in patients undergoing open bypass for ischemic tissue loss: a propensity score matching analysis. Ann Vasc Surg 2018; **49**: 30-38.

53) Tamura K, et al. Therapeutic potential of low-density lipoprotein apheresis in the management of peripheral artery disease in patients with chronic kidney disease. Ther Apher Dial 2013; **17**(2): 185-192.

54) Hara T, et al. Low-density lipoprotein apheresis for haemodialysis patients with peripheral arterial disease reduces reactive oxygen species production via suppression of NADPH oxidase gene expression in leucocytes. Nephrol Dial Transplant 2009; **24**(12): 3818-3825.

55) Tsurumi-Ikeya, Y, et al. Sustained inhibition of oxidized low-density lipoprotein is involved in the long-term therapeutic effects of apheresis in dialysis patients. Arterioscler Thromb Vasc Biol 2010; **30**(5): 1058-1065.

56) Kobayashi S, et al. LDL-apheresis reduces P-Selectin, CRP and fibrinogen - possible important implications for improving atherosclerosis. Ther Apher Dial 2006; **10**(3): 219-223.

57) Kizaki Y, et al. Does the production of nitric oxide contribute to the early improvement after a single low-density lipoprotein apheresis in patients with peripheral arterial obstructive disease? Blood Coagul Fibrinolysis 1999; **10**(6): 341-349.

58) Murashima J, et al. Removal of low-density lipoprotein from plasma by adsorption increases bradykinin and plasma nitric oxide levels in patients with peripheral atherosclerosis. Blood Coagul Fibrinolysis 1998; **9**(8): 725-732.

59) 医療機器. 独立行政法人医薬品医療機器総合機構. https://www.pmda.go.jp/review-services/drug-reviews/review-information/devices/0019.html 〔2022 年 7 月 15 日閲覧〕

60) Naoum JJ, et al. Spinal cord stimulation for chronic limb ischemia. Methodist Debakey Cardiovasc J 2013; **9**: 99-102.

61) Stoekenbroek RM, et al. Hyperbaric oxygen for the treatment of diabetic foot ulcers: a systematic review. Eur J Vasc Endovasc Surg 2014; **47**: 647-655.

62) Murad MH, et al. Using GRADE for evaluating the quality of evidence in hyperbaric oxygen therapy clarifies evidence limitations. J Clin Epidemiol 2014; **67**: 65-72.

63) Faglia E, et al. Adjunctive systemic hyperbaric oxygen therapy in treatment of severe prevalently ischemic diabetic foot ulcer: a randomized study. Diabetes Care 1996; **19**: 1338-1343.

64) Abidia A, et al. The role of hyperbaric oxygen therapy in ischaemic diabetic lower extremity ulcers: a double-blind randomised-controlled trial. Eur J Vasc Endovasc Surg 2003; **25**: 513-518.

65) Löndahl M, et al. Hyperbaric oxygen therapy facilitates healing of chronic foot ulcers in patients with diabetes. Diabetes Care 2010; **33**: 998-1003.

66) Margolis DJ, et al. Lack of effectiveness of hyperbaric oxygen therapy for the treatment of diabetic foot ulcer and the prevention of amputation: a cohort study. Diabetes Care 2013; **36**: 1961-1966.

67) Santema KT, et al. Hyperbaric oxygen therapy in the treatment of ischemic lower-extremity ulcers in patients with diabetes: results of the DAMO2CLES multicenter randomized clinical trial. Diabetes Care 2018; **41**: 112-119.

68) Shigematsu H, et al. Randomized, double-blind, placebo-controlled clinical trial of hepatocyte growth factor plasmid for critical limb ischemia. Gene Ther 2010; **17**: 1152-1161.

69) Ohtake T, et al. Autologous granulocyte colony-stimulating factor-mobilized peripheral blood CD34 positive cell transplantation for hemodialysis patients with critical limb ischemia: a prospective phase II clinical trial. Stem Cells Transl Med 2018; **7**: 774-782.

70) Lipsky BA, et al. Infectious Diseases Society of America. 2012 Infectious Diseases Society of America Clinical Practice Guideline for the Diagnosis and Treatment of Diabetic Foot Infections. Clin Infect Dis 2012; **54**: e132-e173.

71) Armstrong DG, et al. Diabetic foot infections: stepwise medical and surgical management. Int Wound J 2004; **1**: 123-132.

72) Aragón-Sánchez J, et al. From the diabetic foot ulcer and beyond: how do foot infections spread in patients with diabetes? Diabet Foot Ankle 2012; 3. doi: 10.3402/dfa.v3io.18693.

73) Armstrong DG, et al. Validation of a diabetic foot surgery classifcation. Int Wound J 2006; **3**: 240-246.

74) Jones V. Debridement of diabetic foot lesions. Diabetic Foot 1998; **1**: 88-94.

75) Lipsky BA. Treating diabetic foot osteomyelitis primarily with surgery or antibiotics: have we answered the question? Diabetes Care 2014; **37**: 593-595.

76) Braun L, et al. Wound Healing Society. What's new in the literature: an update of new research since the original WHS diabetic foot ulcer guidelines in 2006. Wound Repair Regen 2014; **22**: 594-604.

77) Kowalski TJ, et al. The effect of residual osteomyelitis at the resection margin in patients with surgically treated diabetic foot infection. J Foot Ankle Surg 2011; **50**: 171-175.

78) Spellberg B, et al. Systemic antibiotic therapy for chronic osteomyelitis in adults. Clin Infect Dis 2012; **54**(3): 393-407.

79) Armstrong DG, et al. 1995 William J. Stickel Bronze Award. Prevalence of mixed infections in the diabetic pedal wound: a retrospective review of 112 infections. J Am Podiatr Med Assoc 1995; **85**(10): 533-537.

80) Li HK, et al. Oral versus intravenous antibiotics for bone and joint infection. N Engl J Med 2019; **380**(5): 425-436.

81) Tone A, et al. Six-week versus twelve-week antibiotic therapy for nonsurgically treated diabetic foot

osteomyelitis: a multicenter open-label controlled randomized study. Diabetes Care 2015; **38**(2): 302-307.

82) Abbas M, et al. In diabetic foot infections antibiotics are to treat infection, not to heal wounds. Expert Opin Pharmacother 2015; **16**: 821-832.

83) Petersen BJ, et al. Ulcer metastasis? Anatomical locations of recurrence for patients in diabetic foot remission. J Foot Ankle Res 2020; **13**: 1.

84) Pickwell KM, et al. Diabetic foot disease: impact of ulcer location on ulcer healing. Diabetes Metab Res Rev 2013; **29**(5): 377-383.

85) Bevans JS. Biomechanics and plantar ulcers in diabetes. The Foot 1992; **2**(3): 166-172.

86) Azuma N, et al. Factors influencing wound healing of critical ischaemic foot after bypass surgery: is the angiosome important in selecting bypass target artery? Eur J Vasc Endovasc Surg 2012; **43**(3): 322-328.

87) Ledoux WR, et al. Relationship between foot type, foot deformity, and ulcer occurrence in the high-risk diabetic foot. J Rehabil Res Dev 2005; **42**(5): 665-672.

88) Mueller MJ, et al. Relationship of foot deformity to ulcer location in patients with diabetes mellitus. Phys Ther 1990; **70**(6): 356-362.

89) Cowley MS, et al. Foot ulcer risk and location in relation to prospective clinical assessment of foot shape and mobility among persons with diabetes. Diabetes Res Clin Pract 2008; **82**(2): 226-232.

90) Sopher R, et al. The influence of foot posture, support stiffness, heel pad loading and tissue mechanical properties on biomechanical factors associated with a risk of heel ulceration. J Mech Behav Biomed Mater 2011; **4**(4): 572-582.

91) Gefen A. The biomechanics of heel ulcers. J Tissue Viability 2010; **19**(4): 124-131.

92) Khoo R, et al. Slow to heel: a literature review on the management of diabetic calcaneal ulceration. Int Wound J 2018; **15**(2): 205-211.

93) Bowers S, et al. Chronic wounds: evaluation and management. Am Fam Physician 2020; **101**(3): 159-166.

94) O'Donnell TF, et al. Management of venous leg ulcers: Clinical practice guidelines of the Society for Vascular Surgery® and the American Venous Forum. J Vasc Surg 2014; **60**(2): 3S-59S.

95) Bus SA, et al. The current status of diabetic foot disease: International Working Group on the Diabetic Foot (IWGDF) guidelines and International Symposium on the Diabetic Foot (ISDF) proceedings. Diabetes Metab Res Rev 2020; **36**: Issue S1.

96) Moscati RM, et al. Wound irrigation with tap water. Acad Emerg Med 1998; **5**(11): 1076-1080.

97) Moore ZEH, et al. Wound cleansing for pressure ulcers. Cochrane Database Syst Rev 2013; 2013(3): CD004983. doi: 10.1002/14651858.CD004983.pub3.

98) Fernandez R, et al. Water for wound cleansing. Cochrane Database Syst Rev 2008; (1): CD003861. doi: 10.1002/14651858.CD003861.pub2.

99) Bellingeri A, et al. Effect of a wound cleansing solution on wound bed preparation and inflammation in chronic wound: a single-blind RCT. J Wound Care 2016; **25**(3): 160,162-166.18.

100) Dumville JC, et al. Hydrogel dressings for healing diabetic foot ulcers. Cochrane Database Syst Rev 2013; 2017(12). doi: 10.1002/14651858.CD009101.pub3.

101) Dumville JC, et al. Hydrogel dressings for healing diabetic foot ulcers. Cochrane Database Syst Rev 2011. doi: 10.1002/14651858.cd009101.pub2.

102) Motley TA, et al. Clinical outcomes for diabetic foot ulcers treated with clostridial collagenase ointment or with a product containing silver. Adv Wound Care 2018; **7**(10): 339-348.

103) O'Meara S, et al. Antibiotics and antiseptics for venous leg ulcers. Cochrane Database Syst Rev 2008; (1). doi: 10.1002/14651858.CD003557.pub2.

104) Dumville JC, et al. VenUS II: A randomised controlled trial of larval therapy in the management of leg ulcers. Health Technol Assess (Rockv) 2009; **13**(55): 1-182.

105) Soares MO, et al. Cost effectiveness analysis of larval therapy for leg ulcers. BMJ 2009; **338**(7702): 1050-1053.

106) Cardinal M, et al. Serial surgical debridement: A retrospective study on clinical outcomes in chronic lower extremity wounds. Wound Repair Regen 2009; **17**(3): 306-311.

107) Wilcox JR, et al. Frequency of debridements and time to heal: A retrospective cohort study of 312744 wounds. JAMA Dermatol 2013; **149**(9): 1050-1058.

108) Lipsky BA, et al. Topical antimicrobial therapy for treating chronic wounds. Clin Infect Dis 2009; **49**(10): 1541-1549.

109) Kwakman PHS, et al. How honey kills bacteria. FASEB J 2010; **24**(7): 2576-2582.

110) Jull AB, et al. Honey as a topical treatment for wounds. Cochrane Database Syst Rev 2015; 2015(3). doi: 10.1002/14651858.CD005083.pub4.

111) Winter GD. Formation of the scab and the rate of epithelization of superficial wounds in the skin of the young domestic pig. Nature 1962; **193**(4812): 293-294.

112）　Eaglstein WH. Experiences with biosynthetic dressings. J Am Acad Dermatol 1985; **12**(2): 434-440.

113）　Trengove NJ, et al. Mitogenic activity and cytokine levels in non-healing and healing chronic leg ulcers. Wound Repair Regen 2000; **8**(1): 13-25.

114）　Bucalo B, et al. Inhibition of cell proliferation by chronic wound fluid. Wound Repair Regen 1993; **1**(3): 181-186.

115）　Trengove NJ, et al. Analysis of the acute and chronic wound environments: The role of proteases and their inhibitors. Wound Repair Regen 1999; **7**(6): 442-452.

116）　Jeffcoate WJ, et al. Wound healing and treatments for people with diabetic foot ulcer. Diabetes Metab Res Rev 2004; **20**(Suppl 1): S78-S89.

117）　Jeffcoate WJ, et al. Randomised controlled trial of the use of three dressing preparations in the management of chronic ulceration of the foot in diabetes. Health Technol Assess (Rockv) 2009; **13**(54): 1-86.

118）　Piaggesi A, et al. Sodium carboxyl-methyl-cellulose dressings in the management of deep ulcerations of diabetic foot. Diabet Med 2001; **18**(4): 320-324.

119）　Janka-Zires M, et al. Topical administration of pirfenidone increases healing of chronic diabetic foot ulcers: a randomized crossover study. J Diabetes Res 2016; **2016**: 7340641.

120）　Gasca-Lozano LE, et al. Pirfenidone accelerates wound healing in chronic diabetic foot ulcers: a randomized, double-blind controlled trial. J Diabetes Res 2017; **2017**: 3159798.

121）　Totsuka Sutto SE, et al. Efficacy and safety of the combination of isosorbide dinitrate spray and chitosan gel for the treatment of diabetic foot ulcers: A double-blind, randomized, clinical trial. Diabetes Vasc Dis Res 2018; **15**(4): 348-351.

122）　Lee M, et al. Hyaluronic acid dressing (Healoderm) in the treatment of diabetic foot ulcer: A prospective, randomized, placebo-controlled, single-center study. Wound Repair Regen 2016; **24**(3): 581-588.

123）　Campitiello F, et al. To evaluate the efficacy of an acellular flowable matrix in comparison with a wet dressing for the treatment of patients with diabetic foot ulcers: a randomized clinical trial. Updates Surg 2017; **69**(4): 523-529.

124）　Tonaco LAB, et al. The proteolytic fraction from latex of vasconcellea cundinamarcensis (P1G10) enhances wound healing of diabetic foot ulcers: a double-blind randomized pilot study. Adv Ther 2018; **35**(4): 494-502.

125）　Grek CL, et al. Topical administration of a connexin43-based peptide augments healing of chronic neuropathic diabetic foot ulcers: A multicenter, randomized trial. Wound Repair Regen 2015; **23**(2): 203-212.

126）　Edmonds M, et al. Sucrose octasulfate dressing versus control dressing in patients with neuroischaemic diabetic foot ulcers (Explorer): an international, multicentre, double-blind, randomised, controlled trial. Lancet Diabetes Endocrinol 2018; **6**(3): 186-196.

127）　Armstrong DG, et al. Negative pressure wound therapy after partial diabetic foot amputation: A multicentre, randomised controlled trial. Lancet 2005; **366**(9498): 1704-1710.

128）　Liu Z, et al. Negative pressure wound therapy for treating foot wounds in people with diabetes mellitus. Cochrane Database Syst Rev 2018; 2018(10). doi: 10.1002/14651858.CD010318.pub3.

129）　Li Z, et al. Complications of negative pressure wound therapy: A mini review. Wound Repair Regen 2014; **22**(4): 457-461.

130）　Blume PA, et al. Comparison of negative pressure wound therapy using vacuum-assisted closure with advanced moist wound therapy in the treatment of diabetic foot ulcers. Diabetes Care 2008; **31**(4): 631-636.

131）　Chiang N, et al. Effects of topical negative pressure therapy on tissue oxygenation and wound healing in vascular foot wounds. Vasc Surg 2017; **66**: 564-571.

132）　Zelen CM, et al. A prospective, randomised, controlled, multi-centre comparative effectiveness study of healing using dehydrated human amnion/chorion membrane allograft, bioengineered skin substitute or standard of care for treatment of chronic lower extremity diabetic ulcers. Int Wound J 2015; **12**(6): 724-732.

133）　Tettelbach W, et al. A confirmatory study on the efficacy of dehydrated human amnion/chorion membrane DHACM allograft in the management of diabetic foot ulcers: A prospective, multicentre, randomised, controlled study of 110 patients from 14 wound clinics. Int Wound J 2019; **16**(1): 19-29.

134）　Bianchi C, et al. A multi-centre randomised controlled trial evaluating the efficacy of dehydrated human amnion/chorion membrane (EpiFix) allograft for the treatment of venous leg ulcers. Int Wound J 2018; **15**(1): 114-122.

135）　Fujita Y, et al. Phase II clinical trial of CD34+ cell therapy to explore endpoint selection and timing in patients with critical limb ischemia. Circ J 2014; **78**(2): 490-501.

136）　Losordo DW, et al. Autologous CD34+ cell therapy for critical limb ischemia investigators. a randomized, controlled pilot study of autologous CD34+ cell therapy for critical limb ischemia. Circ Cardiovasc Interv 2012; **5**(6): 821-830.

137）　Tanaka R, et al. Autologous G-CSF mobilized peripheral blood CD34+ cell therapy for diabetic patients with chronic non-healing ulcer. Cell Transplant 2014; **23**: 167-179.

138） Tanaka R, et al. Phase I/IIa feasibility trial of autologous quality- and quantity-cultured peripheral blood mononuclear cell therapy for non-healing extremity ulcers. Stem Cells Transl Med 2022; **11**(2): 146-158.

139） Martinez-Zapata JM, et al. Autologous platelet-rich plasma for treating chronic wounds. Cochrane Database Syst Rev 2016; 25(5): CD006899.

140） IDF Diabetes Atlas, 7th Ed, International Diabetes Federation, 2015.

141） Singh N, et al. Preventing foot ulcers in patients with diabetes. JAMA 2005; **293**: 217-228.

142） Walsh JW, et al. Association of diabetic foot ulcer and death in a population-based cohort from the United Kingdom. Diabet Med 2016; **33**(11): 1493-1498.

143） Prompers L, et al. High prevalence of ischaemia, infection and serious comorbidity in patients with diabetic foot disease in Europe. Baseline results from the Eurodiale study. Diabetologia 2007; **50**(1): 18-25.

144） Lavery LA, et al. Diabetic foot syndrome: Evaluating the prevalence and incidence of foot pathology in Mexican Americans and non-Hispanic whites from a diabetes disease management cohort. Diabetes Care 2003; **26**(5): 1435-1438.

145） Hinchliffe RJ, et al. Effectiveness of revascularization of the ulcerated foot in patients with diabetes and peripheral artery disease: A systematic review. Diabetes Metab Res Rev 2016; **32**: 136-144.

146） Bus SA, et al. IWGDF guidance on footwear and offloading interventions to prevent and heal foot ulcers in patients with diabetes. Diabetes Metab Res Rev 2016; **32**: 25-36.

147） Armstrong DG, et al. Diabetic foot ulcers and their recurrence. N Engl J Med 2017; **376**(24): 2367-2375.

148） Monteiro-Soares M, et al. Predictive factors for diabetic foot ulceration: A systematic review. Diabetes Metab Res Rev 2012; **28**(7): 574-600.

149） Crawford F, et al. A systematic review and individual patient data meta-analysis of prognostic factors for foot ulceration in people with diabetes: The international research collaboration for the prediction of diabetic foot ulcerations (PODUS). Health Technol Assess (Rockv) 2015; **19**(57): 1-207.

150） Schaper NC, et al. Practical Guidelines on the prevention and management of diabetic foot disease (IWGDF 2019 update). Diabetes Metab Res Rev 2020; **36**(S1): 1-10.

151） Rayman G, et al. The ipswich touch test: A simple and novel method to identify inpatients with diabetes at risk of foot ulceration. Diabetes Care 2011; **34**(7): 1517-1518.

152） Bus SA, et al. Footwear and offloading interventions to prevent and heal foot ulcers and reduce plantar pressure in patients with diabetes: A systematic review. Diabetes Metab Res Rev 2016; **32**: 99-118.

153） Bus SA. Priorities in offloading the diabetic foot. Diabetes Metab Res Rev 2012; **28**(Suppl 1): 54-59.

154） Boulton AJM, et al. Neuropathic diabetic foot ulcers. N Engl J Med 2004; **351**(1): 48-55.

155） van Netten JJ, et al. Prevention of foot ulcers in the at-risk patient with diabetes : a systematic review. Diabetes Metab Res Rev 2020; **36**: 1-22.

156） Bus SA, et al. IWGDF guidance on the prevention of foot ulcers in at-risk patients with diabetes. Diabetes Metab Res Rev 2016; **32**: 16-24.

157） 富田益臣ほか. プライマリーケアにおける足の診察方法―AAA3 分間足病チェック. https://www.aaa-amputation.net/aaa_score/3minutes_footcheck/ ［2022 年 7 月 15 日閲覧］

158） Bus SA, et al. Guidelines on the prevention of foot ulcers in persons with diabetes (IWGDF 2019 update). Published online 2020: 1-18. doi: 10.1002/dmrr.3269.

159） Najafi B, et al. An optical-fiber-based smart textile (smart socks) to manage biomechanical risk factors associated with diabetic foot amputation. J Diabetes Sci Technol 2017; **11**(4): 668-677.

160） Frykberg RG, et al. Feasibility and efficacy of a smart mat technology to predict development of diabetic plantar ulcers. Diabetes Care 2017; **40**(7): 973-980.

161） Piaggesi A, et al. Comparison of removable and irremovable walking boot to total contact casting in offloading the neuropathic diabetic foot ulceration. Foot Ankle Int 2016; **37**(8): 855-861.

162） Ontario HQ. Fibreglass total contact casting, removable cast walkers, and irremovable cast walkers to treat diabetic neuropathic foot ulcers: a health technology assessment. Ont Health Technol Assess Ser 2017; **17**(12): 1-124.

163） Bus SA, et al. Guidelines on offloading foot ulcers in persons with diabetes (IWGDF 2019 update). Diabetes Metab Res Rev 2020; **36**(Suppl 1): e3274.

164） 菊池　守ほか. 難治性足病変に対する total contact cast の治療効果に関する多施設共同研究. 日本下肢救済足病会誌 2017; **9**(3): 188-197.

165） Tickner A, et al. Total contact cast use in patients with peripheral arterial disease: a case series and systematic review. Wounds 2018; **30**(2): 49-56.

166） Luo H, et al. Geriatric Nutritional Risk Index (GNRI) independently predicts amputation in chronic critical limb ischemia (CLI). PLoS One 2016; **11**(3): e0152111.

167） Shiraki T, et al. The Geriatric Nutritional Risk Index is independently associated with prognosis in patients with critical limb ischemia following endovascular therapy. Eur J Vasc Endovasc Surg 2016; **52**(2): 218-224.

168) Salomon du Mont L, et al. Impact of nutritional state on critical limb ischemia early outcomes (DENU-CRITICC Study). Ann Vasc Surg 2017; **45**: 10-15.

169) Matsuo Y, et al. The Geriatric Nutritional Risk Index predicts long-term survival and cardiovascular or limb events in peripheral arterial disease. J Atheroscler Thromb 2020; **27**(2): 134-143.

170) Yamaguchi T, et al. Optimal cut-off value of preprocedural geriatric nutritional risk index for predicting the clinical outcomes of patients undergoing endovascular revascularization for peripheral artery disease. J Cardiol 2021; **77**(2): 109-115.

171) Shiraki T, et al. SPINACH study investigators. Baseline and updated information on nutritional status in patients with chronic limb threatening ischaemia undergoing revascularisation. Eur J Vasc Endovasc Surg 2020: S1078-5884(20)31057-1.

172) Mizobuchi K, et al. The baseline nutritional status predicts long-term mortality in patients undergoing endovascular therapy. Nutrients 2019; **11**(8): 1745.

173) Furuyama T, et al. The controlling nutritional status score is significantly associated with complete ulcer healing in patients with critical limb ischemia. Ann Vasc Surg 2020; **66**: 510-517.

174) Mii S, et al. Preoperative nutritional status is an independent predictor of the long-term outcome in patients undergoing open bypass for critical limb ischemia. Ann Vasc Surg 2020; **64**: 202-212.

175) Pacha HM, et al. Association between underweight body mass index and in-hospital outcome in patients undergoing endovascular interventions for peripheral artery disease: a propensity score matching analysis. J Endovasc Ther 2019; **26**(3): 411-417.

176) Cederholm T, et al. GLIM Core Leadership Committee; GLIM Working Group. GLIM criteria for the diagnosis of malnutrition - A consensus report from the global clinical nutrition community. Clin Nutr 2019: **38**: 1-9.

177) Chen LK, et al. Asian Working Group for Sarcopenia: 2019 consensus update on sarcopenia diagnosis and treatment. J Am Med Dir Assoc 2020; **21**(3): 300-307.e2.

第3章

静脈不全による足病

はじめに

　末梢動脈疾患（PAD）による足病変が主に動脈系の障害で起こるのに対して，静脈性潰瘍に代表される慢性静脈不全症（chronic venous insufficiency：CVI）は "静脈弁不全による静脈逆流"，"静脈閉塞" および "筋ポンプ不全" により起こる静脈高血圧症に起因する．慢性静脈不全症は，古典的には一次性下肢静脈瘤と深部静脈血栓症の後遺症である静脈血栓後症候群で引き起こされる疾患であったが，最近では加齢による筋ポンプ不全，肥満による静脈還流障害などの関与が疑われる症例も多い．

　慢性静脈不全症の症状は，初期には静脈拡張，静脈瘤（図1a），浮腫のみで自覚症状が少ない．進行すると下腿の重圧感，鈍痛，こむら返り，静脈瘤の疼痛などが出現し，長時間立位時や夕方に悪化するのが特徴である．皮膚病変は下腿内側足関節のやや頭側に多いが，下腿外側，足背にも起こる．くるぶしの周囲および足底弓の頭側にあるクモの巣状静脈瘤の静脈（静脈拡張冠：corona phlebectatica）も特徴的である．初期は色素沈着（図1b），湿疹で進行すると皮膚，皮下組織に線維化が進み脂肪皮膚硬化症（lipodermatosclerosis）（図1c）を発症する．静脈性潰瘍は，通常このような皮膚病変に囲まれている（図2）．足部先端から病変が始まる動脈性足病変とは発生部位が異なり下腿部に病変が多く，色素沈着を伴う皮膚病変がある．後述する基本治療の圧迫療法が，動脈性足病変例では禁忌となるので注意が必要である．動脈性足病変との鑑別をしながら診断，治療を進める診療指針が発刊されている（図3)[1]．

　慢性静脈不全症・静脈性潰瘍の診断には，臨床所見に加えて下肢静脈超音波法などにて静脈逆流と閉塞・狭窄について評価し確定診断を得る（CQ 13）．静脈性潰瘍の治療にはまず弾性包帯，弾性ストッキングなどで圧迫療法を行う（CQ 14）．再発や発症予防においても圧迫療法と表

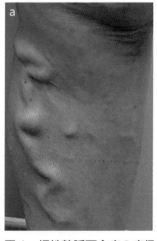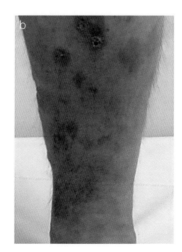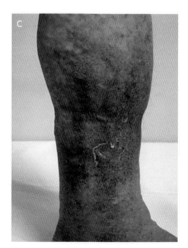

図1　慢性静脈不全症の症候
a：静脈瘤
b：うっ滞性皮膚炎
c：脂肪皮膚硬化症（lipodermatosclerosis）
（孟　真. 日本フットケア・足病医会誌 2020; 1 (3): 132-140.[1]　孟　真. 静脈学 2021; 32(1): 45-53.[2] より転載）

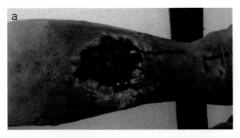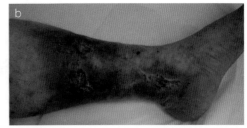

図2　慢性静脈不全症による静脈性潰瘍とその原因疾患
　a：一次性下肢静脈瘤による静脈性潰瘍
　b：静脈血栓後症候群
　（孟　真．日本フットケア・足病医会誌 2020; 1 (3): 132-140.[1] 孟　真．静脈学 2021; 32(1): 45-53.[2] より転載）

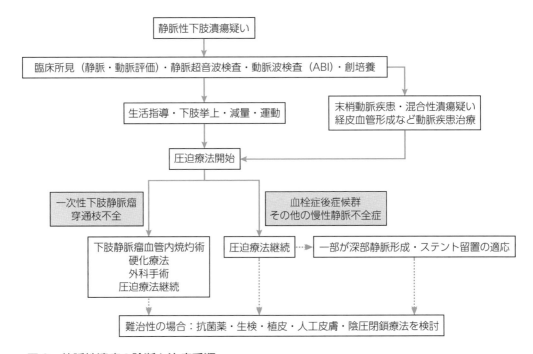

図3　静脈性潰瘍の診断と治療手順
　診断には動静脈血流評価が必要である．その後の治療は圧迫療法が基本となる．
　（孟　真．日本フットケア・足病医会誌 2020; 1 (3): 132-140.[1] 孟　真．静脈学 2021; 32(1): 45-53.[2] より転載）

在静脈逆流遮断術が重要である（CQ 15）．圧迫療法の効果は患者のアドヒアランスの影響が大きく，患者教育と圧迫療法の選択が重要である（CQ 14，CQ 15）．

CQ 13

慢性静脈不全症の診断および重症度の判定には何が必要か？

回答と推奨

推奨文	推奨の強さ	エビデンスの確実性
● 慢性静脈不全症の診断ならびに重症度の判定には，臨床症状とともに血栓や壁外性圧迫による閉塞や狭窄と静脈弁不全を評価する画像および機能診断を行うことを推奨する．	1	B

背景・目的

　慢性静脈不全症の症候と所見は「はじめに」の項で解説したが（「はじめに」図1，図2参照），その症候を明確に記述することは容易ではない．このため定型的な記述方法が提唱されている．一方で，診断，治療法の決定には，血栓や壁外性圧迫による閉塞や狭窄と静脈弁不全を評価する画像および機能診断が必須である．

解説

a. 慢性静脈不全症の記述方法：CEAP 分類と重症度分類

　CEAP 分類は慢性静脈不全の分類として American Venous Forum から提唱された[3]．CEAP 分類は臨床所見，病因，解剖，病態生理を定型的に記述することを目的に作成され，臨床症状：clinical manifestations，病因：etiologic factors，疾患の解剖学的分布：anatomic distribution of disease，病態生理学的所見：pathophysiologic findings のそれぞれの要素から名づけられた．2020 年には改訂版も発表され，公式の日本語版も作成された[4,5]（表1）．また CEAP 分類は数値化できないという欠点があるため，重症度や治療効果の評価に使用できる数値化された静脈疾患臨床重症度スコア（VCSS：Venous Clinical Severity Score）も作成され，CEAP 分類との併用が推奨されている[6,7]（表2）．

b. 慢性静脈不全症の診断のための検査法

①下肢静脈超音波検査

　慢性静脈不全症が疑われる患者への検査の第一選択は下肢静脈超音波検査であり全例に勧められる[4,8]．B モードでの観察，パルスドプラ法，カラードプラ法などを用いて，深部静脈，表在静脈，穿通枝の静脈の形態，血栓などの観察が可能であり，主に下腿を圧迫するミルキングの併用により弁不全を評価する逆流時間を測定できる．

　表在静脈検査は立位あるいは座位で行い，大伏在静脈，小伏在静脈中心に形態観察を行い，さらに弁不全の検査を行う．静脈弁不全の定義としては大腿静脈，膝窩静脈での 1.0 秒を超え

表1　CEAP 分類

臨床分類（C 分類）	病因分類（E 分類）	解剖分類（A 分類）
C_0：視診触診上静脈疾患の徴候なし	E_p：一次性	A_s：表在静脈
C_1：毛細血管拡張，クモの巣状静脈瘤あるいは網目状静脈瘤	E_s：二次性	A_p：穿通枝
C_2：静脈瘤	E_{si}：二次性 - 血管内原因による（DVT，血管内腫瘍など）	A_d：深部静脈
C_{2r}：再発性静脈瘤	E_{se}：二次性 - 血管外原因による（非血栓性壁外圧迫など）	A_n：部位が同定されていないもの
C_3：浮腫		※ A 分類の詳細表記は別項目あり
C_{4a}：色素沈着，湿疹	E_c：先天性〔静脈無形成，静脈奇形（Klippel-Trenaunay 症候群など）〕	病態生理分類（P 分類）
C_{4b}：脂肪皮膚硬化症，白色萎縮		P_r：逆流
C_{4c}：静脈拡張冠（冠状静脈拡張）	E_n：静脈性の原因が同定されていないもの	P_o：閉塞
C_5：治癒した潰瘍		$P_{r,o}$：逆流および閉塞の併存
C_6：活動性潰瘍	※複数の病因が共存する場合複数の下付き表記が必要になる場合がある（例：E_{psi}，E_{sie} など）	P_n：病態生理学的静脈異常が同定されないもの
C_{6r}：再発性活動性潰瘍		
s：有症状		
a：無症状		

（赤木大輔ほか．静脈学 2021; 32(1): 69-76. [5]Table 1 より許諾を得て転載）[Lurie F, et al. J Vasc Surg Venous Lymphat Disord 2020; 8: 342-352. [4] より作成]

表2　静脈疾患臨床重症度スコア（Venous Clinical Severity Score：VCSS）

	なし：0	軽度：1	中等度：2	重度：3
痛み，あるいは不快感（急な痛み，持続的な痛み，こり，うずき，張り感，筋肉痛，重苦しさ，だるさ，疲労感，ひりひり感，灼熱感を含む）．静脈疾患が原因と推定できる．		時々（日常生活に支障がない）	常時（やや日常生活の支障になるが，著しい妨げにはならない）	常時（日常生活を著しく妨げる）
静脈瘤 "瘤"は立位で直径 ≧ 3 mm のもの．		少数：散在性（孤立性の分枝静脈あるいは集塊状の静脈瘤）冠状静脈拡張症（アンクルフレア）*も含める	下腿，あるいは大腿のどちらかに限局	下腿と大腿の両方に存在
静脈性浮腫 静脈疾患が原因と推定できる．		足部と足首に限局	足首より頭側まで及ぶが膝下に限局	膝あるいは膝上まで及ぶ
皮膚の色素沈着 静脈疾患が原因と推定できる．静脈瘤の部位に限局した，あるいは他疾患に起因する色素沈着は除外する．	なし，あるいは巣状	内果・外果の周囲に限局	下腿遠位 1/3 に広がる	下腿遠位 1/3 を越えて頭側まで分布
炎症 単に最近生じた色素沈着を指すのではなく，炎症（紅斑，感染・蜂巣炎，うっ滞性湿疹，皮膚炎）を伴うもの．		内果・外果の周囲に限局	下腿遠位 1/3 に広がる	下腿遠位 1/3 を越えて頭側まで分布
皮膚硬化 静脈疾患が原因と推定できる二次的な皮膚および皮下の変化（線維化を伴う慢性浮腫，萎縮性皮膚炎）．白色萎縮と脂肪皮膚硬化症を含める．		内果・外果の周囲に限局	下腿遠位 1/3 に広がる	下腿遠位 1/3 を越えて頭側まで分布
活動性潰瘍の数	0	1	2	≧ 3
活動性潰瘍の罹患期間（最も長期のもの）	N/A	＜ 3 ヵ月	3 ～ 12 ヵ月	1 年以上治癒せず
活動性潰瘍の大きさ（最も大きいもの）	N/A	直径＜ 2 cm	直径 2 ～ 6 cm	直径＞ 6 cm
圧迫療法の使用	不使用	弾性ストッキングを時々使用	たいていの日は弾性ストッキングを使用する	弾性ストッキングを毎日指示どおりに使用

*足首や足部の内側あるいは外側にみられる，5 個より多くの青色クモの巣状血管拡張の集簇
（渡部芳子ほか．静脈学 2021; 32(1): 77-86. [7] Table 2 より許諾を得て転載）[Vasquez MA, et al. J Vasc Surg 2010; 52: 1387-1396. [6] より作成]

る逆流時間，大伏在静脈，小伏在静脈，穿通枝，深大腿静脈，下腿深部静脈では 0.5 秒を超える逆流時間があった場合を "逆流あり" とし弁不全の基準としている [8~10]．穿通枝は深部静脈から表在静脈へと逆流している逆流時間が 0.5 秒を超えておりかつ静脈径が 3.5 mm 以上で潰瘍などの皮膚病変を合併する場合に，病的不全穿通枝と診断する [8, 11, 12]．

　深部静脈血栓症の診断は，患者を臥位にした状態で深部静脈を圧迫することで深部静脈血栓の有無を観察することができる．プローブで圧迫した際に潰れない血栓が観察された場合には深部静脈血栓と診断し，さらにカラードプラ法でミルキングやバルサルバ手技を行うと静脈の閉塞状況や側副血行路を観察しやすい．超音波検査は形態のみならず逆流を診断でき機能検査にもなる大きな利点がある．しかし，体格の大きな患者で静脈が深部にある場合や，腹腔内の腸管ガスの影響で静脈の観察が困難な場合があること，再現性をもって記録することが容易でないこと，術者によって手技に差が出ることが欠点である．

②空気容積脈波検査（air plethysmography）

　かつて静脈機能検査は安静時，運動負荷時，負荷後の足背静脈圧が基本であったが，侵襲的であるので，現在は空気脈波法や光電脈波法が用いられている．空気容積脈波検査は，下腿の体積変化を測定することで表在静脈，深部静脈の静脈不全と下腿筋ポンプ機能を定量的に評価することができる．血行動態的評価としての意義はあり，超音波検査と補完的に使用される [13]．

③コンピュータ断層撮影（CT）および磁気共鳴画像（MRI）検査

　超音波検査では腸管内ガスによって観察しにくい腸骨静脈領域における血栓や静脈狭窄の診断には造影 CT や MRI が有用である．下肢静脈瘤の再発例など超音波検査で十分な評価が難しい場合は表在静脈の単純 3 次元 CT が有用な場合もある．

④動脈血流検査

　静脈性潰瘍には末梢動脈疾患が合併していることがあり，基本治療である圧迫療法の安全性確保のためにも，足関節上腕血圧比（ABI）測定などを行い，動脈性足病変との鑑別，合併の有無を評価しながら診断・治療を進める [1, 2]（「はじめに」図 3 参照）．

まとめ

　慢性静脈不全症の診断ならびに重症度の判定には自覚症状，CEAP 分類を代表とする臨床診断と，下肢静脈の形態学的ならびに機能的異常を評価する下肢超音波検査を行う．また，下肢超音波検査を補足する動脈血流検査，静脈脈波検査を行う．

CQ 14

慢性静脈不全症による静脈性潰瘍の治療に圧迫療法は有用か？

回答と推奨

推奨文	推奨の強さ	エビデンスの確実性
● 静脈性潰瘍の第一選択の治療として圧迫療法を推奨する.	1	A

背景・目的

　静脈高血圧によって生じる静脈性潰瘍の多くが難治性であり，潰瘍治癒を得ても再発することが多い．静脈性潰瘍にいたる病態の理解とそれらを是正する圧迫療法の臨床的意義およびエビデンスを確認し，圧迫療法が静脈性潰瘍に対する第一選択の治療であるか検証する．

解説

　慢性静脈不全症に伴う静脈高血圧を主病態とする静脈性潰瘍の加療において，圧迫療法は潰瘍治癒，疼痛や浮腫軽減を含めた生活の質（quality of life：QOL）改善という観点から最も重要で基本的な治療法である[14]．圧迫療法が潰瘍治癒率の改善に大きく関与し，潰瘍治癒時間を短縮することが多数のランダム化比較試験（RCT）およびメタアナリシスで示されてきた[15~20]．表在静脈逆流のある症例では，早期の血管内治療による逆流遮断を行うと潰瘍治癒率が向上するとのRCTがあり推奨されるが，圧迫療法と併用の成績であり，静脈性潰瘍ではじめに行うべき治療は圧迫療法であることには変わりない[21]．腸骨静脈閉塞を伴う血栓後症候群による静脈性潰瘍では静脈ステント留置を含めた血管内治療の有用性がメタアナリシスで示され海外ガイドラインでも推奨されているが，本邦ではステントは保険収載されていない[22~24]．潰瘍再発率の観点からも圧迫療法は第一選択であり，手術加療が行えた症例でも圧迫療法は継続して行われるべき治療である[25,26]．本邦で保険収載されている「慢性静脈不全症に対する静脈圧迫処置」の診療指針でも圧迫療法は第一選択の治療法である[1,2]．また，弾性包帯などの購入費用も療養費として還付される．

　圧迫療法は初期には潰瘍管理の容易さから弾性包帯を用いることが一般的である．弾性包帯は4層包帯法，2層包帯法などの多層包帯法を用いた臨床試験が多い．圧迫圧のより高い包帯法の潰瘍治癒率がより良好であることが示され，4層包帯法での検討では40mmHg以上の圧迫圧が推奨されている[15,27]．しかし，弾性包帯は施術者により圧迫圧が一定しない欠点がある[28]．このため最近は圧インジケータ付きの弾性包帯も開発されている．サイズを合わせると一定の圧迫圧をかけることができる弾性ストッキングを用いた研究も行われ，一部では弾性包帯をしのぐ結果も出ているものの，弾性ストッキングから弾性包帯法に移行する症例も多い[29,30]．また，低い伸縮性を持ったベルクロ付き装具が良好な成績を示している研究もある[31,32]．圧迫療法は

PAD を合併する混合性潰瘍症例では圧迫が下肢虚血を助長する場合があり，事前に足部動脈拍動の確認や ABI 測定などによって動脈血行に問題がないことを確認したうえで，慎重に施行する[33, 34]．

圧迫療法のアドヒアランス維持は，圧迫方法自体よりも潰瘍治癒率に大きな影響を与えるとの報告があり，アドヒアランスは常に考慮すべき因子である[35, 56]．高齢，フレイルなど患者個々の身体的あるいは社会的条件，潰瘍の状態，圧迫方法によりアドヒアランスは変化する．医療者は十分な教育を行いながら患者に合わせた圧迫方法を工夫すべきである．

まとめ

慢性静脈不全症に伴う静脈高血圧を主病態とする静脈性潰瘍の加療において，圧迫療法は強く推奨される治療であり，病態の是正に対する根本的加療として潰瘍治癒率の改善と再発率の低下に寄与する．圧迫療法の成功には患者自身の理解と協力が必須であり，アドヒアランスを保持するための教育や個々の圧迫方法の工夫が重要である．

慢性静脈不全症に伴う静脈性潰瘍再発および発症予防に向けた処置には何があるか？

推奨文	推奨の強さ	エビデンスの確実性
● 静脈性潰瘍再発予防に表在静脈逆流のある症例に逆流遮断術を施行することを推奨する．	1	A
● 静脈性潰瘍再発予防にアドヒアランスを考慮した圧迫療法を推奨する．	1	B
● 慢性静脈不全症で皮膚障害患者の症状改善，潰瘍発症予防に圧迫療法を行うことを提案する．	2	B

背景・目的

　慢性静脈不全症に伴う静脈性潰瘍は難治性でかつ再発率が高く，治療に難渋することが多い．静脈高血圧を病態とする本疾患において，潰瘍再発や発症予防に向けた治療法とその課題を理解する必要がある．圧迫療法，静脈高血圧に合併する表在静脈逆流に対する外科的介入法についてエビデンスレベルを確認し，その臨床的位置づけを提示する．また，本疾患に対する患者個々のアドヒアランスと治療への影響についても重要な視点であり検証する．

解説

　慢性静脈不全症に伴う静脈性潰瘍が加療によって治癒にいたっても，その後の再発率は10〜40％と高率である[37]．そのため潰瘍再発予防には慢性静脈不全症に伴う血流停滞や静脈高血圧を日常的に管理する必要があり，圧迫療法が一般的に施行されている．弾性ストッキングは潰瘍再発を有意に抑え再発予防に寄与するが，無治療群との比較試験の成績は2年までである．すでに圧迫療法が一般的な医療となっており，その後は倫理的な配慮から無治療との比較は行われていないが，2種類のストッキングを着用しての比較では5年までの長期的な効果を示すエビデンスも示されている[38〜41]．弾性ストッキングの有無で潰瘍再発率を検討したRCTでは，介入後12ヵ月の再発率が54％ vs. 24％と弾性ストッキング使用群でその有用性が示され，さらに2年の経過観察でも潰瘍前病変である脂肪皮膚硬化症の範囲も縮小した[39]．潰瘍病変のない慢性静脈不全症の圧迫療法は，症状およびQOLの改善が報告されている[40]．至適圧迫の検討では，高い圧迫圧（25〜35 mmHg）がより低圧（18〜24 mmHg）に比べ潰瘍再発抑制効果が高いことが示された[41〜43]．

　しかし，高圧の弾性ストッキングはアドヒアランスが低下するので[42, 43]，弾性ストッキングの

有用性は患者アドヒアランスにも影響される．患者教育は再発率に寄与することが知られているため，患者個々のアドヒアランスに合わせて加療すべきである [44~46]．患者にとっての圧迫療法の成功とは，患者自身が納得し，積極的に圧迫療法を日々の生活に取り入れて行くことである．そのためには，患者のセルフケア能力や社会背景を考慮した圧迫方法の提案とともに，患者教育支援を患者・家族とともに考え，患者アドヒアランスを保持することが重要である．

　圧迫療法に伴う合併症は約 60％に乾燥皮膚，約 30％に瘙痒感などが合併し患者 QOL に影響するため，長期着用を目指してスキンケアおよびフットケアの重要性なども指摘されている [47]．このケアは患者のセルフケアに負うところが大きいため，特に患者個々のアドヒアランス要因をアセスメントし，アドヒアランスの維持向上を支援すべきである．複数の RCT で表在静脈逆流のある静脈性潰瘍に対してストリッピング手術，血管内焼灼術，硬化療法などの表在静脈逆流に対する介入を圧迫療法とともに施行すると，圧迫療法単独例と比較して有意に潰瘍再発率が低下した [21, 23]．静脈性潰瘍症例には本邦で保険収載されている「慢性静脈不全症に対する静脈圧迫処置」の算定条件でも初期診断として超音波検査を施行して表在静脈逆流の有無を確認すべきであるとされており，表在静脈逆流がある際は圧迫療法とともに逆流遮断術を施行する [1, 2]．

まとめ

　潰瘍再発予防には慢性静脈不全症に伴う血流停滞や静脈高血圧を日常的に管理する必要があり，圧迫療法は潰瘍再発率を低下させるため推奨される根本的治療であるが，患者個々のアドヒアランスを考慮して維持されるべきである．超音波による表在静脈逆流の有無の確認と，圧迫療法に加え必要に応じて逆流遮断術にて逆流を是正すべきである．

文献（3章）

1) 孟　真．慢性静脈不全症による静脈性下肢潰瘍と圧迫療法．日本フットケア・足病医会誌 2020; **1**(3): 132-140.
2) 孟　真．慢性静脈不全症による静脈性下肢潰瘍と圧迫療法．静脈学 2021; **32**(1): 45-53.
3) Eklöf B, et al. Revision of the CEAP classification for chronic venous disorders: Consensus statement. J Vasc Surg 2004; **40**: 1248-1252.
4) Lurie F, et al. The 2020 update of the CEAP classification system and reporting standards. J Vasc Surg Venous Lymphat Disord 2020; **8**(3): 342-352.
5) 赤木大輔ほか．日本静脈学会国際委員会報告　静脈学国際指標の日本語翻訳事業 1―翻訳事業総論および CEAP 分類．静脈学 2021; **32**(1): 69-76.
https://js-phlebology.jp/wp/wp-content/uploads/2020/12/2020-CEAP-20201205.pdf［2022 年 7 月 15 日閲覧］
6) Vasquez MA, et al. American Venous Forum Ad Hoc Outcomes Working Group. Revision of the venous clinical severity score: venous outcomes consensus statement: special communication of the American Venous Forum Ad Hoc Outcomes Working Group. J Vasc Surg 2010; **52**(5): 1387-1396.
7) 渡部芳子ほか．日本静脈学会国際委員会報告　静脈学国際指標の日本語翻訳事業 2―Venous Severity Scoring（VSS）System（静脈疾患重症度スコアリングシステム）の日本語版．静脈学 2021; **32**(1): 77-86.
https://js-phlebology.jp/wp/wp-content/uploads/2020/10/VSS.pdf［2022 年 7 月 15 日閲覧］
8) Gloviczki P, et al. The care of patients with varicose veins and associated chronic venous diseases: Clinical practice guidelines of the Society for Vascular Surgery and the American Venous Forum. J Vasc Surg 2011; **53**(5 Suppl): 2S-48S.
9) Labropoulos N, et al. Definition of venous reflux in lower-extremity veins. J Vasc Surg 2003; **38**(4): 793-798.
10) Lurie F, et al. Multicenter assessment of venous reflux by duplex ultrasound. J Vasc Surg 2012; **55**(2): 437-445.
11) Sandri JL, et al. Diameter reflux relationship in perforating veins of patients with varicose veins. J Vasc Surg 1999; **30**: 867-874.
12) Labropoulos N, et al. New insights into perforator vein incompetence. Eur J Vasc Endovasc Surg 1999; **18**(3): 228-234.
13) Owens LV, et al. The value of air plethysmography in predicting clinical outcome after surgical treatment of chronic venous insufficiency. J Vasc Surg 2000; **32**(5): 961-968.
14) Rabe E, et al. Indications for medical compression stockings in venous and lymphatic disorders: An evidence-based consensus statement. Phlebology 2018; **33**(3): 163-184.
15) O'Meara S, et al. Compression for venous leg ulcers. Cochrane Database Syst Rev 2012; 11: CD000265.
16) De Carvalho MR, et al. A meta-analysis to compare four-layer to short-stretch compression bandaging for venous leg ulcer healing. Ostomy Wound Manage 2018; **64**(5): 30-37.
17) Vayssairat M, et al. Placebo controlled efficacy of class 1 elastic stockings in chronic venous insufficiency of the lower limbs. J Mal Vasc 2000; **25**(4): 256-262.
18) Brizzio E, et al. Comparison of lowstrength compression stockings with bandages for the treatment of recalcitrant venous ulcers. J Vasc Surg 2010; **51**: 410-416.
19) Finlayson KJ, et al. The effectiveness of a four-layer compression bandage system in comparison with Class 3 compression hosiery on healing and quality of life in patients with venous leg ulcers: a randomised controlled trial. Int Wound J 2014; **11**: 21-27.
20) O'Brien JF, et al. Randomized clinical trial and economic analysis of four-layer compression bandaging for venous ulcers. Br J Surg 2003; **90**(7): 794-798.
21) Nyamekye I, et al; EVRA Trial Investigators. A randomized trial of early endovenous ablation in venous ulceration. N Engl J Med 2018; **378**(22): 2105-2114.
22) de Carvalho MR. Comparison of outcomes in patients with venous leg ulcers treated with compression therapy alone versus combination of surgery and compression therapy: a systematic review. J Wound Ostomy Continence Nurs 2015; **42**(1): 42-46; quiz E1-2.
23) Barwell JR, et al. Comparison of surgery and compression with compression alone in chronic venous ulceration (ESCHAR study): randomised controlled trial. Lancet 2004; **363**(9424): 1854-1859.
24) Wen-da W, et al. Stenting for chronic obstructive venous disease: A current comprehensive meta-analysis and systematic review. Phlebology 2016; **31**(6): 376-389.
25) Wittens C, et al. Editor's Choice - Management of Chronic Venous Disease: Clinical Practice Guidelines of the European Society for Vascular Surgery (ESVS). Eur J Vasc Endovasc Surg 2015; **49**(6): 678-737.
26) O'Donnell TF Jr, et al. Society for Vascular Surgery; American Venous Forum. Management of venous leg

ulcers: Clinical Practice Guidelines of the Society for Vascular Surgery ® and the American Venous Forum. J Vasc Surg 2014; **60**(2 Suppl): 3S-59S.

27) Blair SD, et al. Sustained compression and healing of chronic venous ulcers. BMJ 1988; **297**(6657): 1159-1161.

28) Protz K, et al. Compression therapy: scientific background and practical applications. J Dtsch Dermatol Ges 2014; **12**(9): 794-801.

29) Amsler F, et al. In search of optimal compression therapy for venous leg ulcers: a meta-analysis of studies comparing diverse [corrected] bandages with specifically designed stockings. J Vasc Surg 2009; **50**(3): 668-674.

30) Ashby RL, et al. Clinical and cost-effectiveness of compression hosiery versus compression bandages in treatment of venous leg ulcers (Venous leg Ulcer Study IV, VenUS IV): a randomised controlled trial. Lancet 2014; **383**(9920): 871-879.

31) Blecken SR, et al. Comparison of elastic versus nonelastic compression in bilateral venous ulcers: a randomized trial. J Vasc Surg 2005; **42**(6): 1150-1155.

32) Mosti G, et al. MIRACLE Trial investigators. Adjustable compression wrap devices are cheaper and more effective than inelastic bandages for venous leg ulcer healing: a Multicentric Italian Randomized Clinical Experience. Phlebology 2020; **35**(2): 124-133.

33) Mosti G, et al. Compression therapy in mixed ulcers increases venous output and arterial perfusion. J Vasc Surg 2012; **55**(1): 122-128.

34) Rabe E, et al. Risks and contraindications of medical compression treatment - A critical reappraisal. An international consensus statement. Phlebology 2020; **35**(7): 447-460.

35) Domingues EAR, et al. Effectiveness of the strategies of an orientation programme for the lifestyle and wound-healing process in patients with venous ulcer: A randomised controlled trial. Int Wound J 2018; **15**(5): 798-806.

36) Moffatt C, et al. Venous leg ulcers: patient concordance with compression therapy and its impact on healing and prevention of recurrence. Int Wound J 2009; **6**(5): 386-393.

37) Health Quality Ontario. Compression Stockings for the Prevention of Venous Leg Ulcer Recurrence: A Health Technology Assessment. Ont Health Technol Assess Ser 2019; **19**(2): 1-86.

38) Nelson EA, et al. Compression for preventing recurrence of venous ulcers. Cochrane Database Syst Rev 2014; 2014(9): CD002303. doi: 10.1002/14651858.CD002303.pub3.

39) Vandongen YK, et al. Graduated compression elastic stockings reduce lipodermatosclerosis and ulcer recurrence. Phlebology 2000; **15**(1): 33-37.

40) Andreozzi GM, et al. Quality of Life Working Group on Vascular Medicine of SIAPAV. Effects of elastic stocking on quality of life of patients with chronic venous insufficiency. An Italian pilot study on Triveneto Region. Int Angiol 2005; **24**(4): 325-329.

41) Milic DJ, et al. A randomized trial of class 2 and class 3 elastic compression in the prevention of recurrence of venous ulceration. J Vasc Surg Venous Lymphat Disord 2018; **6**(6): 717-723.

42) Nelson EA, et al. Prevention of recurrence of venous ulceration: randomized controlled trial of class 2 and class 3 elastic compression. J Vasc Surg 2006; **44**(4): 803-808.

43) Kapp S, et al. The clinical effectiveness of two compression stocking treatments on venous leg ulcer recurrence: a randomized controlled trial. Int J Low Extrem Wounds 2013; **12**(3): 189-198.

44) Samson RH, et al. Stockings and the prevention of recurrent venous ulcers. Dermatol Surg 1996; **22**(4): 373-376.

45) Gonzalez A. The effect of a patient education intervention on knowledge and venous ulcer recurrence: results of a prospective intervention and retrospective analysis. Ostomy Wound Manage 2017; **63**(6): 16-28.

46) Clarke-Moloney M, et al. Randomised controlled trial comparing European standard class 1 to class 2 compression stockings for ulcer recurrence and patient compliance. Int Wound J 2014; **11**(4): 404-408.

47) Reich-Schupke S, et al. Quality of life and patients' view of compression therapy. Int Angiol 2009; **28**(5): 385-393.

第4章

透析患者における
足病重症化予防

はじめに

慢性腎臓病（chronic kidney disease：CKD）は末梢動脈疾患（peripheral artery disease：PAD）の独立した危険因子であり，CKD 患者が PAD を発症すると，その予後は極めて悪い．CKD 患者における PAD の特徴は，①症状に乏しく急速に進行する，②血管石灰化が高度である，③下肢動脈疾患（LEAD），特に下肢末梢に病変が多く難治性である，④下肢切断後も予後不良，があげられる．

そのため CKD 患者，とりわけ透析患者においては PAD の早期発見・早期治療が重要である．早期発見のためには，初期アセスメントとして透析室にて足病変を定期的に評価してリスクを層別化することが必要であり（CQ 16），フットケアプログラムを導入して患者自身によるセルフケアを指導するとともに（CQ 17），透析室での医療者によるフットケアを実施することが足病変の重症化予防になりうる．また，客観的な評価である下肢血流評価の実施は，透析患者の重症化予防に対する診療報酬加算制度とあいまって普及しつつあるが，高度石灰化病変を有する透析患者特有の病態を踏まえた血流評価と，透析施設と集学的治療が可能な病院との病診・病病連携の強化が必須となってくる（CQ 18）．

PAD を合併する透析患者への初期治療としては，一般患者と同様に運動療法（CQ 19）や抗血小板薬による薬物療法（CQ 21）を診断早期から行うべきであることはいうまでもない．しかしながら，透析患者はすでに日常生活動作（activities of daily living：ADL）が低下し低栄養状態を呈している患者が多く，また透析患者に合併するミネラル骨代謝異常に対してリン吸着剤をはじめとした投薬がされているため，これらを考慮した対応が必要となる（CQ 20）．

血行再建術についても一般の患者と同様に透析患者に対してバイパス術や血管内治療（endovascular treatment：EVT）を行うが，バイパス術施行例では術後の安静臥床期間やリハビリテーション期間が EVT より長く，また術後感染症や長期入院に伴う低栄養が周術期死亡に関与しやすい．一方で EVT は侵襲度や合併症の頻度が少なく，繰り返し行いうるなどの利点があるが，透析患者での再狭窄率の高さや，末梢領域である pedal arch や plantar arch の高度病変，特に透析患者に多い石灰化への対応に現時点では限界がある（CQ 24）．

また透析患者の PAD では，血行再建術を施行しても病変が再発したり，血行再建術自体が困難であることが多く，LDL 吸着療法や骨髄あるいは末梢血幹細胞移植，局所陰圧閉鎖療法（negative pressure wound therapy：NPWT），高気圧酸素療法などを適宜併用する必要がある．さらに，透析治療自体も PAD の発症や病期進展に関与するため，透析処方の見直しや透析中の循環動態の管理は足病変の重症化予防という観点からも極めて重要である（CQ 22，CQ 23）．

透析患者の足病変は難治性であり，いずれの治療もそれひとつで完結できるものではなく，透析患者特有の病態を踏まえた足病の評価や治療を総合的に行うべきである．

CQ 16

透析室での足病変リスク評価とフットケア介入は重症化予防に有用か？

回答と推奨

推奨文	推奨の強さ	エビデンスの確実性
● 重症化予防の観点から，透析室での足病変リスク評価を推奨する．	1	C
● 重症化予防を目的として，PAD リスク分類に基づいた適切な透析中のフットケア介入を提案する．	2	C

背景・目的

透析患者は，基本的に週3回透析治療のために通院するので医療者との接触機会が多く，日常より足病変を定期的に評価することが可能である．透析患者の足病変リスクを評価し，リスク分類に基づいたフットケア介入を行うことが足病変の重症化予防に有用であるかどうかは重要な課題である．

解説

透析看護によるフットケア研究において，足病変リスク評価に関するエビデンスレベルの高い研究はほとんどない．倫理的な観点から比較試験での研究が難しいことや，治療が混在するなかで看護師のケア効果を根拠として明らかにできないことが考えられる．しかし，透析領域におけるフットケアの重要性については，看護師による研究が先行しており，臨床の場では様々なフットケアが看護展開されている．厚生労働省行政推進調査によると，日本の全透析施設4,264施設に調査を施行したところ，有効回答のあった1,411施設のうち60.1％の施設では看護師を中心としたフットケアが提供されていた[1]．

透析患者において，下肢冷感，爪変形，皮膚乾燥，胼胝，白癬などの足病変の観察と糖尿病の有無による検討から，定期的な観察による足病変の早期発見が重症化の予防につながることが報告されている[2]．PAD と足病変の有無に基づいたリスク評価から介入頻度を定めたフットケア介入により，介入前後での新規潰瘍発生について比較した検討では，介入前に4.9件/100人・年であった新規潰瘍発生率が，介入後翌年には3.1件，さらに翌々年には1.5件と有意に減少した（$p = 0.03$）との報告もある[3]．また，同じく透析患者に足病変リスク評価を行い，そのなかからリスクの高い患者を毎月観察することで，下肢切断数と重症度を軽減できた[4]とも報告されている．

このことから，足病変の有無に基づく分類を行いフットケアの間隔と内容を定めてケアすることは，足病の予防もしくは重症化予防に有用であることが示唆された．そして2016年の診療

報酬改定で，すべての人工透析患者の足を観察し，重症度の高い虚血肢の患者を専門病院へ紹介すると算定可能となる「下肢末梢動脈疾患指導管理加算」が新設された．この加算を活用している透析施設は 2017 年時点で 71.3％に及んでおり [5]，多くの施設で患者の足を観察し評価するようになったが，その効果をあらわす研究はまだみつかっていない．

a．アセスメント

　足のアセスメントは，着目する足の症状により 3 つに分けて考える必要がある [6]．最初に足に生じている症状，次に足に生じている症状がなぜ起きているか，最後に足に生じている症状が今後どのようになる可能性があるのか，についてそれぞれ評価する．

　具体的なアセスメント項目について表 1 に示す．このアセスメントシートは，透析患者固有の項目を含んでいる．足の疾患や基礎疾患などによりアセスメント項目を検討していくことが求められる．アセスメントの目的である適切な評価では，属性，身体的因子に加え，環境因子を含む患者背景なども重要な情報となる．

b．リスク評価

　足病変のリスク評価（表 2）では，足のアセスメントから，足病変のリスクを評価することで層別化を図ることができる．介入の頻度やケア方法を定めて管理する方法は，観察者による差異がなく，リスク評価をシステマティックに管理することが可能になる．

　足病変のリスク評価に基づく層別化と，それぞれの群に対するケアの内容については，様々な施設の取り組みや報告があるが定まったプロトコールは存在しない．例として，前述の報告 [3] では PAD による評価として日本透析医学会「血液透析患者における心血管合併症の評価と治療に関するガイドライン」[7] のなかで診断方法として推奨されている足関節上腕血圧比（ankle-brachial index：ABI）と皮膚灌流圧（skin perfusion pressure：SPP）を用いており，ABI は 1.02〜1.42，SPP は≧50 mmHg をカットオフ値としている（国内外のガイドラインと日本透析医学会のカットオフ値の違いについては CQ 18 参照）．足病変については，軽微な皮膚病変として皮膚白癬，鶏眼，胼胝，角化症，巻き爪，爪白癬，足変形，軽微な潰瘍の 8 項目を足病変と定義している．以上の評価によりグループ 0 から 4 までの計 6 群に層別化し，具体的なケアはフット

表1　足のアセスメントと検査

アセスメントの視点	アセスメント項目
1．足に生じている症状を評価する	○自覚症状の評価 ○皮膚・爪のアセスメント ○潰瘍・感染徴候のアセスメント
2．足に生じている症状がなぜ起きているかを評価する	○既往歴・生活習慣歴，リスクファクターの評価 ○骨・筋肉・関節のアセスメント ○神経・感覚機能のアセスメント ○循環障害のアセスメント ○歩行状態のアセスメント ○栄養状態のアセスメント（フレイル・サルコペニア） ○装具のアセスメント
3．足に生じている症状が今後どのようになる可能性があるのかを評価する	○潰瘍や壊疽にいたる可能性 ○切断にいたる可能性 ○生活への影響　など

（大江真琴ほか．フットケアと足病変治療ガイドブック，第 3 版，日本フットケア学会，医学書院，p.39，2017.[6] より作成）

表 2　透析患者における足病変のリスク評価とフットケアの例

カテゴリー		ケアの間隔	ケアの実際
0a PADなし	足病変なし	6ヵ月ごと	フットチェック・セルフケア指導
0b PADなし	足病変あり	3ヵ月ごと	フットチェック・セルフケア指導 爪切り・鶏眼・胼胝・角化症・白癬ケア
1 PADあり	足病変なし	2ヵ月ごと	フットチェック・セルフケア指導
2 PADあり	足病変あり	1ヵ月ごと	フットチェック・セルフケア指導 爪切り・鶏眼・胼胝・角化症・白癬ケア
3 PADあり	CLI（潰瘍）	透析ごと	フットチェック・セルフケア指導 爪切り・鶏眼・胼胝・角化症・白癬ケア 病変ケア・ナラティヴアプローチ
4 切断既往，予定		透析ごと〜1週ごと	病変ケア・ナラティヴアプローチ

足病変：皮膚白癬・鶏眼・胼胝・角化症・巻き爪・爪白癬・変形・潰瘍
注）あくまで一施設での実施例を紹介するものである.
（愛甲美穂ほか. 透析会誌 2016; 49(3): 219-224. [3] より引用）

チェックやセルフケア支援（教育）を中心としている（表2）.

c. 透析中のフットケア

　透析中のフットケアでは，皮膚の観察，足浴や人工炭酸泉足浴，保湿剤の選択や塗布に加え，肥厚や巻き爪などの爪甲ケア，胼胝・鶏眼ケア，踵部の亀裂などの角質ケア，マッサージなど多岐にわたるスキンケアを実施する．また，靴や靴下の選び方や履き方，運動療法の指導，セルフケア支援などの患者教育を行う．フットケア提供者はフットケアを行いながら患者とコミュニケーションを図り信頼関係を構築し，必要時迅速に他科受診を促し，訪問看護師やケアマネジャーと連携をとりながら患者の足を守る．透析患者のフットケアは，限られた時間と資源のなかで効率よく実践しなければならない．また，フットケア指導士などを中心に研修やカンファレンスを行い，スタッフ育成にも努める必要がある.

　フットケア介入による効果については，フレイルと診断された15例の透析患者に対し，爪のケア，レジスタンス運動の指導や透析中の踏み込みレジスタンス運動，足部のストレッチなどを行った結果，歩行速度と足趾力の平均値が有意に改善した[8] という報告もあり，フットケアが足病の発生予防や重症化予防に効果があるという症例報告は多数あるが，単一の事例であり系統的な報告はみられていない.

まとめ

　透析室において足病変のリスクを評価することで層別化し，それぞれのリスク群に対してアセスメントを行うことは重要である．そして透析室でのフットケア介入は透析導入直後から開始し，特に初回は慎重に観察を行うことが推奨される.

CQ 17

透析患者におけるセルフケア指導は有用か？

回答と推奨

推奨文	推奨の強さ	エビデンスの確実性
● 透析患者の足病の発症予防および重症化予防において，足のセルフケア指導を提案する．	2	C

背景・目的

　透析患者は一般患者に比較して高齢で ADL が低下しており，定期的な通院を余儀なくされているという背景があり，また糖尿病や心血管病変を合併している率が高い．このような患者背景を有する透析患者に足病変に対するセルフケア指導が有用かどうかは重要な課題である．

解説

　透析患者のフットケアにおけるセルフケアの定義や内容は明らかにされておらず，またセルフケアの指導もそれぞれの研究で異なっている．セルフケアとは個人が自らの機能と発達を調整するために毎日必要とする個人的ケアであり，生命，健康，および安寧を維持するために自分で始め，行動することである [9]．フットケアにおけるセルフケアを例示すると，足に触れたり見たりして観察し，異常があれば医療者に相談する，自分に合った方法でフットケアを行う，自分の病気について適切な知識を持つ，自分でケアできないときは他者に依頼する，などが考えられる．

　透析患者のフットケアの現状は，意識調査によると約 8 割が足病変の罹患経験者で，陥入爪，爪肥厚，白癬などが主な病変であった．そして，症状を有する人の約半数が爪肥厚や陥入爪に対するケアを教えてほしいと考えていた [10]．透析患者の実態調査ではないが，高齢者のフットケアにおけるセルフケアの現状として，多くが自分で保清をしていたがそのうち約半数が皮膚の衛生状態が不良であった [11]．これらのことから，透析患者は足病変を有する者が多いと考えられるが，適切なセルフケアを実施できていない可能性がある．

　透析患者における足病のリスク因子は，過去の足潰瘍，PAD，糖尿病，末梢神経障害，冠動脈疾患などがある [12] が，患者による不十分なセルフケアも要因 [13] とされている．透析患者における足に対するセルフケア行動を調査した研究では，2.6％の患者にセルフケア行動がみられ，セルフケアに必要な能力は，適切な視力，適切な器用さ，セルフケアを実行するための適切な柔軟性であった [14]．これらのことから，発症予防や重症化予防には，医学的な介入とともに患者のセルフケア能力を判断し，支援するための教育的な介入が必要と考えられる．

　前向きな観察研究において，透析患者と透析を受けていない潰瘍歴のある患者のグループを

比較したところ，潰瘍の発症率は同じであったが，切断率は透析患者のグループのほうが有意に高かった．また，その全患者において，正式な教育を受けた患者は1.3%，治療靴を受け取った患者は7%，足病医による予防的ケアを受けた患者は30%であった[15]．

　一方で，糖尿病で透析導入になった患者に教育プログラムを受けてもらい，自己管理教育やセルフケアなどのフォローアップが提供された介入グループは，非介入グループに比べて足病変リスクが悪化することはなく下肢切断はみられなかった[16]．患者への介入のタイミングについては，糖尿病患者においては腎代替療法の導入と足潰瘍の発症時期には関連がある[17]ため，腎代替療法選択時期前後での介入が足病変の発症予防や重症化予防につながる可能性がある．

まとめ

　フットケアに対するセルフケア支援を受けている透析患者は少ないため，医療者が適切な時期にセルフケア支援を行えば，透析患者の足病早期発見や重症化予防が期待できる．

CQ 18

透析患者への下肢血流評価は重症化予防に有用か？

回答と推奨

推奨文	推奨の強さ	エビデンスの確実性
● 透析患者の PAD は無症状であることも多いので，PAD の早期診断および重症化予防のための下肢血流評価を推奨する．	1	B

背景・目的

　透析患者は PAD に対して無症状であることが多いにもかかわらず合併する頻度が非常に高く，さらに生命予後との間に高い関連が報告されている[18〜26]．長期にわたる生命予後においても PAD の合併は予後不良とされている[27]．早期発見のためには下肢血流評価を適宜行い，PAD の発症と重症化を予防することが求められる．下肢血流評価では ABI や SPP などの非侵襲的スクリーニング検査が行われ，下肢末梢動脈疾患指導管理加算における診療報酬上にも掲載されている[28]．

解説

　各種ガイドライン[29〜33]では，ABI の基準は 0.90 以下で PAD と診断し，1.30〜1.40 以上の高値では血管の石灰化病変を示唆するとされ，正常値を逸脱した場合においては高い場合および低い場合ともに死亡および心血管死亡の独立した危険因子であることが報告されている[34]．また，ABI 低下率の高さは生存率と心血管系イベントの危険因子であること，長期的な ABI の低下は生命予後に対する危険因子であることも報告されている[25,35]．しかし，カットオフ値に関して，動脈血管が石灰化した透析患者の ABI 値は異常高値を示すことがわかっており，下限のカットオフ値を 0.90 よりも高く設定したほうが感度および特異度が上がるという報告が複数あり[18,30,36〜38]，透析患者におけるカットオフ値については注意が必要である．石灰化した血管に対しては血管造影で評価できるが，非侵襲的な方法として足趾上腕血圧比（toe-brachial index：TBI）や SPP でもスクリーニングが可能である[19,39〜43]．SPP は，透析患者において感度，特異度が高いという報告もあった．潰瘍に対する治癒には SPP 40 mmHg 以上であれば治癒の可能性が高いと報告されていることから，重症化した場合の治癒効果の予測にも役立つと考えられる[44,45]．

　そのほか，Duplex 法なども含めた下肢血管超音波検査による PAD のスクリーニングの有用性や，ドプラ血流波形分類による PAD 早期発見の可能性が報告されている[37,46,47]．下肢血管超音波検査は，患者の体位変換が必要なこと，下肢全体の動脈が対象であることから手技が煩雑で測定者のスキルに依存する．また，石灰化により観察箇所が限定されること，施行者の技量に依存すること，下肢動脈の全体像については把握しきれないことなどの欠点があげられる．コ

ンピュータ断層撮影（CT）や磁気共鳴画像（MRI）などの画像診断により全体像の把握が可能である．

　そのほかの方法として，経皮的酸素分圧の測定や，レーザー血流計による連続モニタリングによって PAD の検出を行う試みが報告されている[42, 48, 49]．

まとめ

　透析患者における PAD の重症化予防には，早期発見が必要である．透析患者には無症状例が多いことから定期的に非侵襲で行えるスクリーニングを実施することが必要で，早期発見するためには発症初期の段階で下肢血流評価を実施する必要がある．現在一般的な評価法は ABI と SPP によるスクリーニングで，透析室で実施可能な評価である．透析施設へ通院する透析患者は透析スタッフと接する機会が多いため，透析スタッフが変化に気づき，通院の機会に下肢血流評価を行うことが早期発見につながるため有用であると考えられる．

CQ 19

足病変を有する透析患者への運動療法は有用か？

回答と推奨

推奨文	推奨の強さ	エビデンスの確実性
● 透析患者の ADL 改善に向けたリハビリテーションを行うことを提案する.	2	C
● 透析中に運動耐容能改善に向けた運動療法を行うことを提案する.	2	B
● 足病変を有する透析患者に非荷重条件で運動療法を行うことを提案する.	2	C

背景・目的

　　透析患者は週 3 回 4 時間程度の透析時間において，活動が制限されるため ADL の低下が生じやすい．足病の治療過程では透析時間以外の活動も制限されるため，体力（運動耐容能）の低下も加速する可能性があると予測される．しかし，足病を有する透析患者の ADL の実態や体力低下に関する研究はみられない．本 CQ では，透析患者を対象とした運動療法に関する先行研究を調査し，足病を有する透析患者に対する運動療法の推奨事項について検討する.

解説

a. 透析患者の ADL・体力（運動耐容能）低下の実態と運動療法の効果

　　透析患者および同年代の健常者の ADL を Functional Independence Measure（FIM）を用いて 126 点満点で数値化した結果，同年代の健常者の総得点は 122.4 ± 0.7 であったのに対し，外来透析患者は 110.0 ± 3.9，入院透析患者は 60.0 ± 2.2 と低く，総得点が 60 点以下の群は生存率も有意に低かった[50]．また，817 例の透析患者を対象とした研究でも ADL 低下は死亡リスクを高める［調整済ハザード比 2.68（95% CI 1.31〜5.50）］ことが指摘されている[51].

　　しかし，透析患者の ADL（FIM 得点）はリハビリテーションによって改善が期待でき，FIM 得点改善群では累積 2.5 年生存率は非改善群に比較して有意に高いこと，なかでも移乗・移動項目の得点は改善の幅が大きいことも示されている[52].

　　透析患者にとって，移動能力の維持・改善は外来透析を継続するために重要であり，移動手段として歩行が自立しているかどうかは足の予後にも大きな影響を及ぼす．透析症例 89 例 112 肢（鼠径靱帯以遠の下肢動脈に対する血行再建術後）を対象とした調査によって，歩行不能であることは大切断・死亡や血行再建術の再施行と関連があることが示されており[53]，歩行機能の維持は運動療法においても最重要課題となる.

　　足病を有する透析患者の ADL の実態は不明であるが，足病治療過程においては下肢筋力・体

力ともに低下している可能性が高い．体力（運動耐容能）の指標とされる最高酸素摂取量（peak VO$_2$）は，透析患者では 17.8〜20.9 mL/分/kg[54〜57] と健常者の 5 割程度であり，peak VO$_2$ が 17.5 mL/分/kg 以下に低下した状態は死亡率も高いこと[58] が報告されている．

心不全患者については peak VO$_2$ が 15.6 mL/分/kg[59]，PAD 患者では 15.3 mL/分/kg[60] と低下していることも報告されており，足病変を有する透析患者は心血管疾患の併存率が高いため，peak VO$_2$ はさらに低い値であると考えられる．

透析患者の peak VO$_2$ は運動療法による改善が期待でき，その効果は腎臓リハビリテーションガイドライン[61] にも明記されているため，日常生活に必要な体力の維持および予備力の向上に向けて運動療法は有用である．

b. 具体的な運動療法の方法

透析患者の活動量に関する調査[62] では，透析日の活動量は非透析日と比較すると少なく，座位時間が有意に長いこと，座位時間の増加は病院滞在中にみられることが示されている．このため，透析患者が運動療法を行う時間帯は，透析中に設定されることが多い．

透析中の運動療法を 6 ヵ月以上継続することによって透析効率（Kt/V）の改善および VO$_{2peak}$ の改善（SMD＝0.89，95％CI 0.56〜1.22，$p<0.001$）が得られることがメタアナリシスにて確認されている[63]．透析中の漸増抵抗運動の効果検証を目的とした RCT[64] では，1 回 30〜40 分間の抵抗運動（肘・肩の屈曲，膝伸展，膝伸展位での股関節屈曲）を，週 2 回から始めて週 3 回に増やし 12 週間継続した結果，6 分間歩行距離（6MWT）の延長，10 回連続起立着座時間（STS10）の短縮，握力の改善が得られたことが報告されている．また，ペダリング運動を継続することで，動脈のスティフネスが改善したことも報告されており[65]，有酸素運動と抵抗運動を組み合わせて行うことが推奨される．

しかし，透析患者においては，運動に伴う有害事象の発生リスクが非透析患者と比較し高いことに注意が必要である．特に透析中に運動療法を行う際には，骨格筋の損傷，不整脈の出現，心筋梗塞，高血圧および低血圧の出現頻度が高いことが報告されている[63]．また，足潰瘍形成例においては，患部に荷重をかけずに運動を行う[66]．

透析中に行う監視下運動療法の有用性が確認されている一方で，継続率に課題があることや画一的な運動は患者にとって退屈であることが指摘されており[67]，運動継続に向けた工夫や支援が必要となる．透析患者 471 例を対象に行われた運動療法実施の障壁に関する調査[68] では，59％が「運動に伴う不快感（疲労や息切れなど）」，36.7％が「安全性に対する不安」，27％が「運動に関心がない」と回答しており，多変量解析の結果において，運動療法参加を阻む独立した危険因子として運動への意欲・運動への関心・下肢動脈疾患（LEAD）の併存が確認されている．したがって，下肢虚血の併存率が高い足病患者において，運動療法を継続するためには，適切な運動強度・時間の設定に加え，運動療法の意義をわかりやすく説明し，運動時に誘発される症状を丁寧に聴取し対応する必要がある．

c. 重症化予防の必要性

下肢切断術後，透析患者の生存率は 1 年後 56％，5 年後 15％と不良であり，術後 60 日以上生存者のうち歩行可能となる者は 12％と極めて少ないことが報告されている[69]．また，下肢切断に伴う入院期間は非透析患者に比べ有意に長いことも報告されている[70] ことから，生命予後の悪化・移動能力の喪失を回避するためには下肢切断予防が重要である．

　2 型糖尿病患者 316,220 例の健康保険データを確認し，60〜69 歳の男性について，糖尿病合併症の診療にかかる四半期の総費用を試算した結果，下肢切断を行った場合は糖尿病性足病変治療の 10 倍以上の費用がかかること，末期腎不全においては足病変の約 20 倍の費用がかかることが示されている [71]．当該調査はドイツで行われたものであり医療保険制度の違いを考慮する必要があるが，費用の点からも透析患者の合併症管理・重症化予防の必要性は明らかである．

まとめ

　透析患者の ADL は低下しており，体力は同世代健常者の約 50％程度であることが指摘されているが，運動療法によって改善が期待できることも報告されている．足病を有する透析患者に対する運動療法の効果は検証されていないが，運動が可能な状態であれば，重症化予防を目的とした運動療法を行うことは医療費の点からも有用であると考えられる．

CQ 20

足病変を有する透析患者への栄養管理は有用か？

回答と推奨

推奨文	推奨の強さ	エビデンスの確実性
● 低栄養や電解質異常を呈する透析患者に対して栄養管理を行うことを，足病の重症化予防策として提案する．	2	C

背景・目的

透析患者は高齢で易感染性であり，透析療法自体によってもアルブミンをはじめとするタンパク質の漏出を伴う病態を有している．また，透析患者特有の高リン血症をはじめとするミネラル代謝異常を合併している．足病変の創傷治癒には栄養素が必要不可欠であり，低栄養は免疫能低下による感染と相まって創傷治癒のリスク因子となる．透析患者特有の低栄養や代謝異常・免疫能低下を考慮した栄養管理を行うことが足病の重症化を予防しうるかどうかは極めて重要な課題である．

解説

PAD の背景の病態は動脈硬化であるが，動脈硬化のリスク因子としては，もともと古典的な因子としての喫煙や高血圧，糖尿病，脂質異常症などが知られている．しかし，非古典的な因子として貧血や体液過剰，慢性炎症など透析患者にみられる病態もあり，さらには低栄養，電解質異常なども動脈硬化のリスク因子となることが知られている [72]．透析患者は低栄養を呈することが多く，カルシウムやリンを含む電解質異常・ミネラル代謝異常を合併しやすいが，低栄養や電解質・代謝異常が動脈硬化を引き起こすことがわかっており，低栄養を回避することは動脈硬化のリスクを減らすことにつながる．

透析患者に限らず，一般的に動脈硬化や血管石灰化，創傷治癒に関連する栄養関連の因子としては，ビタミン D やビタミン K，アルギニンなどが知られている [73]．ビタミン D は血管内皮機能や免疫能とも関連しており，PAD 患者でもビタミン D 欠乏と深く関連していることが報告されている [74, 75]．また，包括的高度慢性下肢虚血（chronic limb-threatening ischemia：CLTI）を呈する患者でビタミン D が欠乏していると，有意に下肢切断のリスクが高まるとも報告されている [76]．しかし，PAD 患者に対するビタミン D の治療介入が有効であるかどうかのエビデンスは定かでない．透析患者をはじめとする CKD 患者ではビタミン D がもともと欠乏していることが知られているが，透析患者を対象としたビタミン D と PAD との関連についての報告はない．

ビタミン K は緑黄色野菜に多く含まれることから，カリウム制限をしている CKD 患者では不足しやすい．ビタミン K 欠乏下ではマトリックス Gla タンパクがカルボキシル化されなくな

り，血管内皮細胞での石灰化が促進される[77]．しかしながら，PAD を呈する一般人あるいは透析患者を対象としたビタミン K 投与による治療介入は効果があるかどうかについての報告はない．

アルギニンは必須アミノ酸のひとつであり，一酸化窒素（NO）合成酵素により NO へと代謝される．NO は殺病原体作用，好中球の血管内皮への接着抑制，血小板凝集抑制，微小循環改善作用など多彩な生理活性を有し，免疫能の改善や創傷治癒に寄与し，PAD や糖尿病性足病変による創傷の治癒にもアルギニンが有効とされている．透析患者では血漿アルギニン濃度の低下が認められており，低栄養状態においてその傾向はさらに強いとの報告がある[78]．

透析患者特有の病態として，前述のビタミン D 欠乏に伴うミネラル代謝異常が存在する．ビタミン D の欠乏に伴いカルシウム・リン代謝異常が惹起され，血清リン濃度の上昇がみられる．血清リン濃度の上昇は骨形成に有効に使われることなく血管石灰化を引き起こし，動脈硬化に深く関連する．血管石灰化が血管狭窄や血流低下と直接関連するわけではないが，下肢血管を対象とした検討でも，血管石灰化スコアと PAD の重症度には相関関係がみられる[22]．リン吸着剤による血清リン管理により末梢動脈の石灰化が抑制されたとする報告はないが，冠動脈を対象とした場合，石灰化進展が抑制されるとの報告があり[79]，積極的な血清リン濃度管理は重要である．なお，リン吸着剤についてはカルシウム含有の場合，薬剤投与量に比例して血管石灰化が増悪することが知られており，カルシウム非含有のリン吸着剤を使用することが重要であり，日本透析医学会からのガイドラインでもカルシウム非含有リン吸着剤の使用が推奨されている[80]．

マグネシウムは高カルシウム血症および高リン血症による石灰化促進作用を物理的に打ち消す作用を持っており，わが国の透析患者において生命予後を改善するのみならず骨折リスクをも下げる可能性が示唆されている．保存期 CKD においても高リン血症と腎予後の関係が示唆され，対象が冠動脈ではあるがマグネシウム投与により血管石灰化病変の進行抑制が示されたとの報告がある[81]．また，透析患者を対象とした検討においても，マグネシウムをランダムに割り付けた群に投与することにより血管石灰化の進行が抑制されたとする報告もある[82]．透析患者においては，高マグネシウム血症に注意するあまりに過度に低くコントロールされることが多くみられるが，近年は低マグネシウムの様々な問題が指摘されており，注意喚起が必要である．

透析患者に限定して低栄養と PAD の進展あるいは予防について言及した報告は極めて少ない．低栄養や炎症は PAD の罹患と強く相関しており，低栄養の指標として血清アルブミンを用いて PAD の予後を比較した報告や[83,84]，内臓脂肪や SGA（subjective global assessment）を栄養指標として用いて PAD との関連を評価した報告[85]などがある．しかしながら，低栄養を食物などで改善することにより透析患者の足病変の重症化が改善されたとする介入試験については過去に報告はない．また，PAD に対するバイパス術後の予後にも低アルブミン血症が関連するという報告もある[86,87]．同様に EVT 後の予後にも低栄養が関連する[88]と報告されている．しかし，これら血行再建術に栄養介入を行うことによる術後成績改善の報告はない．

まとめ

透析療法の有無に限らず低栄養自体が動脈硬化のリスク因子であり，PAD を合併する透析患者の低栄養に対しては，積極的に栄養改善を図ることが重要である．さらに，透析患者には CKD に特有の電解質異常やミネラル代謝異常を合併しており，より細かな栄養管理が必要となる．しかし，低栄養や代謝異常に対する介入が重症化予防や予後改善をもたらすかどうかはまだエビデンスに乏しく，今後の研究成果が待たれる．

CQ 21

足病変を有する透析患者への抗血小板薬投与は有用か？

回答と推奨

推奨文	推奨の強さ	エビデンスの確実性
● PAD を背景とした足病を有する透析患者への抗血小板薬投与を考慮する.	2	B

背景・目的

PAD 患者は動脈硬化に関連した心筋梗塞，脳梗塞などの polyvascular disease（多血管病）を合併しやすく，生命予後にも影響を及ぼすため，危険因子や併存疾患に対する薬物療法は重要である．PAD を有する透析患者に対して，抗血小板薬，血管拡張薬などの経口薬，点滴薬が臨床現場で使用されているが，明確なエビデンスはないものが多い．本 CQ では，PAD を有する透析患者に対する薬物治療の有効性について論じる．

解説

PAD 患者への抗血小板薬アスピリン，クロピドグレル，およびシロスタゾールの投与効果については，下肢血行再建術の大切断の減少[89]や，最大歩行距離の改善[90, 91]などがシステマティックレビューやメタアナリシスによる検討で認められている．また，抗凝固薬リバーロキサバンとアスピリンの併用療法はアスピリン単独療法と比べて，RCT にて下肢切断率，血行再建術が低下した[92]．このように，一般的には PAD 患者への抗血小板薬・抗凝固薬投与は有用である．しかし，PAD を有する透析患者への抗血小板薬の効果に関して RCT はなく，エビデンスレベルの高い研究は皆無であった．

PAD に対し EVT を受けた透析患者 193 例に対し，シロスタゾール投与の有無で 2 群に分け傾向スコア解析でマッチさせた検討[93]では，シロスタゾールは再狭窄の予防に有益な効果を示し（58.4 vs. 34.7%，HR 0.47，95%CI 0.30～0.75，$p=0.0017$），多変量 Cox 解析では再狭窄の予防の独立した予測因子となった（HR 0.50，95%CI 0.26～0.87，$p=0.014$）．また，シロスタゾールの投与は，PAD を有する透析患者の EVT 後の主要心血管有害事象（MACE）および脳卒中の予防を含む長期的な臨床転帰を改善させた[94]．このように，PAD を有する透析患者に対するシロスタゾール投与は，EVT 後再狭窄予防および心血管疾患の予防効果が期待される．一方で，シロスタゾールは，心不全や冠動脈病変を有する患者には慎重投与とされていることに留意する必要がある．

セロトニン 5-HT$_{2A}$ 受容体選択拮抗薬サルポグレラートとシロスタゾールを用いて，透析患者を対象に SPP を指標として前向き比較試験を行った結果，6 ヵ月投与後サルポグレラートはシ

ロスタゾールと同様に SPP を約 15 mmHg 増加させ，心拍数には影響を与えなかった[95]．

プロスタグランジン I_2（PGI_2）の誘導体ベラプロストの効果について，PAD を有する透析患者を対象に検討した多施設共同試験では，ベラプロストは PAD 患者の SPP を有意に改善することが明らかとなり，サルポグレラートと同様に心拍数に影響を与えなかった[96]．

まとめ

症候性 PAD に対する抗血小板薬は高いエビデンスレベルで推奨されており，透析患者であっても，症候性 PAD に対して抗血小板薬投与を考慮すべきである．ただし，透析患者に限ったエビデンスレベルの高いデータはないこと，および，抗血小板薬の投与にあたっては出血性合併症のリスクも考慮したうえで行う必要があることから，推奨の強さは「2」とした．

CQ 22

PAD を有する透析患者に対する血圧管理は下肢動脈病変の重症化予防に有用か？

回答と推奨

推奨文	推奨の強さ	エビデンスの確実性
● PAD を有する透析患者に対する重症化予防策として，透析関連低血圧に留意した血圧管理を提案する．	2	C

背景・目的

　透析患者は間歇的な体液や溶質除去を余儀なくされるため，透析中およびその前後での血圧変動が大きい．また，しばしば発生する透析後半の急激な血圧低下に対して下肢挙上を行うことがあるが，この処置が下肢の虚血をさらに悪化させることとなる．このような透析患者の血圧変動に対して適切に管理を行うことが足病の発症や重症化の予防に寄与するか否かは極めて重要な問題である．

解説

a. 透析患者の「適切な血圧」とは

　血液透析患者に対する画一的な血圧管理指標の設定について，American College of Cardiology（ACC）/American Heart Association（AHA）2017 高血圧治療ガイドライン [97] や米国合同委員会（Joint National Committee：JNC）[8][98] では言及されていない．2019 高血圧ガイドライン [99] のなかでも，「血液透析患者では，透析開始時収縮期血圧と全死亡率などのハードアウトカムの間に U 字関係があり，最小リスクは 160 mmHg 程度の高い位置にある．また，透析施行中の血圧低下もハードアウトカムに関与しているため，家庭血圧も参考にして個々に管理目標を定めるのが現実的である」と言及されているように，透析患者の血圧に関しては，各透析間の水分貯留状況や心血管合併症による心機能など様々な要素が影響しており，降圧目標の絶対値設定は困難である．

b. 透析患者の血圧低下の影響

　Kidney Disease Outcome Quality Initiative（K/DOQI）ガイドライン [100] において，透析中の急激な血圧低下とは「透析中に収縮期血圧が 20 mmHg 以上あるいは症状を伴って平均血圧が 10 mmHg 以上低下する場合」と定義されている．血圧低下に伴う臓器・組織灌流障害により致命的な合併症が発症することが指摘されており，また Shoji らの観察研究でも，透析中の急激な血圧低下（収縮期血圧 30 mmHg 以上）や透析終了後の起立性低血圧は予後不良と相関すると報告

されている[101~103].

c. 透析患者の下肢動脈病変重症化に対する血圧管理の方向性

透析中の血圧低下はPADなど下肢血流障害のリスクを増加させる[104]. さらに，重症化を回避するためにも透析関連低血圧（dialysis-related hypotension：DRH）を避けることが重要である.

d. 透析関連低血圧（DRH）

DRHは「常時低血圧」と「発作型低血圧」に分類される. 常時低血圧とは，透析とは関係なく常に血圧が100mmHg未満となる状況を指す. また，発作型低血圧には，透析中の血圧低下である「透析低血圧（intradialytic hypotension：IDH）」と透析終了後の起立時に起こる「起立性低血圧」がある. 特に起立性低血圧は，起立時に最低血圧と同等の血圧低下を呈して意識消失や歩行困難・転倒などをきたし，結果として，ADLや生活の質（quality of life：QOL）を大きく損なうなどIDHに匹敵するほどの合併症と認識する必要がある.

e. DRHの原因と対処・治療法

DRHのうち，IDHの最大の要因は日ごとの透析状況（除水量・体重増加量・時間除水量など）であり，まず水分・食事指導が第一となる. また他の要因によるDRHを回避するための対処・検討事項として，長時間透析や各種合併症管理（短期的には貧血，アシドーシスの改善など），交感神経刺激薬の使用，降圧薬の変更，透析中の酸素吸入などがある.

しかし，体重・透析条件の調整のみではコントロール不能な血圧低下や急激な血行動態の変動（血圧・脈拍の上下変動）をきたす際には，薬剤などでの調整だけでなく心血管合併症の有無についても考慮する必要がある. 糖尿病性腎症からの透析症例が増加し続けている現況を踏まえ，動脈硬化・異所性石灰化などによる冠動脈疾患，大動脈弁狭窄症，心房細動を含む不整脈などが血行動態に影響を与える可能性も高く，それらの除外診断を行うことが重要である. 様々な方向からの治療によりDRHを回避することが，心血管合併症や下肢血管病変の進行を抑制し，さらには，患者自身のADL・QOLが維持され予後に良好な影響を与えることが期待される.

まとめ

下肢動脈病変重症化予防には下肢還流圧を維持することが重要である. 特に血圧管理として，降圧目標を設定するのではなく，DRHを避けることが重要である.

CQ 23

足病変を有する透析患者に対してどのような透析療法が有用か？

回答と推奨

推奨文	推奨の強さ	エビデンスの確実性
● 透析低血圧の予防および下肢末梢循環の維持・改善や栄養状態の改善を目的に，生体適合性に優れる透析膜を使用した血液透析や適切に処方された血液透析濾過を提案する．	2	C

背景・目的

　　透析患者では腎代替療法を行うことにより慢性腎不全病態が管理される．一方，この腎代替療法には様々な方法があり，それぞれの治療方法が PAD に与える影響も様々であると推察される．したがって，透析療法自体の足病変に及ぼす影響を考慮することは極めて重要である．また，血液浄化療法のひとつであるアフェレーシス療法において PAD への治療効果が報告されている．

解説

　　現在，わが国で施行される維持透析療法としては，血液透析（hemodialysis：HD），血液濾過（hemofiltration：HF），血液透析濾過（hemodiafiltration：HDF）および腹膜透析（peritoneal dialysis：PD）がある．それぞれの特徴を理解したうえで，通常，患者の年齢や体格，栄養状態，合併症の有無などを勘案し最も適当な透析療法を選択・実施する[105]．しかし，「透析患者の PAD や足病変に対してどのような透析療法が有用か」について，RCT などエビデンスの高い研究はない．そのため日常臨床では，様々な基礎的検討や臨床研究を参考に適当と思われる透析療法を実施しているのが実情である．

　　足病変の発症や進展・増悪を抑制できる透析療法の条件として，①IDH[104] を起こさない，②末梢循環不全を惹起しない，③栄養状態を改善・維持できる，などが想定される．その際の重要な臨床指標として生体適合性や溶質除去性能がある．以下では，それら指標に鑑みながら各透析療法の足病変に対する影響などについて解説する．

　　HD において，透析膜・ダイアライザーの選択は重要である．透析膜は，膜素材の種類・構造や膜面の親水化剤の有無などにより多彩な生体適合性と物質除去効果を有し，生体に様々な影響を及ぼす[106]．特に，毎透析時に起こる透析膜と血液との接触による異物反応は，酸化ストレスやサイトカイン産生などを介して血管内皮障害を惹起する．さらに，腎不全病態下における血液レオロジーの障害[107] や微小循環障害[108] などとの相加・相乗的な影響により PAD は容易に進展し重症化する．

　アクリロニトリル・メタリルスルホン酸ナトリウム共重合体を素材とする AN69®膜は，炎症性サイトカインのひとつであるインターロイキン-6 をポリスルホン（polysulfon：PS）膜に比し有意に減少させた．さらに，血清アルブミン値の上昇など栄養状態を改善し，IDH の頻度も減少させた [109]．また，日本透析医学会が提唱する「特別な機能を持つ血液浄化器（S 型）」[110] に分類されるポリメチルメタクリレート（polymethyl methacrylate：PMMA）膜は，炎症性サイトカインなどの中～大分子溶質の吸着除去により，高齢患者の体重維持に有効であることや，PS 膜使用時に比して死亡率を有意に低下させることが示された [111]．ビタミン E 固定化 PS（vitamin E-bonded polysulfone：VE-PS）膜では IDH 発症頻度が低いことが示され [112]，酸化ストレス抑制作用などを介した PAD の発症・進展への予防効果が期待される．

　PMMA 膜と同じ S 型に分類されるエチレン-ビニルアルコール共重合体膜ダイアライザーは，血小板活性化や好中球からの活性酸素種産生を抑制することや，患者の微小循環動態に及ぼす影響の少ないことが報告されていた [110]．しかし，現在（2021 年 5 月時点）では，製造・販売を終了しており使用できない．

　HDF は HD と HF の利点を有する透析療法である．すなわち，低分子量物質だけでなくサイトカインなど低分子タンパクも効率的に除去できる一方で循環動態への影響が少ない特徴を持つ．日本ではオンライン HDF（O-HDF）が広く普及しており，特に大量前希釈 O-HDF は HD に比して予後がよいことが報告されている [113]．足病患者においては，透析中の循環動態の安定と炎症反応物質などの除去を考慮してヘモダイアフィルターや希釈方法（前・後希釈）・置換液量などの諸条件を設定していくが，「どのような施行条件が動脈硬化や PAD の進展を抑制できるのか」については明らかになっていない．臨床的には，アルブミン漏出量の少ないヘモダイアフィルターを選択し，前希釈で 40L 以上の置換液量が妥当と考えられる．また，間歇補充型 HDF（I-HDF）は透析中に間歇的に補液する方法で，末梢血管の開存維持と血管内への体液移動の促進により血圧や末梢血流を維持できる．そのため，O-HDF で血圧管理が難しい症例に対して考慮される．

　HF は小分子量物質のクリアランスが抑制されるため循環動態への影響は少ない．しかし，継続的に実施している例がほとんどないため，長期的な PAD への有用性は不明である．

　PD では体液量変化や血圧変動が少ないことなど循環動態の安定が得られるが，「PD 処方の違いによる PAD への影響」については明らかではない．また，HD と比較した PAD の罹患頻度についても一定した見解はない．一方，PD の継続によって引き起こされる低アルブミン血症，慢性炎症，透析効率の低下や残存腎機能の低下などが動脈硬化の進展に影響している可能性はある [114]．

　血液浄化療法である LDL アフェレーシス治療（LDL-A）は PAD の治療手段のひとつであり，高コレステロール血症を伴い膝窩動脈以下の閉塞や広範な閉塞病変を有する難治性 PAD 患者に対して適用となる．日本で主に行われる LDL-A は，分離した全血漿から LDL-コレステロール（LDL-C）を含む成分を選択的に吸着・除去する方法であり，一連につき 3 ヵ月間に限って 10 回を限度として実施される．微小循環障害の改善や抗動脈硬化作用，抗炎症作用などの臨床効果が報告されており [115]，短期的には創傷治癒の促進や血行再建後の再閉塞抑制などにより重症化を予防すると推察される．実際，血管内治療後に LDL-A を週 2 回合計 4 回実施することで再狭窄および大切断の頻度が有意に改善した [116]．さらに，長期的な LDL-A の効果として側副血行路の発達や他の心血管系合併症の発症抑制なども期待できる．

　全血液をカラムに直接灌流し血中 LDL-C およびフィブリノーゲンを選択的に吸着除去する吸

着型血液浄化器の検証的治験が行われ，透析患者の難治性潰瘍に対して良好な結果が得られた．2021年3月に保険収載されたが，保険適用は「血行再建術不適応な潰瘍を有する閉塞性動脈硬化症患者（フォンテインⅣ度）」である．コレステロール値の制限はないが，原則として一連につき3ヵ月間に限って24回を限度として算定する．なお，日本フットケア・足病医学会が吸着型血液浄化器を適正に使用するための指針を作成しており[117]，その遵守が望まれる．

まとめ

　足病変の発症や進展・増悪を抑制できる透析療法の条件は，①IDHを起こさない，②末梢循環不全を惹起しない，③栄養状態を改善・維持できる，などである．それらを考慮すれば，HDでは生体適合性に優れたAN69®膜やPMMA膜，VE-PS膜ダイアライザーの使用が提案される．また，アルブミン漏出の少ないヘモダイアフィルターとHFに近い大量置換液で実施するO-HDFやI-HDFは有用である可能性がある．

CQ 24

足病変を有する透析患者に対して血行再建術は有用か？

回答と推奨

推奨文	推奨の強さ	エビデンスの確実性
● 足病変を有する透析患者に対して，血行再建術（EVT，バイパス術）を施行することを推奨する．	1	A
● 足病変を有する透析患者に対する血行再建術の選択（EVT もしくはバイパス術）は，個々の患者全身リスクや足病変の重症度，および動脈病変の複雑性の 3 要因を勘案して行うことを提案する．	2	C

背景・目的

　血行再建術は，透析患者に合併した CLTI に対しても，大切断回避を目的に第一に検討されるべき治療法である．しかし，透析患者の足病変は，石灰化病変を高頻度に有し，また病変分布も下肢末梢に多く，治療に難渋することも少なくない．血行再建術の種類（EVT もしくは外科的バイパス術）および施行の可否は，透析患者個々の病態を考慮し検討する必要がある．

解説

　RCT にて，透析患者に合併した CLTI に対する血行再建術群と非血行再建術群の直接比較の報告はないが，以下に記述するとおり，各血行再建術（EVT，外科的バイパス術）後の生命予後は，CLTI の自然歴［非血行再建術（保存的治療）］に比較して成績が良好であった．また，CLTI（安静時下肢痛・潰瘍壊疽）を対象とした血行再建術群と非血行再建術群を比較したレジストリ研究では，①大切断回避下生存率（amputation-free survival：AFS）は非血行再建術群と比較して血行再建術群で良好，②交互作用解析にて虚血性潰瘍・壊死を有する患者群において血行再建術群が生命予後良好，③全母集団解析にて血行再建術群による患者 QOL 改善を認めた．以上の研究結果より足病変（虚血性潰瘍/壊疽）を有する透析患者に対して血行再建術は有用である可能性が高い．

　Trans-Atlantic Inter-Society Consensus（TASC）Ⅱでは重症下肢虚血における 1 年自然歴は，死亡率が 25％，大切断率が 30％と報告されている[29]．つまり 1 年での AFS は 45％である．こちらの報告における透析患者の頻度は不明であるが，透析患者の予後は非透析患者より不良であることは明白な事実であり，透析患者における 1 年 AFS は 45％以下であることが予想される．一方で足病変を有する透析患者に対する外科的バイパス術成績[53, 118~124]や EVT 成績[125~129]は許容可能と報告されている．CLTI（安静時下肢痛・潰瘍壊疽）を対象とした血行再建術群と非血行再建術群を比較した PRIORITY レジストリでは[130]，透析患者の占める割合が血行再建術群

で45%，非血行再建術群では26%であった．生命予後の比較では，1年生存率は血行再建術で55.9%，非血行再建術群で51.0%であり，2群間に有意差は認めなかった．しかし，1年AFSは血行再建術群で44.3%，非血行再建術群で36.8%であり，有意差を認めた．交互作用解析で，透析症例における交互作用は認めず血行再建術の有無による予後の差は認めない一方で，虚血性潰瘍/壊死を有する症例において，血行再建術による生命予後への交互作用が認められた．また，EQ-VAS/EQ-5Dを用いたQOL評価にて，血行再建術群でQOL改善を認めた．以上の結果より，全身状態が各血行再建術に耐容性があれば，足病変（虚血性潰瘍・壊疽）を有する透析患者に対し大切断回避目的での積極的血行再建術が望ましいと考えられる．近年報告された透析vs.非透析症例に対する血行再建術後治療成績比較のメタアナリシスでは，外科的バイパス術は透析の有無により開存率成績に差は認めないが（EVTでは非透析症例に比し透析症例での一次開存率は低い），いずれのアウトカム（死亡・切断・AFS）も非透析症例に比較して透析症例では血行再建術（EVT・外科的バイパス術いずれも）後成績は不良であった[131]．

　一方で併存疾患の多い足病変を有する透析患者に対する血行再建術（EVT vs. 外科的バイパス術）をいかに選択するかも実臨床現場での問題である．元来血行再建術の手法は，①予測される生命予後と，②自家静脈の有無により決定することが推奨されている[29]．維持透析例を約半数含む日本の多施設臨床研究によると，足部創傷が重症なCLTI（広範組織欠損や高度感染例など）はバイパス術に向いている一方，腎不全，貧血，糖尿病などを含む全身リスクの高いCLTIはEVTに向いていることが示されている[132]．2022年に発表された日本の末梢動脈疾患ガイドラインでは，CLTI一般に，全身リスクが高い症例には血管内治療が推奨され，全身リスクが標準的な症例については，足部創傷の重症度が高く，かつ，動脈病変の複雑性が高いほどバイパス手術向きであるとされている[32]．透析患者に対するEVTと外科的バイパス術を登録したレジストリ研究からは，2年生命予後予測因子は，①年齢（75歳以上），②壁運動低下［ejection fraction（EF）<50%］，③血清アルブミン値<3.0 g/dLであった．また，これらの因子を2つ以上有する症例においては，2年での生命予後は50%未満であり，より外科的バイパス術の恩恵を受けにくい母集団と考えられた[133]．2021年に報告された，透析患者に合併したCLTIに対する外科的バイパス術とEVTの予後比較に関するメタアナリシスでは，1年時点での両血行再建術後の1年生命予後に差は認めなかった[134]．

まとめ

　足病変（虚血性潰瘍・壊疽）を有する透析患者に対して血行再建術が有用である可能性は高く，治療適応については積極的に検討する必要がある．しかしながら，EVTとバイパス術のどちらの治療法が望ましいかのエビデンスは乏しく，患者全身リスク・足病変重症度・動脈病変の複雑性について個々の症例ごとに検討したうえで適切な血行再建方法の選択が必要となる．

文献（4 章）

1) 菊地　勘．透析患者における末梢動脈疾患の管理および下肢血流評価に関するアンケート．日本フットケア・足病医会誌 2017; **15**(4): 167-172.

2) 沼尻陽子．透析患者の下肢病変に早期介入を行ったフットケアチーム 3 年間の治療成績．埼玉透析医会誌 2014; **3**(1): 102-105.

3) 愛甲美穂ほか．透析患者における末梢動脈疾患-リスク分類（鎌倉分類）を用いたフットケア介入による重症下肢虚血進展防止に対する有用性．透析会誌 2016; **49**(3): 219-224.

4) Wilson B, et al. Implementation of a foot assessment program in a regional satellite hemodialysis setting. CANNT J 2013; **23**(2): 41-47.

5) 大浦紀彦ほか．下肢末梢動脈疾患指導管理加算の意義と透析施設の留意点．日本フットケア会誌 2017; **15**(4): 155-159.

6) 大江真琴ほか．第 7 章足のアセスメントと検査―アセスメントの目的と系統的評価方法．フットケアと足病変治療ガイドブック，第 3 版，日本フットケア学会，医学書院，2017: p.39.

7) 平方秀樹ほか．血液透析患者における心血管合併症の評価と治療に関するガイドライン　第 8 章　末梢動脈疾患．透析会誌 2011; **44**(5): 412-415.

8) 小林圭一ほか．フレイル予防へのアプローチ―ナカツジ・フットケア・プログラム（NFP）効果の検証．奈良医師会透析会誌 2020; **25**(1): 23-28.

9) Dorothea E. Orem／小野寺杜紀．オレム看護論―看護実践における基本概念，第 3 版，医学書院，2001: p.4, 149.

10) 原　元子ほか．血液透析患者のフットケアへの意識に関する実態調査．富山大看誌 2007; **6**(2): 57-64.

11) 高山かおるほか．高齢者のセルフケアにおけるフットケアの実態．日本フットケア会誌 2013; **11**(2): 77-82.

12) Kaminski MR, et al. Risk factors for foot ulceration and lower extremity amputation in adults with end-stage renal disease on dialysis: a systematic review and meta-analysis. Nephrol Dial Transplant 2015; **30**(10): 1747-1766.

13) Ndip A, et al. Diabetic foot disease in people with advanced nephropathy and those on renal dialysis. Curr Diab Rep 2010; **10**(4): 283-290.

14) Locking-Cusolito H, et al. Prevalence of risk factors predisposing to foot problems in patients on hemodialysis. Nephrol Nurs J 2005; **32**(4): 373-384.

15) Lavery LA, et al.: Diabetic foot prevention: a neglected opportunity in high-risk patients. Diabetes Care 2010; **33**(7): 1460-1462.

16) McMurray SD, et al. Diabetes education and care management significantly improve patient outcomes in the dialysis unit. Am J Kidney Dis 2002; **40**(3): 566-575.

17) Game FL, et al. Temporal association between the incidence of foot ulceration and the start of dialysis in diabetes mellitus. Nephrol Dial Transplant 2006; **21**(11): 3207-3210.

18) Okamoto K, et al. Peripheral arterial occlusive disease is more prevalent in patients with hemodialysis: comparison with the findings multidetector-row computed tomography. Am J Kidney Dis 2006; **48**: 269-276.

19) Leskinen Y, et al. The prevalence of peripheral arterial disease and medial arterial calcification in patients with chronic renal failure: requirements for diagnostics. Am J Kidney Dis 2002; **40**(3): 472-479.

20) O'Hare AM, et al. Lower-extremity peripheral arterial disease among patients with end-stage renal disease. J Am Soc Nephrol 2001; **12**: 2838-2847.

21) Fishbane S, et al. Ankle-arm blood pressure index as a predictor of mortality in hemodialysis patients. Am J Kidney Dis 1996; **27**: 668-672.

22) Ohtake T, et al. Impact of lower limbs' arterial calcification on the prevalence and severity of PAD in patients on hemodialysis. J Vasc Surg 2011; **53**: 676-683.

23) 小林修三．透析患者における末梢動脈疾患．日本下肢救済足病会誌 2009; **1**: 41-46.

24) 高野真理ほか．血液透析患者における ankle-brachial blood pressure index（ABI）が生命予後および死因に与える影響．透析会誌 2012; **45**: 157-162.

25) Kuwahara M, et al. Rate of ankle-brachial index decline predicts cardiovascular mortality in hemodialysis patients. Ther Apher Dial 2014; **18**(1): 9-18.

26) Takahara M, et al. On behalf of the SPINACH study investigators. Absence of preceding intermittent claudication and its associated clinical freatures in patients with critical limb ischemia. J Atheroscler Thromb 2015; **22**: 718-725.

27) Otsubo S, et al. Association of peripheral artery disease and long-term mortality in hemodialysis patients. Int Urol Nephrol 2012; **44**(2): 569-573.

28） 厚生労働省 2016　保医発 0304 第 2 号.
https://www.mhlw.go.jp/file/06-Seisakujouhou-12400000-Hokenkyoku/0000114882.pdf［2022 年 7 月 15 日閲覧］

29） Norgren L, et al. Inter-Society Consensus for the Management of Peripheral Arterial Disease (TASC II). J Vasc Surg 2007; **45**: S5-S67.

30） 日本透析医学会. 血液透析患者における心血管合併症の評価と治療に関するガイドライン 2011. 透析会誌 2011; **44**(5): 337-425.

31） 心血管疾患におけるリハビリテーションに関するガイドライン（2012 年改訂版）.
https://www.jacr.jp/pdf/RH_JCS2012_nohara_h_2015.01.14.pdf［2022 年 7 月 15 日閲覧］

32） 日本循環器学会/日本血管外科学会. 末梢動脈疾患ガイドライン（2022 年改訂版）.
https://www.j-circ.or.jp/cms/wp-content/uploads/2022/03/JCS2022_Azuma.pdf［2022 年 7 月 15 日閲覧］

33） Marie DG, et al. 2016 AHA/ACC Guideline on the management of patients with lower extremity peripheral artery disease: Executive summary: a report of the American College of Cardiology / American Heart Association Task Force on Clinical Practice Guidelines. Circulation 2017; **135**(12): e686-e725.

34） Adragao T, et al. Ankle-brachial index, vascular calcifications and mortality in dialysis patients. Nephrol Dial Transplant 2012; **27**(1): 318-325.

35） Abe T, et al. Changes in the ankle-brachial blood pressure index among hemodialysis patients. Renal Replacement Therapy 2016; **2**: 40.

36） 安部貴之ほか. 透析患者の末梢動脈疾患に対する ABI（ankle brachial pressure index），SPP（skin perfusion pressure）の有用性. 透析会誌 2016; **49**: 669-676.

37） Ogata H, et al. Detection of peripheral artery disease by duplex ultrasonography among hemodialysis patients. Clin J Am Soc Nephrol 2010; **5**: 2199-2206.

38） Otani Y, et al. Effects of the ankle-brachial blood pressure index and skin perfusion pressure on mortality in hemodialysis patients. Intern Med 2013; **52**(21): 2417-2421.

39） Wukich DK, et al. Noninvasive arterial testing in patients with diabetes: a guide for foot and ankle surgeons. Foot Ankle Int 2015; **36**(12): 1391-1399.

40） Matsuzawa R, et al. Clinical characteristics of patients on hemodialysis with peripheral arterial disease. Angiology 2015; **66**(10): 911-917.

41） Kondo Y, et al. Laser Doppler skin perfusion pressure in the diagnosis of limb ischemia in patients with diabetes mellitus and/or hemodialysis. Int Angiol 2007; **26**(3): 258-261.

42） Ishii T, et al. Laser Doppler blood flowmeter as a useful instrument for the early detection of lower extremity peripheral arterial disease in hemodialysis patients: an observational study. BMC Nephrol 2019; **20**(1): 470.

43） 重松邦広ほか. 皮膚組織灌流圧. 脈管学 2005; **5**: 294-298.

44） Adera HM, et al. Prediction of amputation wound healing with skin perfusion pressure. J Vasc Surg 1995; **21**: 823-828.

45） Castronuovo JJ Jr, et al. Skin perfusion pressure measurement is valuable in the diagnosis of critical limb ischemia. J Vasc Surg 1997; **26**: 629-637.

46） Kitaura K, et al. Assessment of peripheral arterial disease of lower limbs with ultrasonography and ankle brachial index at the initiation of hemodialysis. Ren Fail 2009; **31**(9): 785-790.

47） 吉田絢耶ほか. PAD 初期病変検出における足関節部ドプラ血流波形解析の有用性. 透析会誌 2021; **54**(2): 89-92.

48） Benhamou Y, et al. Transcutaneous oxymetry as predictive test of peripheral vascular revascularization in haemodialysis population. Nephrol Dial Transplant 2012; **27**(5): 2066-2069.

49） 武安美希子ほか. 末梢動脈疾患における日常的血流評価の有用性の検討. 日血浄化技会誌 2018; **26**(2): 245-247.

50） 村上卓也ほか. 入院透析患者の ADL 低下は生命予後予測因子である. 透析会誌 2014; **47**: 129-136.

51） Matsuzawa R, et al. Decline in the functional status and mortality in patients on hemodialysis: results from the Japan Dialysis Outcome and Practice Patterns Study. J Ren Nutr 2019; **29**: 504-510.

52） 塚原秀樹ほか. 透析患者のリハビリテーション介入効果と生命予後. Jpn J Rehabil Med 2014; **51**: 716-723.

53） Kodama A, et al. Clinical outcomes after infrainguinal bypass grafting for critical limb ischaemia in patients with dialysis-dependent end-stage renal failure. Eur J Vasc Endovasc Surg 2014; **48**: 695-702.

54） Padilla J, et al. Physical functioning in patients with chronic kidney disease. J Nephrol 2008; **21**: 550-559.

55） Capitanini A, et al. Effects of exercise training on exercise aerobic capacity and quality of life in hemodialysis patients. J Nephrol 2008; **21**: 738-743.

56） Ouzouni S, et al. Effects of intradialytic exercise training on health-related quality of life indices in haemodialysis patients. Clin Rehabil 2009; **23**: 53-63.

57） Greenwood SA, et al. Effect of exercise training on estimated GFR, vascular health, and cardiorespiratory fitness in patients with CKD: a pilot randomized controlled trial. Am J Kidney Dis 2015; **65**: 425-434.

58） Sietsema KE, et al. Exercise capacity as a predictor of survival among ambulatory patients with end-stage renal disease. Kidney Int 2004; **65**: 719-724.

59） McDonald MA, et al. A randomized pilot trial of remote ischemic preconditioning in heart failure with reduced ejection fraction. PLoS One 2014; **9**: e105361.

60） Parmenter BJ, et al. Exercise training for management of peripheral arterial disease: a systematic review and meta-analysis. Sports Med 2015; **45**: 231-244.

61） 日本腎臓リハビリテーション学会．腎臓リハビリテーションガイドライン，南江堂，2018.

62） More KM, et al. A location-based objective assessment of physical activity and sedentary behavior in ambulatory hemodialysis patients. Can J Kidney Health Dis 2019; **6**: 2054358119872967.

63） Sheng K, et al. Intradialytic exercise in hemodialysis patients: a systematic review and meta-analysis. Am J Nephrol 2014; **40**: 478-490.

64） Zhang F, et al. Effect of intradialytic progressive resistance exercise on physical fitness and quality of life in maintenance haemodialysis patients. Nurs Open 2020; **7**: 1945-1953.

65） Cooke AB, et al. The impact of intradialytic pedaling exercise on arterial stiffness: a pilot randomized controlled trial in a hemodialysis population. Am J Hypertens 2018; **31**: 458-466.

66） Flahr D. The effect of nonweight-bearing exercise and protocol adherence on diabetic foot ulcer healing: a pilot study. Ostomy Wound Manage 2010; **56**: 40-50.

67） Fang HY, et al. A comparison of intradialytic versus out-of-clinic exercise training programs for hemodialysis patients. Blood Purif 2020; **49**: 151-157.

68） Wang XX, et al. Motivators for and barriers to exercise rehabilitation in hemodialysis centers: a multicenter cross-sectional survey. Am J Phys Med Rehabil 2020; **99**: 424-429.

69） Serizawa F, et al. Mortality rates and walking ability transition after lower limb major amputation in hemodialysis patients. J Vasc Surg 2016; **64**: 1018-1025.

70） Arneja AS, et al. Functional outcomes of patients with amputation receiving chronic dialysis for end-stage renal disease. Am J Phys Med Rehabil 2015; **94**: 257-268.

71） Kahm K, et al. Health care costs associated with incident complications in patients with type 2 diabetes in Germany. Diabetes Care 2018; **41**: 971-978.

72） Sarnak MJ, et al. Kidney disease as a risk factor for development of cardiovascular disease: a statement from the American Heart Association Councils on Kidney in Cardiovascular Disease, High Blood Pressure Research, Clinical Cardiology, and Epidemiology and Prevention. Circulation 2003; **108**(17): 2154-2169.

73） Thomas J, et al. Nutritional status of patients admitted to a metropolitan tertiary care vascular surgery unit. Asia Pac J Clin Nutr 2019; **28**: 64-71.

74） Melamed ML, et al. Serum 25-Hydroxyvitamin D levels and the prevalence of peripheral arterial disease. Arter Thromb Vasc Biol 2008; **28**: 1179-1185.

75） Nsengiyumva V, et al. The association of circulating 25-hydroxyvitamin D concentration with peripheral arterial disease: A meta-analysis of observational studies. Atherosclerosis 2015; **243**: 645-651.

76） Chua GT, et al. Vitamin D status and peripheral arterial disease: Evidence so far. Vasc Health Risk Manag 2011; **7**: 671-675.

77） Shea MK, et al. Vitamin K status and vascular calcification: Evidence from observational and clinical studies. Adv Nutr 2012; **3**: 158-165.

78） Patricia F, et al. Plasma amino acid profile and L-arginine uptake in red blood cells from malnourished uremic patients. J Ren Nutr 2006; **16**: 325-331.

79） Ohtake T, et al. Lanthanum carbonate delays progression of coronary artery calcification compared with calcium-based phosphate binders in patients on hemodialysis: a pilot study. J Cardiovasc Pharmacol Ther 2013; **18**: 439 446.

80） 日本透析医学会．慢性腎臓病に伴う骨・ミネラル代謝異常の診療ガイドライン．透析会誌 2012; **45**: 301-356.

81） Sakaguchi Y, et al. A randomized trial of magnesium oxide and oral carbon adsorbent for coronary artery calcification in predialysis CKD. J Am Soc Nephrol 2019; **30**: 1073-1085.

82） Tzanakis IP, et al. Magnesium retards the progress of the arterial calcifications in hemodialysis patients: a pilot study. Int Urol Nephrol 2014; **46**: 2199-2205.

83） Tsai HJ, et al. Association between albumin and C-reactive protein and ankle-brachial index in haemodialysis. Nephrology 2018; **23**(Suppl 4): 5-10.

84） Hsu SR, et al. Risk factors of accelerated progression of peripheral artery disease in hemodialysis. Kaohsiung J Med Sci 2013; **29**: 82-87.

85） Tian SL, et al. Increased prevalence of peripheral arterial disease in patients with obese sarcopenia undergoing hemodialysis. Exp Ther Med 2018; **15**: 5148-5152.

86） Peacock MR, et al. Hypoalbuminemia predicts perioperative morbidity and mortality after infrainguinal lower extremity bypass for critical limb ischemia. Ann Vasc Surg 2017; **41**: 169-175.

87）Azuma N, et al. Recent progress of bypass surgery to the dialysis-dependent patients with critical limb ischemia. Ann Vasc Dis 2017; **10**(3): 178-184.

88）Wang P, et al. Endovascular treatment of hemodialysis-induced lower limb artery ischemia: retrospective analysis from a single center. Ann Palliat Med 2021; **10**: 4661-4669.

89）Katsanos K, et al. Comparative efficacy and safety of different antiplatelet agents for prevention of major cardiovascular events and leg amputations in patients with peripheral arterial disease: a systematic review and network meta-analysis. PLoS One 2015; **10**: e0135692.

90）Paul DT, et al. Meta-analysis of results from eight randomized, placebo-controlled trials on the effect of cilostazol on patients with intermittent claudication. Am J Cardiol 2002; **90**: 1314-1319.

91）Judith GR, et al. Effect of cilostazol on treadmill walking, community-based walking ability, and health-related quality of life in patients with intermittent claudication due to peripheral arterial disease: meta-analysis of six randomized controlled trials. J Am Geriatr Soc 2002; **50**: 1939-1946.

92）Anand SS, et al. Major adverse limb events and mortality in patients with peripheral artery disease: The COMPASS Trial. J Am Coll Cardiol 2018; **71**(20): 2306-2315.

93）Ishii H, et al. Cilostazol improves long-term patency after percutaneous transluminal angioplasty in hemodialysis patients with peripheral artery disease. Clin J Am Soc Nephrol 2008; **3**: 1034-1040.

94）Ishii H, et al. Treatment with cilostazol improves clinical outcome after endovascular therapy in hemodialysis patients with peripheral artery disease. J Cardiol 2016; **67**(2): 199-204.

95）Hidaka S, et al. Sarpogrerate hydrochloride, a selective 5-HT(2A) receptor antagonist, improves skin perfusion pressure of the lower extremities in hemodialysis patients with peripheral arterial disease. Ren Fail 2013; **35**: 43-48.

96）Ohtake T, et al. Randomized pilot trial between prostaglandin I2 analog and anti-platelet drugs on peripheral arterial disease in hemodialysis patients. Ther Apher Dial 2014; **18**: 1-8.

97）Whelton PK, et al. 2017 ACC/AHA/AAPA/ ABC/ACPM/AGS/APhA/ASH/ASPC/NMA/PCNA Guideline for the Prevention, Detection, Evaluation, and Management of High Blood Pressure in Adults: A Report of the American College of Cardiology/ American Heart Association Task Force on Clinical Practice Guidelines. J Am Coll Cardiol 2018; **71**(19): 2199-2269.

98）James PA, et al. 2014 Evidence-based guideline for the management of high blood pressure in adults: report from the panel members appointed the Eighth Joint National Committee (JNC 8). JAMA 2014; **311**(5): 507-520.

99）日本高血圧学会．高血圧治療ガイドライン 2019，2019.

100）Shaldon S. What clinical insights from the early days of dialysis are being overlooked today? Semin Dial 2005; **18**: 18-19.

101）Shoji T, et al. Hemodialysis-associated hypotension as an independent risk factor for two-year mortality in hemodialysis patients. Kidney Int 2004; **66**: 1212-1220.

102）Inrig JK, et al. Association of intradialytic blood pressure changes with hospitalization and mortality rates in prevalent ESRD patients. Kidney Int 2007; **71**: 454-461.

103）勝二達也ほか．透析低血圧と生命予後—多施設前向き共同研究．透析会誌 2003; **36**: 181.

104）Matsuura R, et al. Intradialytic hypotension is an important risk factor for critical limb ischemia in patients on hemodialysis. BMC Nephrol 2019; **20**(1): 473.

105）日本透析医学会．維持血液透析ガイドライン—血液透析処方．透析会誌 2013; **46**: 587-632.

106）Takemoto Y, et al. Biocompatibility of the dialysis membrane. Contrib Nephrol 2011; **168**: 139-145.

107）Kobayashi S, et al. Increased leukocyte aggregates are associated with atherosclerosis in patients with hemodialysis. Hemodial Int 2009; **13**: 286-292.

108）Sato M, et al. Effects of vitamin supplementation on microcirculatory disturbance in hemodialysis patients without peripheral arterial disease. Clin Nephrol 2003; **60**: 28-34.

109）Furuta M, et al. A crossover study of the acrylonitrile-co-methallyl sulfonate and polysulfone membranes for elderly hemodialysis patients: the effect on hemodynamic, nutritional, and inflammatory conditions. ASAIO J 2011; **57**: 293-299.

110）川西秀樹ほか．血液浄化器（中空糸型）の機能分類 2013．透析会誌 2013; **46**: 501-506.

111）Abe M, et al. Effect of dialyzer membrane materials on survival in chronic hemodialysis patients: results from the annual survey of the Japanese Nationwide Dialysis Registry. PLoS One 2017; **12**: e0184424.

112）Koremoto M, et al. Improvement of intradialytic hypotension in diabetic hemodialysis patients using vitamin E-bonded polysulfone membrane dialyzers. Artif Organs 2012; **36**: 901-910.

113）Kikuchi K, et al. Predilution online hemodiafiltration is associated with improved survival compared with hemodialysis Kidney Int 2019; **95**: 929-938.

114）Liu JH, et al. Subclinical peripheral artery disease in patients undergoing peritoneal dialysis: risk factors and outcome. Perit Dial Int 2009; **29**: 64-71.

115）　Kobayashi S. Applications of LDL-apheresis in nephrology. Clin Exp Nephrol 2008; **12**: 9-15.

116）　Ohtake T, et al. Beneficial effect of endovascular therapy and low-density lipoprotein apheresis combined treatment in hemodialysis patients with critical limb ischemia due to below-knee arterial lesions. Ther Apher Dial 2016; **20**: 661-667.

117）　日本フットケア・足病医学会．閉塞性動脈硬化症の潰瘍治療における吸着型血液浄化器に関する適性使用指針，第 1 版．
https://jfcpm.org/docs/oshirase/kaiyouchiryou_20210225.pdf［2022 年 7 月 15 日閲覧］

118）　Meyerson SL, et al. Long-term results justify autogenous infrainguinal bypass grafting in patients with end-stage renal failure. J Vasc Surg 2001; **34**: 27-33.

119）　Peltonen S, et al. Outcome of infrainguinal bypass surgery for critical leg ischaemia in patients with chronic renal failure. Eur J Vasc Endovasc Surg 1998; **15**: 122-127.

120）　Nicholas GG, et al. Infrainguinal bypass in patients with end-stage renal disease: survival and ambulation. Vasc Surg 2000; **34**: 147-156.

121）　Cox MH, et al. Contemporary analysis of outcomes following lower extremity bypass in patients with endstage renal disease. Ann Vasc Surg 2001; **15**: 374-382.

122）　Lantis JC, et al. Infrainguinal bypass grafting in patients with endstage renal disease: improving outcomes? J Vasc Surg 2001; **33**: 1171-1178.

123）　Kimura H, et al. Infrainguinal arterial reconstruction for limb salvage in patients with end-stage renal disease. Eur J Vasc Endovasc Surg 2003; **25**: 29-34.

124）　Kikuchi S, et al. Evaluation of paramalleolar and inframalleolar bypasses in dialysis- and nondialysis-dependent patients with critical limb ischemia. J Vasc Surg 2018; **67**: 826-837.

125）　Nakano M, et al. Prognosis of critical limb ischemia in hemodialysis patients after isolated infrapopliteal balloon angioplasty: results from the Japan below-the-knee artery treatment (JBEAT) registry. J Endovasc Ther 2013; **20**: 113-124.

126）　Kawarada O, et al. Impact of end-stage renal disease in patients with critical limb ischaemia undergoing infrapopliteal intervention. EuroIntervention 2014; **10**: 753-760.

127）　Davies MG, et al. Outcomes of isolated Tibial endovascular interventions for tissue loss in CLI patients on hemodialysis. J Endovasc Ther 2015; **22**: 681-689.

128）　Kumada Y, et al. Clinical outcome after infrapopliteal bypass surgery in chronic hemodialysis patients with critical limb ischemia. J Vasc Surg 2015; **61**: 400-404.

129）　Nakano M, et al. Clinical efficacy of infrapopliteal endovascular procedures for hemodialysis patients with critical limb ischemia. Ann Vasc Surg 2015; **29**: 1225-1234.

130）　Iida O, et al. Prognostic impact of revascularization in poor-risk patients with critical limb ischemia: the PRIORITY Registry (poor-risk patients with and without revascularization therapy for critical limb ischemia). JACC Cardiovasc Interv 2017; **10**: 1147-1157.

131）　Anantha-Narayanan M, et al. Systematic review and meta-analysis of outcomes of lower extremity peripheral arterial interventions in patients with and without chronic kidney disease or end-stage renal disease. J Vasc Surg 2021; **73**: 331-340.

132）　Iida O, et al. Three-Year Outcomes of Surgical Versus Endovascular Revascularization for Critical Limb Ischemia: The SPINACH Study (Surgical Reconstruction Versus Peripheral Intervention in Patients With Critical Limb Ischemia). Circ Cardiovasc Interv 2017; **10**: e005531.

133）　Shiraki T, et al. Comparison of clinical outcomes after surgical and endovascular revascularization in hemodialysis patients with critical limb ischemia. J Atheroscler Thromb 2017; **24**: 621-629.

134）　Dawson DB, et al. End-stage renal disease patients undergoing angioplasty and bypass for critical limb ischemia have worse outcomes compared to non-ESRD patients: systematic review and meta-analysis. Catheter Cardiovasc Interv 2021; **98**(2): 297-307.

第5章

高齢者の足病

はじめに

　高齢者は本邦では 65 歳以上であり，65〜74 歳は前期高齢者といい，75 歳以上は後期高齢者とされる．すでに高齢者の人口割合は 21％を超えており，本邦は超高齢社会となっている[1]．世界と比較しても高齢化率が高く，今後も高齢者の割合は増加していき，高齢者とのかかわりは重要な課題である．

　高齢者の医療を考えるうえで，身体面・心理面の変化を知っておく必要がある．20 年前と比較して 10 年程度の若返りがあり，特に前期高齢者は心身の健康が保たれており，活発な社会活動が可能な人が大多数を占めている[1]．つまり，高齢者とひとくくりにせず，前期高齢者および後期高齢者といったような年齢での区別をある程度行いつつ，実年齢だけではなく社会的，精神的，肉体的健康を含めた総合的な判断が必要である．

　高齢者の下肢では皮膚・腱・筋骨格系や神経系・脈管系において加齢による変化をきたす．まず皮膚には乾燥や萎縮が現れ，バリア機能が落ちてくる．骨や筋肉の萎縮・変形が足部の変形を引き起こすため，胼胝の発生や異常な爪甲の形成，歩行の障害がみられる．加えて，大・小血管の病変や神経機能の低下がみられる．これらが複雑にからみ合っているため，高齢者の医療には専門性が必要になる．また，足部は座位や立位などで荷重がかかる部位であり，膝関節，股関節や脊椎といった他の部位の変化による影響を受ける．それはたとえば高齢になり視力が低下し，腰を曲げることができなければ，足部まで手が届かず自分でケアができないといったことであり，日常診療の現場で多くみられる．

　本章では，まず，疾患に限らず高齢者に起こる足部の問題をあげて，高齢者の足病の原因，特徴を確認する（CQ 25〜28）．在宅や施設（CQ 29〜32）といった高齢者のいる場所による対応の違いや，フットケアをはじめとしてどのような方法が有用であるかを述べる．CQ 33 では，近年治療方針を決めるうえで臨床現場で大きな課題となっている認知症について取り上げる．また，サルコペニアや低栄養といったものが高齢者の足病とどうかかわっているかも確認する（CQ 34，CQ 35）．

　本章は，高齢者という特徴を踏まえて足病の対応を知ることで，今後の高齢者医療の一端を担えるようになることを目的とする．エビデンスの蓄積はいまだ少ないが，今後急増する高齢者の足病の予防から治療までに対応するうえで必須の分野である．

CQ 25

高齢者の足病の原因にはどのような疾患があるか？

回答と推奨

要約	推奨の強さ	エビデンスの確実性
● 高齢者が有する基礎疾患として糖尿病，末梢動脈疾患，静脈疾患，また皮膚局所における鶏眼，胼胝，足白癬などがある．	−	D

背景・目的

　高齢者にみられる足病変は数多く存在し，その都度鑑別を行うことが求められる．ある程度頻度の高い疾患を知っておくことでより正しい診断にいたることができ，その結果，適切な治療，ケアを行うことが可能となる．さらに，それらの疾患がなぜ生じるのかという背景を知ることも重要である．

解説

　高齢者は若年者に比較し，必然的に基礎疾患を持つことが多くなるが，なかでも糖尿病，末梢動脈疾患（peripheral artery disease：PAD），慢性腎臓病（chronic kidney disease：CKD），静脈疾患などを併存することで，足病変を持つ頻度が高くなる．

　まず糖尿病患者にみられる足病変は，神経障害，末梢血管障害や局所の高血糖状態，さらには高齢者に特有である活動性低下などの様々な因子が関係する．糖尿病では皮膚真皮レベルでの低酸素状態に容易に陥る．低酸素下では，コラーゲン分解能を有する線維芽細胞由来の matrix metalloproteinase（MMP）-1 が増加し，皮膚リモデリングに影響を及ぼす[2] ほか，低酸素状態は病変部の感染をもたらす[3,4]．また，高血糖状態は浸透圧にも関与し，足に皮膚潰瘍が生じた場合には肉芽形成を阻害することで治癒が阻害される結果，難治性足病変がみられるようになる．さらに基礎研究では遺伝子レベルでも高血糖状態は創傷治癒遅延に関与することが明らかとなっている[5]．この遷延状態を改善させるためには，増悪因子を除去するとともに，適切な修復因子を用いて治癒を促進する必要がある．実際の糖尿病患者における足病変の診療では，単に血糖値のコントロールのみならず，多くの増悪因子と修復因子が関与することが治癒の困難さをもたらす一因となる．なお，高齢者の足にみられる糖尿病性潰瘍・壊疽の多くは糖尿病の合併症である末梢神経障害を基礎として生じる[6~10]．

　また，高齢者の足病変において重要な疾患として，動脈硬化から生じる末梢動脈の狭窄や閉塞による四肢の循環障害（PAD）や静脈疾患が大きな問題となる[11]．PAD の危険因子を高所得国と中・低所得国とで比較し，各国に共通した増悪因子として高血圧や脂質異常症，糖尿病および喫煙があったとする報告がある[12]．米国においては，下腿潰瘍患者のうち約80％において静

脈還流障害が原因であるとされる[13, 14]．また，ドイツでは下腿潰瘍の約 80～90％において血管障害が原因とされる[15]．これらを基礎として感染が加わることによって，足病変および潰瘍は増悪すると考えられている．

　PAD の独立した危険因子である CKD は高齢になるほど増加することから，CKD は高齢者の足病の重要な危険因子である．CKD については，第 1 章および第 4 章を参照されたい．

　高齢者の足病変において，皮膚局所の加齢による変化も大きく関与する．高齢者の皮膚では，表皮の菲薄化と表皮突起の平坦化，真皮乳頭層の毛細血管係蹄の消失が観察される．この変化は，高齢者においては軽微な外力により容易に表皮剝離が起こる機序を示唆するものである．また，高齢者の表皮では皮脂分泌の減少，セラミドや天然保湿因子の減少が起こり，バリア機能が低下する．真皮の老化には生理的老化（chronological aging）と光老化（photo aging）の 2 つのメカニズムがあり，高齢者による足病変の発生においては両者の変化を理解する必要がある．真皮には血管や付属器を構成する様々な細胞が存在するが，なかでも線維芽細胞は結合組織を構成する細胞外基質（extracellular matrix：ECM）と呼ばれるタンパク群を産生・分解する重要な役割を持つ．ECM の主要な構成成分は，コラーゲンと，その線維間を充填するように存在するプロテオグリカンから成る．

　真皮の老化において，生理的老化では真皮は全体として萎縮し，コラーゲンおよび ECM のプロテオグリカンも減少する．また，弾性線維も減少もしくは変性する．一方，光老化ではコラーゲンの変性，血管壁の肥厚，プロテオグリカンの増加，弾性線維の増加や不規則な斑状沈着，軽度の血管周囲性の炎症細胞浸潤がみられる．弾性線維の変化は光老化に特異的な変化であり，日光弾性線維症（solar elastosis）と呼ばれる．臨床的に生理的老化は細かいシワを生じ，光老化は深く目立つシワをつくる．ただし，生理的老化と光老化では逆の変化がみられる構造も存在する．ムコ多糖は生理的老化でも減少し，60 歳で乳児の約 25％となる．しかし，光老化ではグリコサミノグリカン量は増加することが知られている[16]．このような変化により，高齢者の足病変においては皮脂欠乏症，老人性紫斑などに加え，皮膚の菲薄化による鶏眼，胼胝がみられる．なお，足底の胼胝および鶏眼と足潰瘍形成に関して，鶏眼の治療を行っても潰瘍を生じるリスクは減少しないとの報告がある[16]．

　また，高齢者の足病変において皮膚表在性感染症も見逃してはならない．なかでも皮膚表在性真菌感染症は高齢者に高頻度にみられる[17, 18]．足白癬の感染は環境中に散布された皮膚糸状菌の付着によって起こると推測されている[19] ことから，皮膚糸状菌を足部に有する高齢者が，生活環境範囲内に皮膚糸状菌を散布することで皮膚糸状菌の付着機会を増加させるため，足白癬感染のリスクを高めている可能性が考えられる．また，高齢者は活動性の低下から局所皮膚の洗浄が困難である場合も多く，さらに感染源となる可能性が容易に推定される．施設入居高齢者を対象とした疫学調査では，65 歳以上男性の 29.8％，女性の 18.5％が足白癬に罹患し，さらに足白癬の罹患が転倒経験と有意に関連すると報告されており注目される[20]．

まとめ

　高齢者に生じる足病変は，全身疾患からもたらされるものと，皮膚の加齢変化に伴う局所要因による疾患に大別して捉えるとよい．

CQ 26

高齢者の足病患者に ABI 測定は有用か？

回答と推奨

推奨文	推奨の強さ	エビデンスの確実性
● 高齢者の足病患者に対し ABI を測定することを推奨する.	1	B

背景・目的

　高齢者は動脈硬化性疾患や糖尿病をはじめとした複数の疾患を合併することが多い．PAD を合併する虚血性潰瘍では神経障害性潰瘍に比し切断率は高く，生命予後も不良である．そのため，高齢者足病患者の診療において，PAD 合併の有無は治療成績および予後を左右する重要な因子となる．

解説

　複数の疫学研究によって評価された客観的試験に基づいた PAD の総有病率は 3〜10％であり，70 歳以上では 15〜20％に上昇し，PAD は加齢に伴い増加するとされる[21]．米国で行われた 40 歳以上の成人 2,174 例での足関節上腕血圧比（ABI）測定では，ABI 0.90 以下を PAD とすると，50〜59 歳の集団での PAD 有病率が 2.5％であったのに対し，70 歳以上の集団では 14.5％であった[22]．

　PAD の危険因子は，糖尿病，喫煙，加齢，高血圧，高脂血症，CKD などがあげられるが，糖尿病と喫煙が最も強い影響を及ぼす[23,24]．米国の Framingham 研究における PAD と糖尿病の関連の報告では，症候性 PAD 患者の 20％に糖尿病を合併したが[25]，無症候性も含めるとそれ以上となる．糖尿病患者では加齢，糖尿病罹患期間，末梢神経障害が PAD の危険因子となる[23]．糖尿病性足病変の有病率は 1.5〜10％，発生率は 2.2〜5.9％と報告され，7〜20％が下肢切断にいたる[26]．2017 年に報告された糖尿病性足病変 245 例の治療成績と年齢との相関についての検討では，約半数に PAD を合併し，加齢とともに増加していた[27]．このように，加齢は PAD と糖尿病のいずれにも影響を及ぼす．

　PAD の早期発見は足病治療において重要となるが，高齢者では併存疾患や筋力低下などの影響で活動範囲が限られ，自覚症状の乏しい無症候性 PAD も少なくない．ABI は，PAD の診断および重症度評価に用いられる簡便で有用な非侵襲的検査であり，無症候性 PAD のスクリーニングとしても広く行われている．ドイツにおける高齢者の症候性・無症候性 PAD の前向きコホート研究（get ABI study）によれば，65 歳以上高齢者における PAD の有病率は 21％（無症候性 12.5％，症候性 8.7％）と，無症候性も含め多くの PAD 患者が存在する結果であった．また，PAD の合併により高齢者の心血管イベントリスクは上昇し，症候性・無症候性でその差はなく，

ABI が低いほど生命予後も不良と報告されている [28].

　PAD 患者の治療成績向上には，早期に発見し治療介入することが重要であり，米国心臓病協会（AHA）/米国心臓病学会（ACC）のガイドラインでは 65 歳以上の高齢者，50 歳以上の糖尿病患者に対する ABI 測定による PAD の評価が推奨されている [29].

まとめ

　加齢は PAD と糖尿病の危険因子であり，高齢者の足病患者では PAD および糖尿病の合併が多く，高齢者に対する ABI 測定による PAD のスクリーニングが推奨される.

PAD を有する高齢者の足病による切断率は，PAD を有する非高齢者に比べ高いか？

回答と推奨

要約	推奨の強さ	エビデンスの確実性
● PAD を合併する足病の下肢切断は加齢により増加する．	−	B

背景・目的

近年，人口の高齢化に伴い糖尿病，PAD の有病率も増加している．安静時疼痛や足部に創傷を伴う包括的高度慢性下肢虚血（chronic limb-threatening ischemia：CLTI）は PAD 全体の 1〜3％であり，1 年後には 30％が下肢切断となる[21]．血行再建をはじめとした集学的治療により下肢救済を目指した取り組みが行われ，治療成績は向上している．しかし，高齢，併存疾患，全身状態など高齢者特有の理由により下肢大切断が選択されることもしばしば経験する．

高齢者の疾患の特徴は，動脈硬化性疾患の有病率が高いこと，複数疾患の合併が多いこと，これに引き続いて歩行機能だけでなく心肺機能の低下がみられる割合が高いこと，認知機能低下を合併する場合があることである．動脈硬化性疾患の高い有病率，複数疾患の合併については，PAD だけでなく心血管疾患，脳血管疾患，CKD，糖尿病などの代謝性疾患の合併が少なくない．心血管疾患，脳血管疾患，CKD，糖尿病などの代謝性疾患の合併は心肺機能低下に影響し，心・脳血管疾患の合併は歩行能力の低下につながる．また，合併する CKD の程度によっては造影剤使用を避ける症例があり，PAD や慢性静脈不全症においては検査や治療の制限という形で腎機能低下が影響する．さらに認知機能低下や，これに心肺機能低下が合併すると，運動療法や薬物療法を含めた治療のアドヒアランスが低下するだけでなく，通院負担も重なる場合には，治療の制限につながる．以上から，高齢者では非高齢者と比較し，足病の検査・治療の計画が立てづらい状況にあることが多いと考えられる（図 1）．

このような高齢者特有の背景によって，高齢者 PAD 患者で下肢大切断率が高いかを検証する．

解説

7,238 例の PAD における下肢救済率とその危険因子を検討した報告のうち最終的に 17 の研究をまとめたシステマティックレビューが，年齢と下肢救済率の関係を述べている[30]．年齢の要素を検討した 7 つの研究のうち，3 つの研究において年齢と下肢救済率に関連性があった[31, 32]．CLTI 症例において 75 歳以上の高齢は低い下肢救済率に関連していた[31, 32]．血管内治療（EVT）を施行した CLTI 患者における創傷治癒，下肢救済率，生存率を予測する因子について 1,635 の報

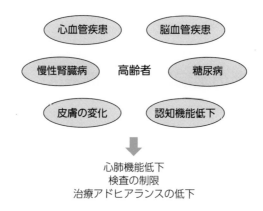

図 1　高齢者における足病に関連した病態

告のうち 10 の研究をまとめたシステマティックレビューでは[33]，3 つの研究において下肢救済率と年齢に関連性があった[34~36]．大切断に関連する因子は 60 歳以上の高齢であること，HbA1c 6.8% 以上，C 反応性タンパク（C-reactive protein：CRP）5.0 mg/dL 以上，血清アルブミン 3.0 g/dL 未満であった[34]．下肢救済困難に関連する因子は，高齢と糖尿病であった[35]．2 年の下肢救済率が悪化する因子は高齢，腎機能（eGFR）低下，糖尿病，冠動脈疾患，足壊疽，バイパス術を行っていることであった[36]．本邦においても PAD による切断は高齢者で多く[37~39]，2001～2005 年の北九州市における疫学調査では，下肢切断率は 5.8 人/100,000 人/年で，その多くは PAD が原因の高齢者であった[39]．

　以上のように，高齢者 PAD 症例は非高齢者に対して高い切断率であることが推察されるが，一方で 60 歳未満で血行再建を要した PAD 症例は，患肢予後・生命予後ともに不良とする報告もあり[40,41]，若年者 PAD にも注意が必要である．

まとめ

　血行再建の有無にかかわらず，PAD において高齢であることが下肢救済率低下に関連していると考えられる．

CQ 28

PAD を有する高齢者の足病による下肢大切断後は，非高齢者に比べて歩行機能を損失する可能性が高いか？

回答と推奨

要約	推奨の強さ	エビデンスの確実性
● PAD 合併足病患者において，高齢は下肢切断術後の歩行機能低下に影響する危険因子である．	−	B

背景・目的

下肢大切断後の義足歩行の獲得における身体的負担は大きく，加齢は大切断後の歩行能力獲得に負の影響を及ぼすとされる．近年，下肢切断の原因のほとんどが糖尿病と PAD に起因するものであり，切断者の高齢化が目立つ．PAD に起因する大切断患者の年齢と歩行機能の関係について検討した．

解説

下肢大切断者は年齢が若いほど義足歩行能力が高く，加齢は歩行能力不良の予測因子である[42]．高齢者の下肢切断後の可動性に関するシステマティックレビューによれば[43]，高齢者であっても義足を用いて屋内や外出での歩行を行う程度の可動性の獲得を目標にすることは可能であるが，義足を装着し家事を含めたレベルまでの可動性を獲得できるのは全体の半分以下にも満たない．血管原性切断肢においても，加齢は術後歩行能力に影響を及ぼす．退役軍人施設における 113 例の血管原性切断症例の検討では，平均年齢は 70 歳と高齢で，半数以上が血行再建なしに大切断を施行されていた．義足歩行可能であったのは 2 割程度であり，下腿切断よりも大腿切断で成績が不良であった[44]．ミネソタ州オルムステッド郡における 1955 年以降の 65 歳以上の血管原性切断を年代別に検討したところ，下肢大切断率は低下しているが大切断数自体は増加しており，義足で歩行できた率には変わりはなかったが，歩行能力は高齢者のほうが不良であった[45]．そのほか，大切断患者の 9 割に PAD を認め，術前の歩行能力，高齢（70 歳以上），認知症，末期腎不全，重症冠動脈病変が切断術後歩行能力に関する予後不良因子とする報告や[46]，約半数の症例に PAD を合併し，高齢（70 歳以上）と女性が術後歩行能力に関する予後不良因子であったとする報告もある[47]．2007 年以前に報告された下肢大切断後歩行能力に関する 57 編の論文のシステマティックレビューによると，血管原性切断は非血管原性よりも成績が不良で，多くの報告で高齢は義足歩行の可能性に負の影響を与え，義足歩行能力に関する予測因子は片側切断，遠位切断，若年とされている[48]．また，PAD と下肢切断に関する 12 の研究をまとめたシステマティックレビューでは[49]，下肢切断を施行した年齢が 65 歳以上であることは，歩行機

能の低下と強く相関し，最終的には QOL への悪影響も及ぼしていた [50,51]．これは，切断による身体機能への影響のほか，高齢化に伴って足病以外の合併症が増加し [50]，合併症の病態が歩行機能へ影響することで，直接的あるいは間接的に QOL の低下に影響していた可能性が考えられるとしている．これらの報告からもわかるように，血管原性大切断肢の術後歩行能力に加齢は負の影響を及ぼし，PAD を合併する足病による下肢大切断では，高齢者ほど術後の歩行機能を損失し，QOL に悪影響を及ぼす可能性が高い．

まとめ

　一般に下肢大切断者では加齢が義足歩行能力に負の影響を与え，PAD を合併する場合も同様である．下肢大切断後の歩行能力に関する予後不良因子は，高齢，術前歩行能力，認知症，末期腎不全，重症冠動脈疾患，両側切断，近位切断などであり [45,47]，高齢者では大切断後の歩行機能を損失する可能性が高い．

高齢者の在宅・施設などで行える足病の予防的フットケアは有用か？

回答と推奨

推奨文	推奨の強さ	エビデンスの確実性
● 足病早期発見のため，予防的フットケア（視診・触診・問診）を日々の介護で実施することを提案する．	2	D

背景・目的

　高齢者における足病には自覚症状がなく発症・進行するものや，歩きにくい，転びやすいなど，足病が原因であっても加齢に伴う変化と見過ごされてしまう場合がある．在宅・施設で生活する高齢者は介護を要することが多く，足病予防のためのセルフケアには限界がある．そのようななかで，家族や介護職が日常の介護・生活支援のなかでできる予防的フットケアの方法を知ることが足病の早期発見につながると期待される．

解説

　足病の予防で重要なことは創傷を起こさないことである．在宅・施設では医療者よりも介護職や家族が中心となって生活支援をしているため，日々の介護のなかで予防的フットケアを実施することによって異常の早期発見につながると考えられる．要介護高齢者に対するフットケアの研究では，足のトラブルの発生予防・改善に効果的であることが示唆されている[52]．

　具体的には，色調，脱毛の有無，皮膚の状態（乾燥や浸軟，角質肥厚，亀裂の有無，胼胝や鶏眼の有無），足部・足趾の変形の有無，爪の状態（巻き爪・陥入爪・肥厚爪），足部の関節の可動性，歩行状態，履物（サイズが適切か，なかに異物はないか，擦り減っていないか），創傷の有無について視診を行う．また，触診によって皮膚温，動脈拍動の有無，浮腫の有無，皮膚の硬さ，神経障害の有無を確認する．さらに，症状の発症時期についての問診も有益な情報となる[52, 53]．

　足病の早期発見のために，在宅・施設では観察シートなどを使用し，異常を発見したら速やかに医療職へ伝えることが求められる[54]．

まとめ

　高齢者の在宅・施設では，家族や介護職が足病の予防・早期発見のために日常的にフットケアを実践していくことが課題である．介護の現場におけるフットケアの効果についてのエビデンスは乏しいものの，エキスパートオピニオンとして，推奨度「2」でフットケアを行うことを提案する．

CQ 30

高齢者の在宅・施設などで行える足病予防ケアにはどのようなものがあるか？

回答と推奨

推奨文	推奨の強さ	エビデンスの確実性
● 特別な物品を必要とせず施行できる足の観察，スキンケア，爪のケアのほか，生活指導，適切な靴・履物の選定や履き方の指導，リハビリテーションなど，専門的な知識を必要とするケアもあるため，各施設において可能なケアを行う．	2	D

背景・目的

　高齢者の足病は軽微な症状で発症・進行し，加齢に伴う変化と見過ごされてしまう場合があるため，在宅・施設でも早期の発見と予防ケアが求められる．足病予防ケアは特別な物品がなくても簡便な方法で日常的に行っていく必要があり，その方法について解説する．

解説

　足の観察やスキンケアにおいては特別な物品は必要ないため，在宅・施設で積極的に行うことができる．介護職が積極的に行うべきフットケアとして，洗浄・保湿・保護，適切な靴の選定があげられる．一方で専門的な知識を必要とするものとしては，適切な靴の選定と履き方がある．

　フットケア観察シートなどを用いて「ちょっと赤い」，「カサカサしている」，「冷たくないか，熱くないか」，「歩き方がおかしい」，「むくんでいる」など，医療用語を使わずに観察項目をあげると介護職も観察がしやすい[55]．

　スキンケアでは，足を毎日洗浄すること，各趾間まで石鹸で優しく洗浄すること，洗浄後はしっかり水分を拭き取って保湿し，保護のために靴下と靴を履くことが必要である．

　爪のケアは爪切りとやすりかけがある．介護職は病変や炎症のない，もしくは糖尿病などのハイリスク疾患のない爪はケアしてよいとされているが，高齢者の爪切りは専門技術が必要なことが多いため，爪の異常を見極め医療者へケアを移行することが求められる．

　生活指導では，セルフケアとして毎日足をみて清潔に保つ，低温熱傷を避ける，視力障害があれば自分で爪を切らない，裸足で外出しない，靴下は毎日換える，靴や履物のなかの異物を確認する習慣を持つなどがあげられる[56~58]．

　リハビリテーションでは足部の可動域訓練や自動運動，ストレッチ，足部の動きを改善する運動を施設職員が理学療法士や看護師・介護職と協働して行う[59]．

高齢者の靴や履物の選定について，靴メーカーのホームページなどから情報を収集すること，靴の専門家の助言を仰ぐことも在宅で行える足病予防ケアのひとつである．

まとめ

高齢者の在宅，施設で行える足病予防ケアは，足の観察やスキンケアなど，医療者でなくても行えるものもあり，家族・介護者も積極的にフットケアを実践していくことが大切である．エビデンスは乏しいものの，厚生労働省の介護予防・地域支え合い事業[63]にも足趾・爪のケアに関する取り組みが追加されていることから，高齢者のフットケアを推奨度「2」で提案する．

CQ 31

足病のある高齢者に対する在宅・施設などで実施可能な具体的な処置方法として，どのようなものが有用か？

回答と推奨

推奨文	推奨の強さ	エビデンスの確実性
● 在宅・施設において，毎日創部を十分な量の流水で愛護的に洗浄して清潔を保持することを提案する．	2	D
● 創部だけでなく，創周囲の皮膚の洗浄とスキンケアを行うことを提案する．	2	D

背景・目的

　足病の重症化は感染がひとつの要因となっており，日々の清潔管理と新たな創傷をつくらないことが重症化の予防につながる．

解説

　在宅・施設においても，創傷がある場合はシャワー洗浄をすることが治癒促進や悪化予防になるが，介護職が知らない場合や知っていても怖いと思っていることがある．そのため，足病の処置に関しては介護職も適切な処置ができるよう看護師がサポートしながら行う必要がある．
　創傷の洗浄については安全に創に使用できるものを用いて洗浄を行い，創の周囲（創縁から10～20 cm）についても感染予防のため洗浄を行うことが望ましい．本邦ではぬるま湯や石鹸などの洗浄料を用いられる場合が多いのが現状である（CQ 53 参照）．また，二次損傷を予防するため愛護的なスキンケアや創部以外のケア（伸びた爪・胼胝・鶏眼の処置）も行う[60～62]．

まとめ

　足病のある高齢者に対しては，患部の清潔管理のみならず二次損傷の予防も行う必要がある．高齢者に特化したエビデンスは乏しいためエビデンスの確実性は D としたが，高齢者に限らず創処置や創周囲スキンケアについては多くのエビデンスがあるため，推奨の強さは「2」とした．

CQ 32

高齢者施設・在宅の患者にPADが疑われたらどうしたらよいか？

回答と推奨

推奨文	推奨の強さ	エビデンスの確実性
● PADが疑われる場合は，施設で可能な血流評価（動脈触知，下肢挙上・下垂試験）を行うとともにABI測定を推奨する．	1	B

背景・目的

　　高齢者ではPADの頻度は高いが無症候性が多く，跛行があっても老化と考え放置し，重症化してCLTIになってから発見されることも少なくない．そのため早期診断が重要となる[64]．

解説

　　PADの早期診断には，まず動脈触知が推奨される．下肢の冷感や蒼白，間歇性跛行がみられた場合は下肢動脈疾患（lower extremity artery disease：LEAD）が疑われるため専門医の受診を促す．また，血流評価として下肢挙上・下垂試験，ABI測定は特別な機器が必要ないため在宅でも施行可能である．

　　下肢挙上・下垂試験の方法は，仰臥位で両足を挙上して足関節を動かし虚血状態とする（図2）．

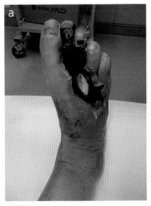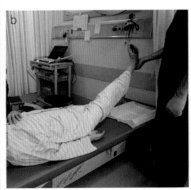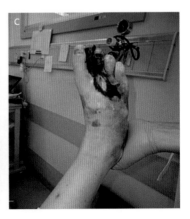

図2　挙上による色調の変化
a：第2，3趾から足背部にかけて壊死を認める．
b：臥床して下肢を挙上している状態（下肢挙上試験）．
c：下肢を挙上後，短時間で皮膚色調の蒼白化を認める高度の虚血はこのようにベッドサイドでも容易に実施できる．

足関節上腕血圧比（Ankle-Brachial Index, ABI）

1. ABI測定の対象者
- LEADを疑う患者
  - ・下肢動脈触知不良や血管雑音
  - ・典型的な間歇性跛行かLEADを示唆する症状
  - ・下肢創傷治癒不良
- LEADのリスクとなる下記の疾患を有する患者
  - ・動脈硬化性疾患：CAD, PAD
  - ・他の疾患：AAA, CKD, 心不全
- LEADのリスクがある無症候者
  - ・65歳以上の男女
  - ・ESCガイドラインでCV高リスクに分類される65歳未満の男女
  - ・LEADの家族歴がある50歳以上の男女

2. ABI測定法
仰臥位で，足関節にカフを巻く（創部を避ける）．
5〜10分安静後に，両下肢の足背動脈，後脛骨動脈，および両上肢の上腕動脈の収縮期血圧をドプラプローベ（5〜10MHz）で計測する．
自動血圧測定器の足関節血圧は正確ではなく，足関節低血圧患者では過大評価される場合がある．
最も高い足関節収縮期血圧を最も高い上肢収縮期血圧で割った数値がそれぞれの下肢のABI値となる．

3. ABI値の解釈
- ・両下肢を分けて別々にLEADの診断を行う（各下肢毎のABI測定）
- ・CVリスク層分類には，両下肢ABIのうち低いほうを採用する．
- ・ABI値の解釈

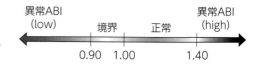

AAA：abdominal aorta aneurysm
ABI：ankle-brachial index
CAD：coronary artery disease
CKD：chronic kidney disease
CV：cardiovascular
ESC：European Society of Cardiology
LEAD：lower extremity artery disease
PAD：peripheral arterial disease

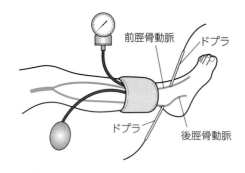
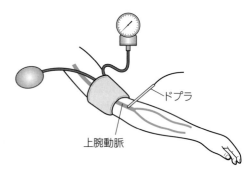

図 3　ABI 測定方法
（Aboyans V, et al. 2017 ESC Guidelines on the Diagnosis and Treatment of Peripheral Arterial Diseases, in collaboration with the European Society for Vascular Surgery (ESVS). Eur J Vasc Endosc Surg 2018; 55 (3): 305-368. doi: 10.1016/j.ejvs.2017.07.018. より転載）［日本血管外科学会ガイドライン委員会（訳）．Peripheral Arterial Diseases（末梢動脈疾患）の診断と治療に関するガイドライン　<https://www.jsvs.org/ja/publication/2019062803.pdf>を参考に作成］

動脈の狭窄や閉塞がある場合には皮膚の蒼白化や痛みが出現する．反対に下垂すると，虚血肢の場合，色調の回復が遅延し静脈が再充満するまでの時間が延長し，紅く変色する．正常は7〜10秒，虚血肢は1〜2分である[65]．

　ABIは，上腕と足関節の血圧比から下肢循環障害の有無を判定する検査である（図 3）．正常値は1.00〜1.40であり，0.90以下であると動脈が閉塞している可能性が高くなり，1.40を超えると血管が石灰化している可能性が高くなる[29]．

　LEADのなかでも，特に緊急を要する病態として，急性下肢動脈閉塞症がある．急性動脈閉塞症は，突然の下肢虚血により下肢切断の危険がある状態である．症状は蒼白，疼痛，脈拍消

失，知覚障害，運動障害の5つを示し，このうち知覚障害や運動障害があると，不可逆的な組織虚血状態にある可能性が高くなり，下肢の救済が困難となることが多いので早急な治療が必要となる．このような症状が突発的に発症した場合には早期に専門医を受診させる[66,67]．

まとめ

LEAD は重症化に伴い下肢切断を余儀なくされることがあるため，日々の足の状態を把握し，急速に進行した場合には速やかに専門医を受診させる．LEAD が疑われた場合に，ABI の測定などは強く推奨される．一般に血流測定の重要性を示すエビデンスは十分に蓄積されており，高齢者にも当てはまると考え，強い推奨とした．

CQ 33

認知症高齢者へのフットケアは有用か？

回答と推奨

推奨文	推奨の強さ	エビデンスの確実性
● 認知症高齢者における認知症の行動・心理症状の軽減にフットケアの介入を提案する.	2	B

背景・目的

　　認知機能が低下した高齢者は，加齢による下肢筋力などの身体機能低下，爪トラブル（変形，爪白癬など）の無自覚，これらによる足趾・足底への正しい荷重の困難さから，バランスを崩しやすく不安定となりやすい．さらに，爪トラブルなどを表現しにくいことや，注意障害や判断力障害，失認などが加わることによって転倒の可能性が非常に高くなる．また，不安，抑うつなどの認知症の行動・心理症状（behavioral and psychological symptoms of dementia：BPSD），社会的孤立などによって増大するストレスを緩和するために，補完的で代替的な治療法について関心が高まっている．

解説

　　オーストラリアのブリスベンの長期ケア施設における老年期の精神障害評価スケールで興奮状態の履歴がある 55 例（平均年齢 86.5 歳）について，足へのマッサージを実施する群とコントロール群に分けて調査した報告では，実施群では過敏な反応が減少した．これによりマッサージがリラクゼーションを促進することが示唆された[68].

　　長期療養環境にある中等度〜重度の認知症と診断された 53 例において，足のマッサージを実施する群とコントロール群に分けた生理的ストレス（血圧，心拍数）に関して，有意差はないものの心拍数は実施群で大きく低下した．マッサージ実施の有用性を明らかにできていないが，認知症の人が他人のいる環境で安楽な状態であったことは重要である[69].

　　重度の認知症高齢者 22 例（男性 17 例，女性 5 例）に対する 14 日間・毎日 10 分間の足マッサージが及ぼす影響を調べた結果では，CMAI-SF（認知症の周辺症状を評価する尺度）と RMBPC（記憶および行動問題のチェックリスト）は有意に減少した．また，足マッサージが認知症高齢者の興奮・認知症関連行動を軽減し，マッサージが終了したあともこれらの行動の変化が維持され，有効であることが示唆された[70].

　　ドイツ・オーストリアの多施設においては，糖尿病患者登録されている 40 歳以上の 2 型糖尿病患者（215,932 例）のうち，認知症を併発している 6,770 例（3.1％）の糖尿病関連合併症などについて，重度の低血糖，昏睡を伴う低血糖，うつ病，微量アルブミン尿とともに糖尿病性足症

候群が認知症のない 2 型糖尿病患者に比べて多かった [71].

　米国の介護ナーシングホームに居住する 6,577 例において MDS（Minimum Data Set）から抽出した転倒データを調査した結果，アルツハイマー病（AD）患者の転倒者は他の転倒者と比較して 1.18 倍，またはその他の認知症がある転倒者は 1.22 倍とより高いリスクを示した [72].

　AD 患者の転倒リスクについて，評価のために開発された生理学的検査群（physiological profile assessment：PPA）の実施可能性とテストの信頼性を地域在住の 63〜91 歳の軽度・中等度の AD 患者 21 例と，年齢・性別をマッチさせた対照群 21 例とで比較した結果，AD 群は対照群より全体的な転倒リスクスコアが有意に高く [$t(40) = -2.41$, $p < 0.02$]，手の反応時間 [$t(40) = -4.86$, $p < 0.01$] と足の反応時間 [$t(40) = -2.26$, $p < 0.05$] が遅く，協調的な安定性 [$t(40) = -2.40$, $p < 0.05$] が悪かった [73].

　健康状態と足の状態について，軽度〜中等度の AD の可能性が高い地域在住の 73 例に対する調査では，65 例（89.0％）が足に何らかの問題を感じており，足の形態に適した靴を使用していたのは 22 例（30.1％）に過ぎなかった．AD 患者は不適切な靴や履物の使用など，足の健康問題を抱えていることが明らかになった [74].

まとめ

　フットケアの介入は，気分の改善，BPSD の軽減などから認知症には有用である．また，不適切な靴の使用をはじめ足の不良（健康状態不良）も明らかなことから，転倒リスクを減少させ社会性を維持するために，フットケア介入は認知症高齢者の足病予防としても期待できる．ただし，海外における認知症高齢者のフットケアの研究は足のマッサージ関連が主であり，日本の爪・胼胝などの処置を含めたフットケアや靴文化の相違を考慮し，推奨の強さは「2」とした.

CQ 34

高齢者の足病でサルコペニアの有病割合はどの程度か？

回答と推奨

要約	推奨の強さ	エビデンスの確実性
● 高齢者の足病でサルコペニアの有病割合は，25〜46.5％である．	−	C

背景・目的

　高齢者の足病患者ではサルコペニアを認めることが少なくなく，どの程度の頻度であるかを知ることは重要である．高齢者の足病でサルコペニアの有病割合を知ることが本 CQ の目的である．

解説

　サルコペニアとは，転倒，骨折，身体機能障害および死亡などの不良転帰の増加に関連しうる進行性および全身性に生じる骨格筋疾患である．高齢者の足病患者ではサルコペニアを認めることが少なくない．

　CLTI 患者 64 例を対象に，第 3 腰椎レベルの筋肉量のみでサルコペニアの評価を行った研究では，28 例（44％）にサルコペニアを認めた[75]．さらに CLTI 患者 114 例を対象に，第 3 腰椎レベルの筋肉量のみでサルコペニアの評価を行った研究では，53 例（46.5％）にサルコペニアを認めた（研究期間は文献 75 と一部重複）[76]．

　鼠径部バイパス術を受けた CLTI 患者 110 例を対象に，サルコペニアの有無と日常生活活動（activities of daily living：ADL）の自立度で 4 群に分けて長期予後を調査した研究では，第 3 腰椎レベルの筋肉量のみで評価を行い，47 例（43％）にサルコペニアを認めた[77]．

　鼠径靱帯下血行再建術を受けた CLTI 患者 117 例を対象に，大腿部の CT で大腿サルコペニア（thigh sarcopenia）の評価を行った研究では，34 例（29％）にサルコペニアを認めた[78]．

　CLTI 患者 64 例を対象に，腹部 CT の大腰筋面積から算出した指数でサルコペニアの評価を行った研究では，16 例（25％）にサルコペニアを認めた[79]．

　以上より，サルコペニアの有病割合は 25〜46.5％である．しかし，サルコペニアの診断は 5 論文すべてで筋肉量のみで行っている．Asian Working Group for Sarcopenia（AWGS）2019 では，筋肉量低下を認め，筋力低下もしくは身体機能低下を認める場合にサルコペニアと診断する[80]．筋力低下は，握力が男性 28 kg 未満，女性 18 kg 未満で判定する．身体機能低下は，5 回椅子立ち上がりテスト（12 秒以上），6 m 歩行速度（秒速 1 m 未満），Short Physical Performance Battery（SPPB，9 点以下）のいずれかで判定する．今後，筋力，身体機能も評価したうえでサルコペニアと診断した場合の有病割合をみた臨床研究が望まれる．

まとめ

　　高齢者の足病患者でサルコペニアを認めることは少なくないが，既存の報告は筋肉量のみでの評価である．筋力，身体機能もあわせて評価したサルコペニアの有病割合は不明である．

CQ 35

高齢者の足病でサルコペニアを認める場合，下肢救済率や生存率が低いか？

回答と推奨

要約	推奨の強さ	エビデンスの確実性
● 高齢者の足病でサルコペニアかつ ADL の自立度低下を認める場合，下肢救済率が低い可能性がある．	－	C

背景・目的

　　サルコペニアを認める場合，機能予後が悪いことは様々な疾患で知られている．高齢者の足病でサルコペニアを認める場合，下肢救済率が低いか，死亡率が高いかなど予後への影響を知ることが本 CQ の目的である．

解説

　　サルコペニアと下肢救済率の関連をみた研究は 1 報しかない．鼠径靱帯下バイパス術を受けた CLTI 患者 110 例を対象に，サルコペニアの有無と ADL の自立度で 4 群に分けて長期予後を調査した研究[77]において，サルコペニア単独もしくは ADL 自立度低下単独では 3 年間の下肢救済率に有意差を認めなかった．一方，サルコペニアかつ ADL 自立度低下の場合，3 年間の下肢救済率（HR 3.63，95%CI 1.27〜10.39，$p=0.016$）が低かった．
　　生命予後について，サルコペニアは死亡リスクと関連することが足病患者以外でも指摘されている．
　　CLTI 患者 64 例を対象にサルコペニアと 5 年生存率を検証した研究では，サルコペニアの場合，5 年生存率が有意に低かった（23.5% vs. 77.5%，$p=0.001$）[75]．さらに CLTI 患者 114 例を対象にサルコペニアと 3 年心血管イベント死亡率を検証した研究では，3 年心血管イベント死亡率はサルコペニア群で有意に高かった（4 vs. 15，$p<0.01$）[76]．先述の鼠径靱帯下バイパス術を受けた CLTI 患者 110 例を調査した研究では，サルコペニア単独もしくは ADL 自立度低下単独では，3 年間の生存率に有意差を認めなかった[77]．一方，サルコペニアかつ ADL 自立度低下の場合，3 年間の生存率（HR 5.99，95%CI 1.92〜18.69，$p=0.002$）が低かった．鼠径靱帯下血行再建術を受けた CLTI 患者 117 例を対象に，大腿サルコペニアと 2 年間生存率を検証した研究では，大腿サルコペニア群で有意に 2 年間生存率が低かった（86.5% vs. 55.1%，$p<0.01$）[78]．
　　以上より，高齢者の足病でサルコペニアかつ ADL の自立度低下を認める場合，下肢救済率が低い可能性があり，かつ死亡率が高い．ADL 自立度が低下している場合，より死亡率が高い可能性がある．今後，筋力，身体機能も評価したうえでサルコペニアと診断した場合の下肢救済

率および生存率を検証する臨床研究が望まれる.

まとめ

　高齢者の足病でサルコペニアを認める場合，生存率は低くなり，かつ，下肢救済率が低い可能性がある．高齢者の足病にサルコペニアの有無は重要な予後規定因子であることから，さらなる臨床研究が望まれる.

文献（5 章）

1) 内閣府．令和 2 年版高齢社会白書（全体版）．
https://www8.cao.go.jp/kourei/whitepaper/w-2020/html/zenbun/index.html ［2022 年 7 月 15 日閲覧］

2) Kan C, et al. Hypoxiainduced increase of matrix metalloproteinase-1. Dermatol Sci 2003; **32**: 75-82.

3) Beer HD, et al. Glucocorticoid-regulated gene expression during cutaneous wound repair. Vitam Horm 2000; **59**: 217-239.

4) Greif R, et al. Supplemental perioperative oxygen to reduce the incidence of surgical-wound infection. Outcomes Research Group. N Engl J Med 2000; **342**: 161-167.

5) Fleischmann E, et al. Outcomes Research Group. Nitrous oxide and risk of surgical wound infection: a randomised trial. Lancet 2005; **366**: 1101-1107.

6) Greer N, et al. Advanced wound care therapies for nonhealing diabetic, venous, and arterial ulcers: a systematic review. Ann Intern Med 2013; **159**: 532-542.

7) Sakata J, et al. A retrospective, longitudinal study to evaluate healing lower extremity wounds in patients with diabetes mellitus and ischemia using standard protocols of care and platelet-rich plasma gel in a Japanese wound care program. Ostomy Wound Manage 2012; **58**: 36-49.

8) Mayfield JA, et al. Preventive foot care in people with diabetes. Diabetes Care 1998; **21**: 2161-2177.

9) Abbott CA, et al. The Northwest Diabetes Foot Care Study: incidence of, and risk factors for, new diabetic foot ulceration in a communitybased patient cohort. Diabet Med 2002; **19**: 377-384.

10) Reiber GE, et al. Casual path-ways for incident lower extremity ulcers in patients with diabetes from two settings. Diabetes Care 1999; **22**: 157-162.

11) Signorelli SS, et al. Pathophysiology of peripheral arterial disease (PAD): a review on oxidative disorders. Int J Mol Sci 2020; **21**: 4393.

12) Fowkers FG, et al. Comparison of global estimates of prevalence and risk factors for peripheral artery disease in 2000 and 2010: a systematic review and analysis. Lancet 2013; **382**: 1329-1340.

13) Khachemoune A, et al. Diagnosis of leg ulcers. The Internet Journal of Dermatology 2001; 1(2). doi: 10.5580/64d.
https://ispub.com/IJD/1/2/4640 ［2022 年 7 月 15 日閲覧］

14) Bowman PH, et al. Leg ulcers: a common problem with sometimes uncommon etiologies. Geriatrics 1999; **54**: 43-54.

15) 安部正敏．機能性化粧品素材開発のための実験法．芋川玄爾（監），シーエムシー出版，2007: p.94.

16) Spencer S. Pressure relieving interventions for preventingand treating diabetic foot ulcers. Cochrane Database Syst Rev 2009; CD002302.

17) 鈴木周朔ほか．高齢者の足部より散布された白癬菌に関する疫学．調査日衛誌 2017; **72**: 177-183.

18) 清 佳浩．日本医真菌学会疫学調査委員会．2011 年次皮膚真菌症疫学調査報告．真菌誌 2015; **56**: 129-135.

19) 森下宣明ほか．皮膚糸状菌の侵入機序．真菌誌 2003; 44: 269-271.

20) 原田和弘ほか．地域在住高齢者における足部に関する問題と転倒経験・転倒不安との関連．日公衛誌 2010; **57**: 612-623.

21) Norgren L, et al. TASC II Working Group. Inter-Society Consensus for the Manegement of PAD(TASC II). J Vasc Surg 2007; **45**: S1-S67.

22) Selvin E, et al. Prevalence of and risk factors for peripheral arterial disease in the United States: results from the National Health and Nutrition Examination Survey. 1999-2000. Circulation 2004; **110**: 738-743.

23) American Diabetes Association. Peripheral arterial disease in people with diabetes. Diabetes Care 2003; **26**: 3333-3341.

24) Brand FN, et al. Glucose intolerance, physical signs of peripheral artery disease, and risk of cardiovascular events: the Framingham Study. Am Heart J 1998; **136**: 919-927.

25) Murabito JM, et al. Intermittent claudication: a risk profile from the Framingham Heart Study. Circulation 1997; **96**: 44-49.

26) 日本糖尿病学会（編）．糖尿病足病変．科学的根拠に基づく糖尿病診療ガイドライン 2013, 2013: p.129-140.

27) Hartmann B, et al. Interdisciplinary treatment of diabetic foot wounds in the elderly: low risk of amputations and mortality and good chance of being mobile with good quality of life. Diab Vasc Dis Res 2017; **14**: 55-58.

28) Diehm C, et al. German Epidemiological Trial on Ankle Brachial Index Study Group. Mortality and vascular morbidity in older adults with asymptomatic versus symptomatic peripheral artery disease. Circulation 2009; **120**: 2053-2061.

29) Gerhard-Herman MD, et al. 2016 AHA/ACC Guideline on the Management of Patients with Lower Extremity Peripheral Artery Disease: executive summary: a report of the American College of Cardiolo-

gy/American Heart Association Task Force on Clinical Practice Guidelines. J Am Coll Cardiol 2017; **69**: 1465-1508.

30） Kim C, et al. Risk factors associated with amputation-free survival for patients with peripheral arterial disease: a systematic review. Eur J Cardiovasc Nurs 2021; **20**(4): 295-304.

31） Dorigo W, et al. A multicenter predictive score for amputation-free survival for patients operated on with an heparin-bonded ePTFE graft for critical limb ischemia.World J Surg 2017; **41**(1): 306-313.

32） Takeji Y, et al. Impact of frailty on clinical outcomes in patients with critical limb ischemia. Circ Cardiovasc Interv 2018; **11**(7): e006778.

33） Schreuder SM, et al. Predictive parameters for clinical outcome in patients with critical limb ischemia who underwent percutaneous transluminal angioplasty (PTA): a systematic review. Cardiovasc Intervent Radiol 2018; **41**(1): 1-20.

34） Mathur K, et al. Factors affecting medium-term outcomes after crural angioplasty in critically ischemic legs. Vasc Endovascular Surg 2015; **49**(3-4): 63-68.

35） Dick F, et al. Surgical or endovascular revascularization in patients with critical limb ischemia: influence of diabetes mellitus on clinical outcome. J Vasc Surg 2007; **45**(4): 751-761.

36） Arvela E, et al. Infrainguinal percutaneous transluminal angioplasty or bypass surgery in patients aged 80 years and older with critical leg ischaemia Br J Surg 2011; **98**(4): 518-526.

37） 佐々木達哉ほか．岩手県における末梢動脈疾患に対しての下肢切断実態調査．日血外会誌 2006; **15**: 421-426.

38） Nagashima N, et al. Incidense and prognosis of dysvascular amptations in Okayama prefecture(Japan). Prosth Orthot Int 1993; **17**: 9-13.

39） Ohmine S, et al. Community-based survey of amputation derived from physically disabled person's certification in Kitakyushu City, Japan. Pros Ort Int 2012; **36**: 196-202.

40） Harris LM, et al. Long-term follow-up of patients with early atherosclerosis. J Vasc Surg 1996; **23**: 576-581.

41） Dermody M, et al. Vascular Study Group of New England. Outcomes of infrainguinal bypass determined by age the Vascular Study Group of New England. J Vasc Surg 2015; **62**: 83-92.

42） 理学療法ガイドライン部会（編）．14　下肢切断．理学療法診療ガイドライン，日本理学療法士協会，2011: p.1038-1081.

43） Fortington LV, et al. Mobility in elderly people with a lower limb amputation: a systematic review. J Am Med Dir Assoc 2012; **13**(4): 319-325.

44） Toursarkissian B, et al. Major lower-extremity amputation: contemporary experience in a single veterans affairs institution. Am Surg 2002; **68**: 606-610.

45） Fletcher DD, et al. Trends in rehabilitation after amputation for geriatric patients with vascular disease: implications for future health resource allocation. Arch Phys Med Rehabil 2002; **83**: 1389-1393.

46） Taylor SM, et al. Preoperative clinical factors predict postoperative functional outcomes after major lower limb amputation: An analysis of 553 consecutive patients. J Vasc Surg 2005; **42**: 227-235.

47） MacCallum KP, et al. Ambulatory status following major lower extremity amputation. Ann Vasc Surg 2021; **71**: 331-337.

48） Sansam K, et al. Predicting walking ability following lower limb amputation: a systematic review of the literature. J Rehabil Med 2009; **41**: 593-603.

49） Davie-Smith F, et al. Factors influencing quality of life following lower limb amputation for peripheral arterial occlusive disease: A systematic review of the literature. Prosthet Orthot Int 2017; **41**(6): 537-547.

50） Fortington LV, et al. Change in health-related quality of life in the first 18 months after lower limb amputation: a prospective, longitudinal study. J Rehabil Med 2013; **45**(6): 587-594.

51） Norvell DC, et al. Defining successful mobility after lower extremity amputation for complications of peripheral vascular disease and diabetes. J Vasc Surg 2011; **54**(2): 412-419.

52） 熊田佳孝．足からわかる利用者の状態—フットケアの観察ポイント．コミュニティケア 2014; **16**: 16-20.

53） 池永恵子．介護職に期待される予防的フットケアとその効果．コミュニティケア 2014; **16**: 30-33.

54） 松浦久美子．コミュニケーション力を発揮！看護師によるフットケア．コミュニティケア 2014; **16**: 26-29.

55） 西田壽代．在宅や高齢者介護施設のフットケアはチームで取り組もう．コミュニティケア 2014; **16**: 13-15.

56） 渥美義仁．糖尿病足病変に対するフットケアとチーム医療．Angiology Frontier 2011; **10**: 67-71.

57） 木内恵子．糖尿病看護フットケア技術，3，日本糖尿病教育・看護学会，日本看護協会出版会，2014: p.97-108.

58） 渥美義仁．糖尿病を抱える末梢動脈疾患（PAD）のケア．Modern Physician 2015; **35**: 69-72.

59） 吹野美奈．理学療法士の専門性を生かしたフットケアと靴の選定．コミュニティケア 2014; **16**: 21-22.

60） 間宮直子．下肢救済における看護のスペシャリティ（1）—皮膚・創傷ケア．ナーシング・トゥデイ 2011; **26**(4): 28-32.

61） 井元英樹．フットケアと看護．ハートナーシング 2014; **27**(3): 101-105.

62） 木下幹雄．下肢救済のための創傷治療とケア，1，大浦紀彦，照林社，2011: p.189.

63）　介護予防・地域支え合い事業
　　　https://www.mhlw.go.jp/shingi/2003/12/s1222-4d9.html［2022 年 7 月 15 日閲覧］
64）　遠藤將光．高齢者における虚血肢の重症度評価．Geriatr Med 2011; **49**: 177-181.
65）　寺師浩人．ナースのためのアドバンスド創傷ケア，1，真田弘美ほか，照林社，2012: p.183-184.
66）　出月健夫．足をめぐる患者の訴え—静脈瘤，色調変化．診断と治療 2012; **100**: 549-553.
67）　孟　真．下肢救済のための創傷治療とケア，1，大浦紀彦，照林社，2011: p.16.
68）　Moyle W, et al. Foot massage versus quiet presence on agitation and mood in people with dementia: A randomized controlled trial. Int J Nurs Stud 2014; **51**: 856-864.
69）　Moyle W, et al. Foot massage and physiological stress in people with dementia: a randomized controlled trial. J altern Complement Med 2014; **20**: 305-311.
70）　Moyle W, et al. Exploring the effect of foot massage on agitated behaviours in older people with dementia: a pilot study. Australas J Ageing 2011; **30**: 159-161.
71）　Prinz N, et al. High rate of hypoglycemia in 6770 type 2 diabetes patients with comorbid dementia: A multicenter cohort study on 215,932 patients from the German/Austrian diabetes registry. Diabetes Res Clin Pract 2016; **112**: 73-81.
72）　French DD, et al. A multivariate fall risk assessment model for VHA nursing homes using the minimum date set. J Am Med Dir Assoc 2007; **8**: 115-122.
73）　Lorbach ER, et al. Physiological falls risk assessment in older people with Alzheimer's disease. Dement Geriat Cogn Disord 2007; **24**: 260-265.
74）　López-López D, et al. Clinical aspects of foot health in individuals with Alzheimer's disease, Int J Environ Res Public Health 2018; **15**: 286.
75）　Matsubara Y, et al. Sarcopenia is a prognostic factor for overall survival in patients with critical limb ischemia. J Vasc Surg 2015; **61**(4): 945-950.
76）　Matsubara Y, et al. Sarcopenia is a risk factor for cardiovascular events experienced by patients with critical limb ischemia. J Vasc Surg 2017; **65**(5): 1390-1397.
77）　Shimazoe H, et al. Impact of low activity of daily living on the prognosis of patients with critical limb ischemia and sarcopenia. Ann Vasc Surg 2019; **61**: 156-164.
78）　Morisaki K, et al. Thigh sarcopenia and hypoalbuminemia predict impaired overall survival after infrainguinal revascularization in patients with critical limb ischemia. Vascular 2020; **28**(5): 542-547.
79）　Pizzimenti M, et al. Usefulness of platelet-to-lymphocyte ratio as a marker of sarcopenia for critical limb threatening ischemia. Ann Vasc Surg 2021; **72**: 72-78.
80）　Chen LK, et al. Asian Working Group for Sarcopenia: 2019 Consensus Update on Sarcopenia Diagnosis and Treatment. J Am Med Dir Assoc 2020; **21**(3): 300-307.e2.

第6章

足病と歩行

はじめに

　フットケアの目的のひとつに，歩行を守り，生活の質（qualty of life：QOL）の改善を図ることがある．また，歩行能力が低下すると生命予後にかかわることも明らかにされており，歩行は足病の重症化予防にたいへん重要な項目である．

　フットケアの対象疾患である足病は 1 章で明確に定義されており，糖尿病性足病変，末梢動脈疾患（peripheral artery disease：PAD），慢性静脈不全症，慢性腎臓病（chronic kidney disease：CKD），リンパ浮腫，膠原病，神経性疾患など，足部に創傷を生じやすい疾患を背景として発症する．歩行能力という言葉があらわす意味は，疾患によって異なってくる．たとえば糖尿病性足病変でも末梢神経障害のみの場合は，足趾把持筋力低下などにより歩行能力は低下するが，歩行不能になることはまれで，歩行速度，バランスや歩行距離などの歩行の質が歩行能力をあらわす指標になる．一方，PAD を合併している場合は，時に切断を余儀なくされ，歩行の自立そのものが歩行能力という言葉であらわされることも多い．その点を考慮し，各 CQ では病状について明記したうえで解説を記載するようにした．

　本章では歩行という言葉を中心に，リハビリテーション，創傷，切断術をキーワードに各 CQ を構成した．はじめに CQ 36，CQ 37 では歩行能力の維持・改善に大切なリハビリテーションの重要性に関して検討した．また足病には創傷を伴うことも多く，CQ 38 では運動療法の創傷，切断予防への貢献について，CQ 39 では創傷のある場合の歩行のための免荷装具について詳解した．CQ 40 では感染のある場合の運動療法について，CQ 41 ではリハビリテーションの創傷への影響について述べた．後半の CQ は切断についての事項であるが，本ガイドラインでは，大切断の定義を下腿切断から股関節離断までの下肢切断とし，小切断は足関節以遠の切断とした．足関節で離断するサイム法は小切断と定義している．CQ 42〜44 では小切断術に対する事項について，CQ 45 では大切断術について検討した．

　PAD による間歇性跛行に対する運動療法については，最近改訂された日本循環器学会・日本心臓リハビリテーション学会合同ガイドライン「2021 年改訂版 心血管疾患におけるリハビリテーションに関するガイドライン」を参照していただきたい．

　なお，足病治療に関連する支援器具の種類については用語解説（xiii ページ）に記載したので，本章を読まれる際にはご参照いただきたい．

CQ 36

足病患者に対するリハビリテーション介入は，歩行能力の向上に有用か？

回答と推奨

推奨文	推奨の強さ	エビデンスの確実性
● 足病患者に対し歩行能力の維持・改善に向けたリハビリテーション介入を行うことを提案する．	2	C

背景・目的

　足病は起立・歩行に影響する下肢・足の機能障害（循環障害，神経障害）や感染とそれに付随する足病変と定義されており（第1章参照），糖尿病性足病変・PAD・慢性静脈不全症・CKD・リンパ浮腫・膠原病性潰瘍・神経性疾患に起因するものが含まれる．臨床においては上記の足病に対するリハビリテーションとして，運動療法，装具療法，物理療法，行動変容療法，作業療法（身体・精神）が行われている．

　下肢動脈の血行再建を行った症例を対象とした多施設観察研究のサブ解析にて，術前歩行障害および虚血性潰瘍の大きさ（Wound, Ischemia, and foot Infection：WIfI分類，CQ1の表1（p.12）参照）などが術後の生命予後を予測する独立した因子であることが示されており[1]，また術後の歩行能を規定する因子としては術前の歩行状態や創傷の大きさが関与していることが報告されている[2]．これらの結果は，足病発症早期より患者の歩行機能の維持・向上を図る必要性を示唆するとともに，重症化予防の重要性を強調するものである．

　本CQでは，足病のなかでも感染・虚血を有する糖尿病性足病変・PADに対するリハビリテーション介入に関する先行研究を調査し，歩行能力向上の視点から推奨の可否を検討することを目的とする．

解説

a. 糖尿病性足病変

　糖尿病性足病変に対するリハビリテーション介入が，歩行能力を向上させることを直接的に示す研究はない．

　糖尿病性足病変を有する症例の歩行特性として，歩行中の足底圧が高いこと，速度が遅いことが指摘されており[3,4]，6ヵ月の追跡期間を設定した観察研究においても，治癒しない糖尿病関連足底潰瘍を有する症例は足潰瘍の既往のない糖尿病患者と比較して歩行速度は遅く，歩幅は狭く，前足部は外転位であり，骨盤傾斜角度が大きいこと（ヒップハング歩行）が確認されている[5]．足底圧を軽減する対策としては，装具（off-loading device）の効果が検証されているが

（CQ 39 参照），歩容の改善に向けた運動療法介入と歩行能力の変化については検討されていない．また，糖尿病性足病変に対するリハビリテーション介入に関するシステマティックレビュー [6,7] では，メインアウトカムは「創傷治癒」，介入は「物理療法」について先行研究が提示されているが，歩行能力をアウトカムとする研究はない．足底潰瘍治癒後においては運動療法（足関節可動域改善，底屈筋力強化）により歩行速度が改善することが示されている [111]．

b. PAD（虚血性潰瘍）

　PAD による足病とは虚血性潰瘍が形成された状態である（間歇性跛行を主症状とするものは除く）．虚血性潰瘍が形成されている場合は，バイパス術，血管内治療（EVT），あるいは再生医療により下肢血流が改善されたあとに運動療法が行われる．

　PAD による足病患者に対するリハビリテーション介入が歩行能力向上に寄与することを示す研究がある．虚血性潰瘍を有する症例を対象とした研究 [8] では，バイパス術後に包括的なリハビリテーションとして歩行練習・物理療法・日常生活指導を行った群では 70％が退院時に歩行能力を維持できていた一方で，バイパス術のみ行った群の歩行能力維持は 30％であった．また，リハビリテーション群では QOL・日常生活動作（activities of daily living：ADL）および脳性ナトリウム利尿ホルモン（BNP）の値がバイパス術単独群よりも良好であった．

　包括的高度慢性下肢虚血（chronic limb-threatening ischemia：CLTI）に対する再生医療（骨髄細胞移植）後の症例を対象とした研究 [9] では，リハビリテーション介入として歩行練習・下肢筋力強化運動・動的関節制御練習を行った結果，平均歩行距離は治療前の 0 m から介入後 98 ± 92 m（歩行補助具使用）に延長した．

　虚血性潰瘍および糖尿病性足病変の治療目的にて入院した症例を対象とした調査では，入院後早期の（立位を含む）リハビリテーションは歩行再獲得に寄与する独立した因子であり（ハザード比 1.82，$p < 0.01$），入院から歩行再獲得までの期間と在院期間には強い相関があること（$r = 0.89$，$p < 0.0001$）が示された [112]．

まとめ

　PAD による足病患者に対するリハビリテーション介入は歩行能力を向上させると考えられるが，大規模研究やランダム化比較試験（RCT）は行われていないため，推奨を支持する根拠は限定的である．

CQ 37

足病患者に対するリハビリテーションにおいて，どのような運動様式が有用か？

回答と推奨

推奨文	推奨の強さ	エビデンスの確実性
● 足病患者の潰瘍治癒促進に向け有酸素運動を行うことを提案する．	2	C
● 歩行時足底負荷を軽減するため足関節可動域改善運動を行うことを提案する．	2	B

背景・目的

　足病患者のなかで，下肢の虚血や患部の感染など複合的な肢切断リスクを有する場合は，CLTIとして，下肢動脈の血行再建術や創傷に対する治療が行われる．一方，CLTI症例においては，歩行機能が死亡・下肢切断・再手術の予測因子となることが複数の先行研究で示されており[10~12]，創傷・虚血・感染によるCLTI重症度分類の項目に歩行機能を追加することも提案されている[13]．

　CLTI患者にとって歩行機能の維持は，QOL維持や介護予防の視点に限らず，予後の悪化を防ぐ視点においても重要であるが，その病態および治療経過は多様であり，歩行能力の向上を目的としたリハビリテーションプログラムの内容は病期によって異なる．そこで本CQでは小切断にいたる前段階の症例について，歩行能力の向上に影響を及ぼすリハビリテーションに関する先行研究を調査し，運動様式・頻度・強度の推奨事項を検討することを目的とする．

解説

a. 歩行能力の向上のための運動様式・強度・頻度

　運動様式については，有酸素運動，足部の可動域改善運動に関する先行研究が存在するが，足病患者を対象とし歩行能力をアウトカムに設定した研究はない．

　足病患者を対象に有酸素運動の効果を検討した先行研究では，エルゴメータが用いられている．下肢のエルゴメータを使用したRCTでは，ペダリングの際に足潰瘍の圧迫を回避する足底挿板を着用し週3回（12週間）の運動を行った症例において，潰瘍の領域の減少率は行わなかった症例に比べ有意に高かった（94.08% vs. 54.76%，$p < 0.001$）[14]．同研究では，開始時の運動強度は最大心拍数の60%とし，12週目に最大心拍数の85%まで段階的に高めたと記述されているが，対象者の運動耐容能の変化や歩行状態の変化については記載されていない．

　また，上肢のエルゴメータは患部に負担をかけず有酸素運動が行えるため，継続運動の影響を検証するためのRCTが進められている[15]．

　可動域改善については，糖尿病性神経障害を有する症例を対象としたRCTにて，足関節のス

トレッチング（7種類，1日3回まで）を4週間継続した介入群では足関節のスティフネスが改善し足底圧の最大値が4.2％低下した一方で，対照群では4.4％増大した[16]．その後，潰瘍治癒率をアウトカムとした研究が行われたが，足関節の自動運動（4種類×10回，1日2回）を12週間行った症例と行わなかった症例で潰瘍治癒率に有意差はなかった[17]．

潰瘍を有する症例に対し，歩行時は患部を免荷することが推奨されている[18]（CQ 39 参照）．

b. 運動強度設定に際し考慮すべき点

CLTI 患者の運動耐容能については詳細な検討がなされていないが，間歇性跛行患者においては健常者と比較し体力（最大酸素摂取量）が40％程度低いことが報告されている[19] ことから，CLTI 患者はこの水準を下回る耐容能であると予測される．また，CLTI 患者は心血管疾患の合併率が高いことが指摘されているため[20]，対象者の心肺機能を上回る強度設定は避け，心血管疾患におけるリハビリテーションに関するガイドライン[21] に準じて運動強度を設定する．

間歇性跛行患者と CLTI 患者の比較において，CLTI 患者の糖尿病・脳卒中・心不全・心房細動の有病率は約2倍，腎不全は2.5倍以上であり，血行再建術後の3年間の大切断率は間歇性跛行患者1.2％に対し CLTI 患者18.6％，死亡率は12.0％に対し41.4％と著明に高かった[22]．CLTI 患者においては，歩行を制限する合併症および予後を見極めて理学療法のゴールを設定する必要がある[23]．

まとめ

足病患者の歩行能力の向上に寄与する運動様式・強度・頻度について直接的な解を提示する先行研究はないが，歩行制限となる心肺機能低下を改善するための有酸素運動（週3回，12週間）と歩行に伴う潰瘍形成リスクを回避するための足関節の可動域運動（1日3回，4週間）を考慮してもよい．

CQ 38

足病患者に対するリハビリテーションは，創傷や切断の予防に有用か？

回答と推奨

推奨文	推奨の強さ	エビデンスの確実性
● 創傷や切断予防の観点から，原疾患による創傷リスクの層別化を行い，適切な履物と，皮膚の観察を行ったうえで負荷量に留意したリハビリテーションを行うことを提案する．	2	C

背景・目的

糖尿病やPADに対する運動療法は標準治療として広く認知されており，足病を合併した患者に対しても創傷や切断の予防に効果があるのか関心が高まっている．その一方で，防御感覚喪失や足底圧上昇を認める足潰瘍リスクの高い糖尿病患者では，足部への荷重や歩行による機械的ストレスが糖尿病性足潰瘍を誘発するという報告もある[24]．本項では，糖尿病，PAD，慢性静脈不全症の足病患者に対する運動療法やエビデンスについて解説する．

解説

糖尿病およびPADに対する運動療法は様々なガイドライン[25,26]で標準治療として推奨されている．しかし，創傷や切断に対する効果を検討した報告は少ない．

糖尿病足に関する国際作業部会（IWGDF）のガイドライン2019[27]では，足潰瘍のリスクが低〜中リスク（防御感覚喪失，PAD，足部変形）の患者に対しては，歩行時の足底圧の低下，神経症状の改善目的に足趾の可動域に関連する運動を行うことを推奨している（IWGDF推奨度：中）．これらの運動療法は，複数のRCTと非対照研究により，足底圧，足と足関節の可動域，神経障害の症状の改善などの利点が示されている[28~31]．また，IWGDFで推奨された通常のケアを行う対照群と，通常のケアと運動療法（足部の筋力強化，バランス強化，歩行トレーニングなど）を行う介入群でRCTを行った報告では，介入群は足趾の等尺性筋力，歩行中の足底圧分布，糖尿病性ニューロパチーが大幅に改善した[32]．しかし，上記プログラムが糖尿病性足潰瘍の予防に効果があるかどうかについては検証されておらず，効果は現時点では不明である．

次に，PADでの切断に対する運動療法の効果の研究は1報のみである．間歇性跛行患者を侵襲的治療群（EVT・バイパス術）87例，運動療法群88例，対照群89例の3群に無作為に分け，治療結果を検討した研究では，1年後の切断は侵襲的治療群で1例，運動療法群で0例，対照群で2例であり，有意差は認めなかった[33]．

慢性静脈不全症に対する歩行などの運動療法は下腿のポンプ機能を活性化させ，下肢への静

脈うっ滞を減少させる効果がある [34]. 慢性静脈不全症のある患者に週に 3 回, 少なくとも 30 分間の下肢運動能の強化に焦点を当てた運動を 8～12 週間実施した RCT では, ベースラインと比較して下腿のポンプ機能, 血行動態パラメータ, 潰瘍の治癒が改善した [35~37].

まとめ

　現時点では運動療法が潰瘍や切断を予防できることを支持する科学的根拠はまだ乏しいものの, 原疾患の治療としての運動療法は確立されており, 皮膚の観察を行いながら適切な履物使用下での運動療法は創傷, 切断の予防に寄与する可能性がある. 今後, わが国においてもより詳細な検証が必要である.

CQ 39

創傷のある足病患者に対する免荷装具は歩行能力改善に有用か？

回答と推奨

推奨文	推奨の強さ	エビデンスの確実性
● 創傷のある足病患者に対しては，歩行能力改善のために免荷装具の使用を提案する．	2	C

背景・目的

創傷の治癒のためには免荷が必要であるが，創傷治癒に時間がかかるため車椅子や臥床による免荷は強い廃用症候群を引き起こしてしまう．これらの問題を解決するために用いられるのが免荷装具である．免荷装具は，創傷のある足部への荷重の量と部位を限局し，最小限とすることで，創傷治癒を阻害することなく，免荷が必要のない部位の運動，荷重，および歩行を可能とする．免荷装具のこれらの機能により，廃用症候群を防ぎながら創傷の治癒を目指すことが可能になると考えられている．一方で，免荷装具は足部の荷重や運動を制限するため，一定程度の機能障害を引き起こすと考えられる．以上を踏まえ，本CQの目的は，免荷装具の使用による機能障害の実態を明らかにすること，およびどのような種類の免荷装具を用いることが，治癒を阻害せず歩行能力を向上させることができるかを明らかにすることである．

解説

創傷のある足病患者に対する免荷装具療法は，IWGDFが2019年に公開したガイドライン[18]で，体系化された治療のための基準が示されている（図1）．糖尿病診療ガイドライン2019[38]でも，「免荷装具や靴などの作製（off-loading）」が推奨されており，創傷治療に不可欠な介入のひとつとされている．一方で，免荷装具の使用は歩行能力にも様々な影響を及ぼす．膝下までの取り外しできる歩行用免荷装具（removable knee-high offloading device）（図2c）は，足関節までの取り外しできる歩行用免荷装具（removable ankle-high offloading device）（図2d）と比較して，歩行速度が有意に遅くなったが，対側肢を補高すると歩行速度の変動が減少し，免荷装具装着肢の立脚時間が短縮された[39]．また，免荷装具の使用に関するアドヒアランスには，バランス障害が大きく影響する[40]．一方で，total contact cast（TCC）（図2a）や膝下までの取り外しできる歩行用免荷装具を使用したRCTにおいて使用群で転倒は増加せず，免荷装具によるバランスへの影響は限定的である[41]．以上のように免荷装具は，歩行スピード，歩行形態，バランス能力に様々な影響を及ぼすが，適切な対処を行えば，歩行機能が大きく阻害されるわけではないと考えられる．

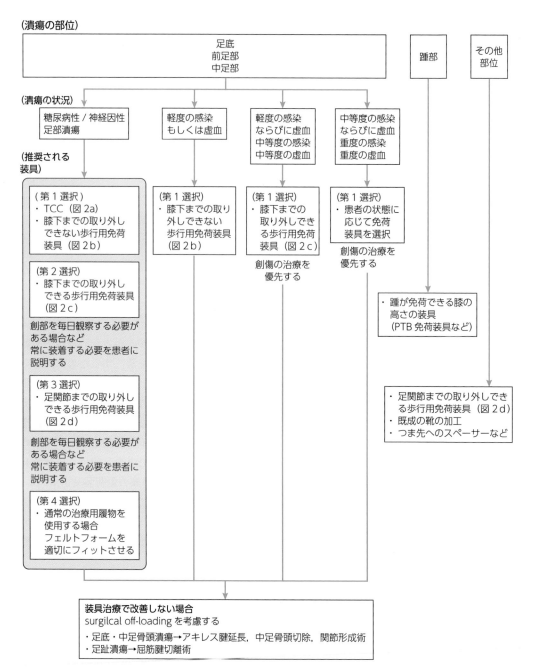

図1　足潰瘍における免荷装具選択
（Bus SA, et al. Diabetes Metab Res Rev 2020; 36(Suppl 1): e3274. [18] より作成）

　免荷装具では，創傷の免荷に加えて，身体活動量の減少を促すことにより治癒を得る．このため，膝下までの取り外しできる歩行用免荷装具，足関節までの取り外しできる歩行用免荷装具，サンダル型の免荷装具では，それぞれの1日平均歩数が4,150歩，3,514歩，4,447歩であり，歩行量が低く抑えられていたとする調査結果が報告されている [42,43]．デバイスの違いによる

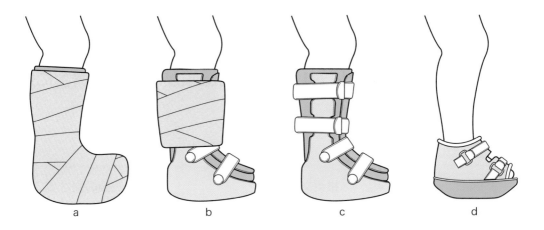

図2　IWGDF ガイドライン 2019 [18] における前足部または中足部に糖尿病神経障害性足底潰瘍がある場合の免荷装具
　a：TCC
　b：膝下までの取り外しできない歩行用免荷装具
　c：膝下までの取り外しできる歩行用免荷装具
　d：足関節までの取り外しできる歩行用免荷装具

　歩数への影響では，治療用サンダル（healing sandals）を装着した患者と比較した RCT [44] で，膝下までの取り外しできる歩行用免荷装具を装着した患者では 1 日平均歩数が有意に減少した（4,022 歩 vs. 1,404 歩，$p < 0.01$）．免荷装具の装着，特に膝下までの取り外しできる歩行用免荷装具，もしくは足関節までの取り外しできる歩行用免荷装具などを使用する場合，歩数制限により創傷の治癒は得られるが，廃用症候群の発生が危惧される．一方，創傷の外科的手術直後から TCC を用いて早期から患肢への荷重を許可するリハビリテーションを行った報告 [45] では，歩行開始は術後 7.1 日，歩行自立は術後 11.6 日，平均在院日数は 45.4 日であったとされる．これは創傷治癒後に荷重を開始していた前年の在院日数 63 日と比較して大幅に短縮していた．以上のように，免荷装具を使用した際に，歩数が減少し廃用症候群を引き起こすリスクがあることが示されているが，一方で免荷装具の早期からの使用により歩行機能の向上がみられる可能性も示されている．しかし，免荷装具の使用により歩行能力が改善するというエビデンスは不足しており，今後の研究を待たなければならない．

まとめ

　免荷装具は，歩行スピード，歩行形態，バランス能力，身体活動量（歩数）などを障害する可能性があるが，適切な対処を行えば歩行機能への影響は少ない．

　術後早期からの TCC を用いたリハビリテーションは，歩行自立が早くなり，入院日数が減少する．

CQ 40

創傷のある足病患者に対して，感染徴候がみられる場合に運動療法は有用か？

回答と推奨

推奨文	推奨の強さ	エビデンスの確実性
● 感染徴候がみられる足部の創傷に対しては腱鞘に沿った感染の進展が懸念されるため，患部の運動療法を行わないことを提案する.	2	D
● 感染徴候がみられる足病患者であっても，全身状態が安定していれば，上肢および体幹や健側下肢に対して廃用予防のための運動療法を行うことを提案する.	2	D

背景・目的

　糖尿病性足潰瘍や CLTI における足部壊死を認める患者に対しては，感染創の外科的処置や抗菌薬の投与，局所の安静が優先して行われる．その間，理学療法などの運動療法が休止されることも多い．本 CQ では感染徴候がみられる足病患者に対して運動療法を行いうるかを明らかにすることを目的とした.

解説

　創傷のある足病患者に対する運動療法の可否について，高いエビデンスをもって調査した研究はない．一方で創傷のある足病患者に対する治療では，感染の予防と壊死組織の外科的切除，off-loading による局所の安静などが優先して行われる [46]．しかし，足病患者における治療の最終目標は「歩行を守る」ことにあり [47]，足病治療の経過のなかで筋力低下から廃用をきたすことは避けるべきであり，治療早期からの運動療法は極めて重要な役割を担う．足病患者の創傷が感染を伴う場合には切断にいたる危険性が高くなる [48] ため，慎重に治療戦略を立てる必要がある．糖尿病性足潰瘍による感染は腱と腱鞘に沿って上行性に進展し，腱を積極的に動かすことにより感染が広がる「マッサージエフェクト」が発生するおそれがある [49]．また，足部の潰瘍に伴う感染は，足底腱膜や屈筋腱，時に伸筋腱に沿って上行性に進展するという報告 [48] や，筋区画に沿って進展する [50] という報告もみられる．これらの報告から判断すると，感染を伴う足病患者に対しては，汚染された腱鞘に沿って感染創を開放し，罹患部位を外固定し腱の滑走による感染の進展を防ぐことが重要である．そして感染が制御されたあとに負荷量を調整しつつ徐々に ADL の拡大を図る [51] ことが推奨される.

　一方で，創傷治療が長期化すると患肢全体の廃用が進んでしまう [52] ため，治療早期から患部外トレーニングや健側下肢および上肢の運動療法は積極的に行うことが望ましい [47].

まとめ

　感染徴候がみられる足部の創傷に対しては腱鞘に沿った感染の進展が懸念されるため，患部の積極的な運動療法は推奨されない．しかし，治療が長期間に及ぶこともしばしばあるため，健側や上肢のリハビリテーション介入は早期から積極的に行われることが望ましい．

CQ 41

創傷のある足病患者（切断術後早期を含む）に対する積極的なリハビリテーションは，創傷治癒を阻害するか？

回答と推奨

推奨文	推奨の強さ	エビデンスの確実性
● 創傷治癒を阻害せず実施できる可能性が高いため，創傷のある足病患者（切断術後早期を含む）に対する off-loading に配慮した積極的なリハビリテーションを提案する．	2	B

背景・目的

　　創傷のある足病患者に対する off-loading は重要な治療のひとつであり，免荷装具に加えて，活動レベルを低下させることが求められる場合もある．この際，問題となるのは長期にわたる off-loading によって治癒が得られても歩行機能を失うことである．これらを防ぐためには，off-loading を達成しながらのリハビリテーションが必要となる．Global Vascular guidelines（GVG）[20] では，CLTI の治療チームの一員としてリハビリテーションスタッフが明記されている．また，日本糖尿病学会の糖尿病診療ガイドライン[38] でも創傷治療のチームの一員として理学療法士が明記されている．しかし，これらのガイドラインではリハビリテーションスタッフがどのような役割を果たすかについては記述されておらず，創傷のある足病患者に対する積極的なリハビリテーションが一般化しているとはいいがたい状況である．その理由のひとつが，早期からのリハビリテーションが創傷治癒を阻害するかもしれないという疑問にある．そこで本 CQ では，創傷のある足病患者（切断術後早期を含む）に対する積極的なリハビリテーションが創傷治癒を阻害しないかを明らかにすることを目的とした．

　　本 CQ における積極的なリハビリテーションの定義は，感染が存在しない創傷のある足病患者に対する患肢の非荷重下の運動療法，創部の off-loading が免荷装具などで達成された状況での立位・歩行練習とする．

解説

　　創傷を有する足病患者に対する積極的なリハビリテーションが一般化していない理由のひとつに，下肢の運動，歩行や身体活動量の増加が創傷治癒を阻害するかもしれないという点がある．これらに関する研究としては，2020 年のシステマティックレビュー[53] で様々な形態の運動療法を実施した糖尿病性足病変患者 281 例を含む 9 件の研究および 2 件の未発表試験の結果が検証されている．解析に含まれた 3 件の RCT のうち，2 件では有害事象が報告されず，1 件は介入群で 1 例が骨髄炎と診断され，対照群で創傷の発生が 3 例報告された．観察研究では，3 件

で有害事象は報告されず，1件では3例に創傷の悪化が認められ，2例で足趾切断が行われた．また別の1件では，歩行練習中の低血糖，一過性の創からの滲出液の増加が報告された．報告された創傷患者に対する運動療法の有害事象は，筋骨格系の問題，創傷サイズの拡大，切断など様々であったが，研究の不均一性およびバイアスリスクが高いため，完全な結論を引き出すことはできなかったとされている．

　創傷患者に対する運動介入が創傷治癒に貢献する可能性について検証したシステマティックレビュー[54]には，12週間にわたる介入として監視下，あるいは非監視下での免荷運動を実施したRCTが3件含まれていた．そのうち2件の研究では，介入群は対照群と比較して創傷サイズの縮小率が大きく改善した．これは，リハビリテーションによって歩行機能が維持されるだけでなく，創傷治癒への貢献の可能性を示しているが，より重要なことは有害事象の発生がみられなかったことであろう．

　このように現状のエビデンスでは，リハビリテーションが創傷のある足病患者の創傷治癒を阻害するかは結論が得られていない．さらに，上記の研究で用いられている運動の多くは非荷重下で行われている．長期にわたるoff-loadingによる廃用症候群を防ぐためには，off-loadingを達成しながらの歩行練習が重要となる．創傷の閉創手術直後からTCCを装着し創部を保護しつつ早期から歩行を含めたリハビリテーションを実施した研究では，歩行の自立が得られ大幅に入院日数が減少した[45]．さらに，介入時，15例中3例で一部の創離開がみられたのみで重篤な有害事象は発生しなかった．虚血性潰瘍および糖尿病性足病変の治療を目的とした入院患者に対する早期の（立位を含む）リハビリテーションの効果を検証した研究[112]では，早期のリハビリテーションが歩行再獲得に寄与する独立した因子であり，さらに創傷治癒へ影響を及ぼさないことが示された．これらは，十分なoff-loadingが達成されれば，歩行などの荷重運動も安全に行える可能性を示していると考えられるが，今後さらなるエビデンスの蓄積が待たれる．

まとめ

　創傷のある足病患者に対する積極的なリハビリテーションが一般化していない理由のひとつが，早期からのリハビリテーションが創傷治癒を阻害するかもしれないという疑問にある．十分なoff-loadingが達成されれば歩行などの荷重運動も安全に行える可能性があるが，エビデンスの量と質は不足している．

CQ 42

小切断術後の足病患者に対するリハビリテーションは，歩行能力向上に有用か？

回答と推奨

推奨文	推奨の強さ	エビデンスの確実性
● 歩行能力を向上させるために，小切断術後の足病患者に手術直後からリハビリテーションを行うことを提案する．	2	C
● 歩行能力を向上させるために，切断により失われた安定性と機能を補完する装具の使用や歩行指導を行うことを提案する．	2	C

背景・目的

　　小切断術（部分足部切断）後のリハビリテーションについては，国内外において標準的なプログラムが存在せず，各施設が独自に取り組んでいるのが現状である．本CQでは，手術直後のリハビリテーションの効果や小切断後の歩行特性，および装具療法の歩行能力に対する効果について解説する．

解説

a. 手術直後のリハビリテーション

　　中足骨切断患者に対して，理学療法士，看護師などによって行われる標準化されたプロトコール（amputee mobility protocol：AMP）を導入した群（7例）と導入以前の群（6例）で運動機能を比較した研究[55]では，各種免荷装具や歩行器などを使用したAMPを行った群のほうが起立の自立度や歩行距離が改善したと報告している．しかし，本研究はわずか13例の小規模なもので，統計学的な検討も不十分であり，また他に質の高い研究はなく，現時点で小切断後早期のリハビリテーションが歩行能力を改善させることを支持する科学的根拠は乏しい．

b. 小切断後（創傷治癒後）の歩行特性とリハビリテーション

　　小切断後もすぐに歩行が可能となる症例は多いが，小切断による足部形態の変化や，支持基底面の狭小化は歩容を変化させる．小切断患者の歩行周期は非切断肢の立脚相が延長し，切断肢の歩幅が短縮する[56]など時間的因子や距離的因子が左右非対称性となること[57]が報告されている．歩行の左右非対称性は，歩行の安全性や安定性，耐久性，速度に影響を及ぼすため，患者の足部や歩行の特性に合わせて運動療法を行うことにより，歩行能力の向上に効果がある可能性がある[56]．

　　小切断術後患者への装具の使用が歩行能力を改善させることを示唆する報告[57~59]は多い．部

分的な義足の一般的なタイプには，足袋型の足根中足義足と殻構造の足趾義足があり，整容目的のフィラーなどもある[60]．適切な装具の使用は，切断により失われた安定性と機能の補完により，エネルギー効率のよい歩行を推進する[57,61]．さらに，小切断後は切断肢だけでなく，非切断肢の前足部圧が上昇する[56,62]ことなどが報告されており，免荷装具の使用は歩行中の足底圧を分散させ，潰瘍形成を予防できるだけでなく，拘縮または踵骨の内反などの変形の発生をも防ぐことができる[63]．IWGDFのガイドライン[27]でも，足の変形や切断既往のある糖尿病患者には，足の構造や生体力学に適合した歩行中の足底圧緩和効果が実証されている治療用履物を処方することを推奨している．

まとめ

創傷治癒に精通した医療スタッフによる手術直後からのリハビリテーションは，早期歩行能力の再獲得に寄与する可能性がある．また，下肢の機能を補完する装具の使用は，歩行能力を改善する可能性があり，創傷の再発予防に効果的であるが，今後わが国においてもリハビリテーションプログラムの標準化や免荷装具療法についての詳細な検証が必要である．

CQ 43

小切断治癒後の足病患者に対し，創傷再発，再切断のリスクの軽減にリハビリテーションは有用か？

回答と推奨

推奨文	推奨の強さ	エビデンスの確実性
● 小切断治癒後の足病患者の創傷再発，再切断のリスクを低減させるために監視下でのリハビリテーションを行うことを提案する．	2	C

背景・目的

　足部慢性創傷や壊死に対し，小切断で創傷治癒を得た患者において，機能改善を目指してリハビリテーションを行うことは足部への負荷を増やすこととともなるため，かえって創傷や壊死の再発リスクを上げてしまわないかという懸念が持たれる．本CQの目的は，小切断で創傷治癒を得た足病患者に対し，リハビリテーションを行うことの利点と欠点について検討することである．

解説

　足部慢性創傷や壊死に対し，小切断で創傷治癒を得た患者において，リハビリテーションを行うことが再発など予後にどのような影響を与えたかを調べた研究はこれまでにほとんど認められなかった．そこで幅広い知見をもとに調査するため，本CQでは小切断の範囲をデブリドマンや潰瘍の段階で創傷治癒が可能であった報告も対象とした．

　足病で生じた創傷，潰瘍，感染，壊死などの病変部を温存して治療することが困難な場合，部分的足部切断（partial foot amputation：PFA）などの小切断術が行われる．小切断で創部の治癒が得られた状態は足病が完治した状態ではなく，防御知覚，末梢循環の低下，足部の変形などは残存しており，創傷の再発リスクは高いままである．実際，小切断治癒後や足部創傷の治癒後の再発率は1年で3～5割にも達するとされる．このような状態は足病の「寛解期」と理解され，寛解を維持するための介入継続が望まれる．また，足病による創傷や壊死の治療は長期間を要する場合が多く，安静期間の長期化により患者の歩行能力は低下してしまっている．さらに小切断治癒後の足部は変形しており，適切な装具や靴の作製と履きこなすための訓練も必要となる．これらのことから，足病小切断治癒後の患者に対し，低下した歩行能力を回復させるためのリハビリテーション，装具やカスタム靴の使用を習得させるためのリハビリテーションが必要なことは自明といえるが，高すぎるゴール設定や過大なメニューは，創傷再発のリスクを上げる危険性があり，適切な水準の設定は容易ではない．

　糖尿病性足潰瘍の治療後に，再発群と非再発群のQOLをShort Form-36（SF-36）で比較した

報告[64] では，両群間で身体的要素尺度に差はなく，活動性が高い患者ほど再発の危険が高いということはなかった．そのほかにも小切断，糖尿病性足潰瘍の治療後再発を調べた研究が複数存在するが，患者の活動性は評価してないものがほとんどであった[65～73]．一方，1日の歩数と創傷治癒不良の間には有意な相関があるとの報告[41] もあり，創が治癒したあとでも組織の耐久性を上回るような負荷をかけることは再発リスク上昇の懸念がある．IWGDF の2019年版ガイドラインでは，運動療法と潰瘍発生リスクに関する項目において，糖尿病性足潰瘍のリスクが低い患者には足関節可動域訓練やストレッチングが潰瘍リスク低減に有効な可能性があり，運動療法が糖尿病本体の治療上有用であることを踏まえて，中程度の推奨としている．潰瘍のリスクが中程度以上の患者において，足部に体重がかかる日常活動について，足部に潰瘍や創傷の前兆がないことを頻繁に確認しながら，1日1,000歩ずつの負荷増加を検討してもよいとされている．ただし，これらのトピックについては研究が少なく直接的な証拠がないため，弱いエビデンスと中程度の推奨にとどまっている[27, 74, 75]．

　小切断が治癒したあとの足は，正常な状態の足に回復したわけではない．神経障害による知覚や自律神経系の異常は残存し，血行再建後であっても循環の低下や再狭窄のおそれ，足部の変形，組織の欠損といった異常は残存している状態である．足病は治癒したわけでなく，「寛解」の状態であると認識する必要がある．足病寛解期に適切な履物で保護することなく無制限に運動を行うことは推奨できず，個々の足が耐えうる適切な負荷の上限を探りながら ADL を高めていくことがリハビリテーションの要点といえる．創傷治癒までの免荷装具使用時期から，整形靴や足底挿板を入れた靴での歩行への移行を段階的に行うことが提唱されている[76]．1日30分，1,000歩から靴を履くことをはじめ，トレーニング終了後に毎回足の状態をチェックし，発赤などの異常がなければ，翌日時間と歩数を増やしていくというものである．足の裏などをチェックし，スマートフォンのカメラなどで写真を撮って医療者に報告するという方法も提案されている．近年，運動や歩行後の足底の皮膚温の異常な上昇を測定することが再発予防，早期発見に有効とする報告が増えてきている．センサーの小型化と通信機能により，直接受診することなくオンラインでデータ収集を行う方式や，靴内に温度センサーを設置し遠隔でリアルタイムにモニターする方式などが開発されている[77, 78]．専門家などの監視のもとで運動療法を行うことが安全性と効果の両立に有用とされているが，将来はこれらのスマートデバイスを活用することで，より正確な監視が可能となり，遠隔でモニターできることでホームエクササイズの適応が広まるといった発展性が期待される．

まとめ

　小切断治癒後の足病患者において，歩行能力が低下していることが多いことや，糖尿病やPAD などの原疾患に対して運動療法が有用とされていることを総合して，リハビリテーションの継続が重要である．一方，創傷再発リスクは高い状態にあるため，リハビリテーションにおいては適切な指導や監視体制のもとで行うことに留意すべきである．

CQ 44

足病患者に対する小切断術では，できるだけ足を長く残すほうが歩行能力の温存に有用か？

回答と推奨

推奨文	推奨の強さ	エビデンスの確実性
● 足病患者に対する小切断術において，歩行能力温存の観点から可及的に遠位での切断を提案する．	2	B

背景・目的

　壊死や感染の治療のために足部を部分的に切断することを部分的足部切断術（partial foot amputation：PFA）と呼び，切断の高位によって，足趾（中足骨頭を温存），中足部（trans metatarsal amputation：TMA），リスフラン，ショパールに分類される．足部亜全摘となるが，踵の皮膚が一部温存されるピロゴフ，サイムまでを本CQではPFAに含めることとした．これらはいずれも足の横断的な切断術であるが，罹患した足趾を足趾と中足骨の一部の単位で趾列ごとに切断する趾列切断術（ray amputation）もあり，PFAの一種に含まれる．本CQでは，これらを総称して小切断と規定する（図3）．

　小切断では踵部が温存できるため，原則的に義足なしでの歩行獲得が期待できる．しかし，障害された部位の違いにより小切断後の足はいびつな形状となることも多い．いびつでも切断する範囲が小さい場合と，切断がより近位となっても複雑な形状にならないように切断した場合とでは，どちらが術後の歩行獲得において有利かを検討することが本CQの目的である．

解説

　小切断後の歩行状態の研究では，中足切断後の患者は健常者と比較し足関節可動域，推進力，歩数，歩行速度がいずれも低下していた[79,81]．足趾，中足趾節関節（metatarsophalangeal joint：MTP）での小切断においても足関節での蹴り出す力の低下が報告されているが，1例のみの結果であった[80,83]．第1趾列切断においても健側と比較し，歩行時足関節の可動域，筋力が低下していた[82]．これらの研究からも，たとえ一部であっても足部を切断することは歩行機能を低下させるという認識は妥当と考えられる．

　小切断の切断高位と術後歩行機能を詳細に調べたエビデンスレベルの高い研究は存在しない．小切断と下腿切断術を比較したシステマティックレビュー[84]では，小切断の切断高位と移動能力を比較した研究はなく，小切断と下腿切断の成績は死亡率以外の結果に関するエビデンスは不明確であり，両者の移動能力は同等にみえるとされている．ただし，下腿切断は義足の装着が必須であり，靴を脱ぐ生活のわが国においては，これら欧米の結果をそのまま受け入れるの

足を
長く残す

前中足部切断
forefoot and
midfoot
amputation

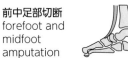

足趾切断術
toe amputation

中足切断術
trans metatarsal
amputation (TMA)

I ray　Ⅲ ray　Ⅳ,V ray

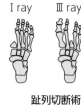

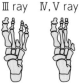

趾列切断術
ray amputation
（I,Ⅱ,Ⅲ,Ⅳ,Vを
付記して切断部位
を表記）

中足根部切断
Midtarsal
amputation

リスフラン離断術
Lisfranc joint
disarticulation
（足根中足関節離断）

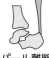

ショパール離断術
Chopart joint
disarticulation
（横足根関節離断）

踵の
一部を
残す

後足部切断
hindfoot
amputation

ピロゴフ法
Pirogoff's
osteoplastic
amputation

サイム法
Syme's amputation
at the ankle-joint

前脛骨筋腱　アキレス腱

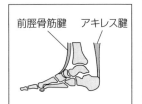

図3　小切断の分類

は慎重にする必要がある．また，中足切断では，術後1年で約3分の1が術前の移動能力に復帰していた[84]．

　小切断の2年生存率が80%，歩行が64%に対し，下腿切断の2年生存率が52%，歩行が64%との報告[85]があり，適切に義足を処方された大切断の機能は救肢例よりもQOLが高い場合があるとされているが，生存率に差があり，「下腿切断の長期生存可能例においては」という但し書きをつける必要がある．

　労災による小切断を検討した報告[86]では，なんらかの職に復帰できた率は足趾61.7%，リスフラン58.5%，ショパール39.1%，母趾列81.8%，小趾列50.0%であった．足趾切断100%，中足切断88.2%において，術後も歩行が維持されたとの報告もある[92]．リスフラン，ショパール，踵骨切除，ピロゴフ，サイムの比較では，いずれも高い歩行レベルを獲得できたとされるが，術式によっては治癒にいたらず再切断された例が多く含まれており，術式の選択の段階で治癒が十分期待できる症例に行うことが前提といえる[87~91]．特にショパール離断においては，61%（18例中の11例）に創部合併症があり，56%がより近位での切断に移行していたとされ，50%は装具作製にいたる前に再切断となったとされる[24]．術後の身体機能も術前から改善がなく，一般の平均よりも低いままであったとされている．一方，サイム法のシステマティックレビューでは，成人患者の68%が装具を使用して歩行が可能であり，33%は歩行に補助を必要としたとされ，再切断率は20%であった[93]．これらの報告は，ショパール離断はサイム切断よりも足を長く残せるが，歩行機能がより優れるとはいえないことを示唆している．

　中足切断では治癒率が46.3%，歩行率が94.7%など[95]，多くの報告で創の治癒が得られた小

切断では歩行が維持できていたとされている[94, 96~100].

　今後さらなるエビデンスの蓄積が必要であるが，生体力学的な研究の結果からは小切断では足部歩行の機能が損なわれることが示されており，損失部分を少なくすることが歩行能力の向上に寄与することが示唆される．症例報告においても切断高位が末梢であるほうが機能回復に優れる傾向がみられた．よって小切断においては，切断が末梢であるほど術後歩行機能の向上が期待できるといえる．

　ただし，小切断は下腿切断と比較して創傷治癒が得られにくく，創傷の再発，近位での再切断率が高いため，歩行機能の向上だけを理由に，治癒の確率が低い遠位での切断を選択することは慎むべきであることを付記する．

まとめ

　治療後の患者の歩行機能に配慮すれば，できるだけ足を長く残すことは有利といえる．他方，足を長く残すことを最優先し，創傷治癒までの期間が長期化する，あるいは，再発のリスクが極めて高い症例に対して不適切に遠位での切断を計画するような治療方針は慎むべきである．

補足説明

【切断の分類】

　本ガイドラインにおいては，ガイドライン委員会内で検討を行い，下肢の切断を次のように分類・定義した．

　下肢切断：下肢に対して行った，すべての切断術と離断術．その範囲は，足趾切断術～股関節離断術．

　大切断：下肢切断のうち，足関節（距腿関節）よりも近位で切断する術式．その範囲は，下腿切断術（trans tibial amputation，below knee amputation）～股関節離断術．

　小切断：下肢切断のうち，踵の皮膚が一部温存でき，装具なしでの立位が理論上可能な術式．その範囲は，足趾切断術～サイム法．

　つまり，下肢切断＝大切断＋小切断となる．

　なお，関節部分での手術は正しくは「離断術」であるが，厳密に区別をすると分類が煩雑になると判断し，本ガイドラインでは「切断」という用語は，四肢切断術と関節離断術の両者を含むものと定義した．

【サイム切断/サイム離断/サイム手術】

　サイム法は，1843年に英国のJames Symeが報告した術式である[101].　手術内容は距腿関節部での離断術であるが，原題では "amputaion at the ankle-joint" ＝切断術と表記されている．また，他の論文では "Syme's operation" と呼称されることも多い．本項では原題には背くことになるが，言葉の短さ，発音の容易さを優先し，「サイム法」とした．

　サイム法は，診療科によっては大切断の範疇に含めるところもあるが，Trans-Atlantic Inter-Society Consensus Ⅱ（TASC Ⅱ）においては "major amputation (above the ankle)" という記載がみられる．本ガイドラインでも，わが国の屋内で靴を脱ぐ文化を考慮し，装具なしでも立位をとることが可能となるサイム法を小切断に含めた．

CQ 45

足病患者に対する大切断術では，できるだけ足を長く残すほうが歩行能力の温存に有用か？

回答と推奨

要約	推奨の強さ	エビデンスの確実性
● 大腿切断において義足を装着しての歩行能力の獲得の可能性は下腿切断に比べて低い．	－	C

推奨文	推奨の強さ	エビデンスの確実性
● 下腿切断においては，義足との fitting を考慮して断端の長さを決定することを提案する．	2	C

背景・目的

　CLTI では下肢切断術を余儀なくされることが少なくない．そのような場合において患者心理としてはできるだけ足を長く残してほしいと希望することもある．大切断において可及的に遠位で切断することの是非について検討することを目的とした．

解説

　下肢の大切断術には股関節離断，大腿切断，膝関節離断，下腿切断などがあげられるが，多く行われるのは大腿切断と下腿切断である．一般に大腿切断術は膝上約 15 cm，下腿切断は膝下約 12 cm を切断部位に定めるが，皮膚灌流圧を測定しながら断端部の創傷治癒が期待できる位置で切断する．切断高位と機能予後について述べられることは多いが，高いエビデンスをもって調査された文献は意外と少ない．

　Functional Ambulation Classification scale を用いて術前，術直後，術後 1 ヵ月，3 ヵ月の歩行能力を比較した報告[102] では，歩行能力は下腿切断では術前から変わらず，大腿切断では術直後に比べると 3 ヵ月で改善した．また，大切断の術後歩行には義足が必須であることから，義足の装着や使用を歩行能力の回復として評価した文献も散見される．義足の使用は下腿切断で良好であり，多変量解析により大切断の成功を示す条件であった[103]．下腿切断では 50% の患者が義足装着で歩行が可能であったとしている一方，大腿切断では 20% にとどまるとの報告もある[104]．しかし，この報告では，術後の歩行能力に関与する因子としては性別や術前の歩行能力，自宅に退院しえたかなどに加えて術後 6 ヵ月以上経過観察できたか，などをあげているものの，切断高位に関しては言及していない．また，下腿切断が大腿切断と比較して歩行能力が高い傾向であったが，有意差は認めなかったとの報告もある[105]．

　幻肢痛に対する評価や全体的な適応状況として Trinity Amputation and Prosthetic Experiences Scale（TAPES），社会的支援に関する評価として Multidimensional Scale of Perceived Social Support（MSPSS），将来に対する期待を評価する Hope Scale，前向きな気分を評価する Positive and Negative Affect Scale などを評価した報告 [106] でも，幻肢痛や年齢，性別，切断高位や原因などはこれらの評価内容に有意な影響を及ぼさなかったとされている．236 例の下腿切断，27 例の膝関節離断，216 例の大腿切断，74 例の両側大切断症例の計 553 例に関して予後予測因子を多変量解析した報告 [107] では，術前の歩行不能，大腿切断，60 歳以上，術前から屋内歩行レベルであったこと，認知症や末期腎不全，冠動脈疾患の既往などが，術後義足を装着できない予測因子であった．PAD や糖尿病性壊死に対する大切断術後の歩行に関する報告では，下腿切断を施行した 13 例のなかで術前に歩行可能であった 9 例では 8 例（89％）で支援器具を使用して歩行能力を維持できたのに対して，大腿切断を行った 7 例では歩行能力を維持できた症例はなかったとされている [108]．下肢の大切断を行った高齢患者の装具処方状況の調査 [109] では，大腿切断では 10 例中 3 例で装具の処方にいたらず，一方で下腿切断では 9 例中 1 例に過ぎず，また大腿切断患者では退院時に義足歩行能力を獲得していたとしても自宅における日常生活でその能力を維持することは困難であった．しかし，下肢切断患者 58 例の調査では，片側下腿切断の 25 例では義足を使用しての屋内歩行の獲得率は 72％，両側下腿切断の 3 例では 66.7％，片側大腿切断の 23 例では 69.6％で，各群間で有意差はなかった [110]．

　下腿切断術では膝下約 12〜15 cm で切断することが多い．これは義足との fitting や脱着のしやすさ，断端を覆う腓腹筋の血流などを考慮して推奨されている．下腿遠位での切断では皮膚への血流も脆弱となり，断端部での皮膚トラブルを起こす懸念がある．適用する場合には血流を十分に評価し検討すべきである．

　下肢の大切断においては，膝関節機能が残されれば義足歩行に有利であるが，義足歩行には患者の理解や意欲，また社会生活上のサポートも必要となる．また，切断高位は創の治癒見込みによって判断されるものであるため，術式の選択は個別に患者の状況を勘案して決定する必要がある．

まとめ

　切断レベルとして下腿切断術では大腿切断術に比べて術後の歩行能力は高い．一方，同一の切断レベルでは義足との fitting などを考慮して切断位置を決定することを提案する．

文献（6 章）

1) Azuma N, et al. Predictive model for mortality risk including the Wound, Ischemia, Foot Infection Classification in patients undergoing revascularization for critical limb ischemia. Circ Cardiovasc Interv 2019; **12**: e008015.

2) Miyake K, et al. Predictive model for postoperative ambulatory function after lower extremity bypass in chronic limb-threatening ischemia. Ann Vasc Surg 2021; **71**: 321-330.

3) Fernando ME, et al. Plantar pressure in diabetic peripheral neuropathy patients with active foot ulceration, previous ulceration and no history of ulceration: a meta-analysis of observational studies. PLoS One 2014; **9**: e99050.

4) Fernando ME, et al. Plantar pressures are higher in cases with diabetic foot ulcers compared with controls despite a longer stance phase duration. BMC Endocr Disord 2016; **16**: 1-10.

5) Fernando ME, et al.Gait in people with nonhealing diabetes-related plantar ulcers. Phys Ther 2019; **99**: 1602-1615.

6) Turan Y, et al. Does physical therapy and rehabilitation improve outcomes for diabetic foot ulcers? World J Exp Med 2015; **5**: 130-139.

7) Matos M, et al. Physical activity and exercise on diabetic foot related outcomes: A systematic review. Diabetes Res Clin Pract 2018; **139**: 81-90.

8) 土田博光．重症虚血肢症例に対する血管リハビリテーション．日血外会誌 2011; **20**: 927-932.

9) 山本志保ほか．重症虚血肢に対する運動療法の検討．心臓リハ 2007; **12**: 102-106.

10) McDermott MM, et al. Decline in functional performance predicts later increased mobility loss and mortality in peripheral arterial disease. J Am Coll Cardiol 2011; **57**: 962-970.

11) Kodama A, et al. Clinical outcomes after infrainguinal bypass grafting for critical limb ischaemia in patients with dialysis-dependent end-stage renal failure. Eur J Vasc Endovasc Surg 2014; **48**: 695-702.

12) Lu K, et al. The effect of ambulatory status on outcomes of percutaneous vascular interventions and lower extremity bypass for critical limb ischemia in the Vascular Quality Initiative. J Vasc Surg 2017; **65**: 1706-1712.

13) Khan T, et al. Functional ambulatory status as a potential adjunctive decision-making tool following wound, level of ischemia, and severity of foot infection assessment. J Vasc Surg 2020; **72**: 738-746.

14) Joseph N, et al. Effect of twelve weeks supervised aerobic exercise on ulcer healing and changes in selected biochemical profiles of diabetic foot ulcer subjects. Int J Diabetes Res 2014; **3**: 41-48.

15) McCarthy M, et al. Health impacts of seated arm ergometry training in patients with a diabetic foot ulcer: protocol for a randomised controlled trial. BMJ Open 2020; **10**: e039062.

16) Goldsmith JR, et al. The effects of range-of-motion therapy on the plantar pressures of patients with diabetes mellitus. J Am Podiatr Med Assoc 2002; **92**: 483-490.

17) Flahr D. The effect of nonweight-bearing exercise and protocol adherence on diabetic foot ulcer healing: a pilot study. Ostomy Wound Manage 2010; **56**: 40-50.

18) Bus SA, et al. Guidelines on offloading foot ulcers in persons with diabetes (IWGDF 2019 update). Diabetes Metab Res Rev 2020; **36**(Suppl 1): e3274.

19) Regensteiner JG, et al. Chronic changes in skeletal muscle histology and function in peripheral arterial disease. Circulation 1993; **87**: 413-421.

20) Conte MS, et al. Global Vascular guidelines on the management of chronic limb-threatening ischemia. J Vasc Surg 2019; **69**: 3S-125S e140.

21) 日本循環器学会．循環器病ガイドラインシリーズ 2021 年版．心血管疾患におけるリハビリテーションに関するガイドライン（2021 年改訂版）．
https://www.j-circ.or.jp/cms/wp-content/uploads/2021/03/JCS2021_Makita.pdf ［2022 年 7 月 15 日閲覧］

22) Fridh EB, et al. Amputation rates, mortality, and pre-operative comorbidities in patients revascularised for intermittent claudication or critical limb ischaemia: a population based study. Eur J Vasc Endovasc Surg 2017; **54**: 480-486.

23) Yamazaki H, et al. Validation of the risk score of the mortality and lower limb loss considering ambulatory status after surgical revascularization in maintaining patients with dialysis. Ann Vasc Dis 2017; **10**: 192-196.

24) Armstrong DG, et al. Diabetic foot ulcers and their recurrence. N Engl J Med 2017; **376**: 2367-2375.

25) 日本糖尿病学会（編・著）．運動療法．糖尿病治療ガイド 2020-2021，文光堂，2020: p.52-57.

26) 日本循環器学会/日本血管外科学会．末梢動脈疾患ガイドライン（2022 年改訂版）．
https://www.j-circ.or.jp/cms/wp-content/uploads/2022/03/JCS2022_Azuma.pdf ［2022 年 7 月 15 日閲覧］

27) Schaper NC, et al. Practical Guidelines on the prevention and management of diabetic foot disease

(IWGDF 2019 update). Diabetes Metab Res Rev 2020; **36**(Suppl 1): e3266.

28) Sartor CD, et al. Effects of strengthening, stretching and functional training on foot function in patients with diabetic neuropathy: results of a randomized controlled trial. BMC Musculoskelet Disord 2014; **15**: 137.

29) Cerrahoglu L, et al. Range of motion and plantar pressure evaluation for the effects of self-care foot exercises on diabetic patients with and without neuropathy. J Am Podiatr Med Assoc 2016; **106**(3): 189-200.

30) Kanchanasamut W, et al. Effects of weight-bearing exercise on a mini-trampoline on foot mobility, plantar pressure and sensation of diabetic neuropathic feet; a preliminary study. Diabet Foot Ankle 2017; **8**(1): 1287239.

31) Iunes DH, et al. Self-care associated with home exercises in patients with type 2 diabetes mellitus. PLoS One 2014; **9**(12): e114151.

32) Monteiro RL, et al. Feasibility and preliminary efficacy of a foot-ankle exercise program aiming to improve foot-ankle functionality and gait biomechanics in people with diabetic neuropathy: a randomized controlled trial. Sensors (Basel) 2020; **20**(18): 5129.

33) Gelin J, et al. Treatment efficacy of intermittent claudication by surgical intervention, supervised physical exercise training compared to no treatment in unselected randomised patients I: one year results of functional and physiological improvements. Eur J Vasc Endovasc Surg 2001; **22**(2): 107-113.

34) Zorowitz RD, et al. Medical complications after stroke. JStroke Cerebrovasc Dis 1999; **8**: 192-196.

35) O'Brien J, et al. Evaluating the effectiveness of a self-management exercise intervention on wound healing, functional ability and health-related quality of life outcomes in adults with venous leg ulcers: a randomised controlled trial. Int Wound J 2017; **14**(1): 130-137.

36) Klonizakis M, et al. Supervised exercise training as an adjunct therapy for venous leg ulcers: a randomized controlled feasibility trial. Br J Dermatol 2018; **178**(5): 1072-1082.

37) Kan YM, et al. Hemodynamic effects of supervised calf muscle exercise in patients with venous leg ulceration: a prospective controlled study. Arch Surg 2001; **136**(12): 1364-1369

38) 日本糖尿病学会（編・著）. 糖尿病（性）足病変. 糖尿病診療ガイドライン 2019，南江堂，2019: p.183-199.

39) Crews RT, et al. Decreasing an offloading device's size and fffsetting Iits imposed limb-length discrepancy lead to improved comfort and gait. Diabetes Care 2018; **41**(7): 1400-1405.

40) Crews RT, et al. Role and determinants of adhderence to off-loading in diabetic foot ulcer healing: a prospective investigation. Diabetes Care 2016; **39**(8): 1371-1377.

41) Najafi B, et al. Can't stand the pressure: the association between unprotected standing, walking, and wound healing in people with diabetes. J Diabetes Sci Technol 2016; **11**(4): 657-667.

42) Wang C, et al. Effectiveness of daily use of bilateral custom-made ankle-foot orthoses on balance, fear of falling, and physical activity in older adults: a randomized controlled trial. Gerontology 2019; **65**(3): 299-307.

43) Bus SA, et al. The efficacy of removable devices to offload and heal neuropathic plantar forefoot ulcers in people with diabetes: a single-blinded multicentre randomised controlled trial. Int Wound J 2018; **15**(1): 65-74.

44) Lavery LA, et al. Randomised clinical trial to compare total contact casts, healing sandals and a shear-reducing removable boot to heal diabetic foot ulcers. Int Wound J 2015; **12**(6): 710-715.

45) 松本健吾ほか. Total contact cast を応用した術後早期リハビリの取り組み. 日本下肢救済足病会誌 2014; **6**: 56-65.

46) Armstrong DG, et al. Off-loading the diabetic foot wound: a randomized clinical trial. Diabetes Care 2001; **24**(6): 1019-1022.

47) 寺師浩人. 糖尿病患者の歩行を守る―神戸分類の先にあるもの. 脈管学 2018; **58**: 187-193.

48) Mismar A, et al. Ascending infection of foot tendons in diabetic patients. Int J Low Extrem Wounds 2013; **12**(4): 271-275.

49) Sakakibara S, et al. Is immobilization of the ankle and metatarsophalangeal joint effective in suppressing the spread of infection in diabetic foot ulcers? Int J Low Extrem Wounds 2014; **13**(3): 226-229.

50) Aragón-Sánchez J, et al. From the diabetic foot ulcer and beyond: how do foot infections spread in patients with diabetes? Diabet Foot Ankle 2012; 3. doi: 10.3402/dfa.v3i0.18693.

51) 榊 聡子. 包括的高度慢性下肢虚血の重症化予防. 理療ジャーナル 2021; **55**: 293-298.

52) 菊池 守. 重症虚血肢の治療戦略. 病態生理，診断. 形成外科 2019; **62**: 5-13.

53) Aagaard TV, et al. Benefits and harms of exercise therapy for patients with diabetic foot ulcers: a systematic review. Int J Low Extrem Wounds 2020; **14**: 1534734620954066.

54) Tran MM, et al. Does exercise improve healing of diabetic foot ulcers? A systematic review. J Foot Ankle Res 2021; **14**(1): 19.

55) Marzen-Groller KD, et al. Testing the effectiveness of the Amputee Mobility Protocol: a pilot study. J Vasc

Nurs 2008; **26**(3): 74-81.

56）大塚未来子ほか．小切断患者の歩行特性とリスクについて．日本下肢救済足病会誌 2014; **6**: 167-171.

57）Burger H, et al. Biomechanics of walking with silicone prosthesis after midtarsal (Chopart) disarticulation. Clin Biomech (Bristol, Avon) 2009; **24**(6): 510-516.

58）Spaulding SE, et al. Selection of an above or below-ankle orthosis for individuals with neuropathic partial foot amputation: a pilot study. Prosthet Orthot Int 2012; **36**(2): 217-224.

59）Philbin TM, et al. Orthotic and prosthetic devices in partial foot amputations. Diabetes Care 2014; **37**: 1982-1989.

60）Abdelaal O, et al. A new methodology for design and manufacturing of a customized silicone partial foot prosthesis using indirect additive manufacturing. Int J Artif Organs 2019; **42**(11): 645-657.

61）Dillon MP, et al. Comparison of gait of persons with partial foot amputation wearing prosthesis to matched control group: observational study. J Rehabil Res Dev 2008; **45**(9): 1317-1334.

62）Kanade RV, et al. Walking performance in people with diabetic neuropathy: benefits and threats. Diabetologia 2006; **49**: 1747-1754.

63）Ulbrecht JS, et al. Prevention of recurrent foot ulcers with plantar pressure-based in-shoe orthoses: the CareFUL prevention multicenter randomized controlled trial. Diabetes Care 2014; **37**(7): 1982-1989.

64）Winkley K, et al. Quality of life in people with their first diabetic foot ulcer: a prospective cohort study. J Am Podiatr Med Assoc 2009; **99**(5): 406-414.

65）Örneholm H, et al. Recurrent and other new foot ulcers after healed plantar forefoot diabetic ulcer. Wound Repair Regen 2017; **25**(2): 309-315.

66）Petersen BJ, et al. Ulcer metastasis? Anatomical locations of recurrence for patients in diabetic foot remission. J Foot Ankle Res 2020; **13**: 1.

67）Khan T, et al. Ulcer-free, hospital-free and activity-rich days: three key metrics for the diabetic foot in remission. J Wound Care 2018; **27**(Suppl 4): S3-S4.

68）Waaijman R, et al. Risk factors for plantar foot ulcer recurrence in neuropathic diabetic patients. Diabetes Care 2014; **37**(6): 1697-1705.

69）Edmonds M, et al. The current burden of diabetic foot disease. J Clin Orthop Trauma 2021; **17**: 88-93.

70）Cheng Y, et al. Differences in initial versus recurrent diabetic foot ulcers at a specialized tertiary diabetic foot care center in China. J Int Med Res 2021; **49**(1): 300060520987398.

71）Freitas F, et al. Risk factors for plantar foot ulcer recurrence in patients with diabetes - A prospective pilot study. J Tissue Viability 2020; **29**(2): 135-137.

72）Akturk A, et al. Ulcer-free survival days and ulcer healing in patients with diabetic foot ulcers: A prospective cohort study. Int Wound J 2019; **16**(6): 1365-1372.

73）Chu YJ, et al. Clinical outcomes of toe amputation in patients with type 2 diabetes in Tianjin, China. Int Wound J 2016; **13**(2): 175-181.

74）Mueller MJ, et al. Weight-bearing versus nonweight-bearing exercise for persons with diabetes and peripheral neuropathy: a randomized controlled trial. Arch Phys Med Rehabil 2013; **94**(5): 829-838.

75）Kerr M, et al. Cost of diabetic foot disease to the National Health Service in England. Diabet Med 2014; **31**(12): 1498-1504.

76）Fernando ME, et al. Dosing activity and returning to preulcer function in diabetes-related foot ulcer remission. J Am Podiatr Med Assoc 2021; **111**(5). doi: 10.7547/20-166.

77）Isaac AL, et al. Lower resource utilization for patients with healed diabetic foot ulcers during participation in a prevention program with foot temperature monitoring. BMJ Open Diabetes Res Care 2020; **8**(1): e001440.

78）Najafi B, et al. Leveraging smart technologies to improve the management of diabetic foot ulcers and extend ulcer-free days in remission. Diabetes Metab Res Rev 2020; **36**(Suppl 1): e3239.

79）Mueller MJ, et al. Differences in the gait characteristics of people with diabetes and transmetatarsal amputation compared with age-matched controls. Gait Posture. 1998; **7**(3): 200-206.

80）Dillon MP, et al. Preservation of residual foot length in partial foot amputation: a biomechanical analysis. Foot Ankle Int 2006; **27**(2): 110-116.

81）Garbalosa JC, et al. Foot function in diabetic patients after partial amputation. Foot Ankle Int 1996; **17**(1): 43-48.

82）Imaoka S, et al. Does First Ray Amputation in Diabetic Patients Influence Gait and Quality of Life? J Foot Ankle Surg 2018; **57**(1): 44-51.

83）斉藤　潔．一側全足指切断例の歩行について．東北整災外紀 1967; **19**; 80-88.

84）Dillon MP, et al. Outcomes of dysvascular partial foot amputation and how these compare to transtibial amputation: a systematic review for the development of shared decision-making resources. Syst Rev 2017; **6**(1): 54.

85) Attinger CE, et al. Amputation and ambulation in diabetic patients: function is the goal. Diabetes Metab Res Rev 2012; **28**(Suppl 1): 93-96.

86) Millstein SG, et al. Traumatic partial foot amputations in adults: a long-term review. J Bone Joint Surg Br 1988; **70**(2): 251-254.

87) Brown ML, et al. Partial foot amputation in patients with diabetic foot ulcers. Foot Ankle Int 2012; **33**(9): 707-716.

88) Stone PA, et al. Midfoot amputations expand limb salvage rates for diabetic foot infections. Ann Vasc Surg 2005; **19**(6): 805-811.

89) Rammelt S, et al. Amputationen am Rückfuß [Hindfoot amputations]. Oper Orthop Traumatol 2011; **23**(4): 265-279.

90) Chang BB, et al. Increased limb salvage by the use of unconventional foot amputations. J Vasc Surg 1994; **19**(2): 341-349.

91) Elsharawy MA. Outcome of midfoot amputations in diabetic gangrene. Ann Vasc Surg 2011; **25**(6): 778-782.

92) 北野育郎ほか．下肢救済とフットケア―Fontaine IV 度の虚血肢に対するバイパス術と術後切断部位による歩行機能への影響について．脈管学 2012; **52**: 343-348.

93) Braaksma R, et al. Syme amputation: a systematic review. Foot Ankle Int 2018; 39(3): 284-291.

94) Norvell DC, et al. Defining successful mobility after lower extremity amputation for complications of peripheral vascular disease and diabetes. J Vasc Surg 2011; **54**(2): 412-419.

95) Thomas SR, et al. Transmetatarsal amputation: an 8-year experience. Ann R Coll Surg Engl 2001; **83**(3): 164-166.

96) Larsson J, et al. Long-term prognosis after healed amputation in patients with diabetes. Clin Orthop Relat Res 1998; **350**: 149-158.

97) Mueller MJ, et al. Functional limitations in patients with diabetes and transmetatarsal amputations. Phys Ther 1997; **77**(9): 937-943.

98) Imaoka S, et al. Predictive factors for ambulatory state in critical limb ischemia patients at discharge. J Phys Ther Sci 2019; **31**(8): 629-632.

99) 青木　恵ほか．八戸市立市民病院における非外傷性下肢壊死患者の治療について．八戸病医誌 2014; **32**: 24-28.

100) 金澤和貴ほか．虚血性壊死に対する下肢切断の治療成績の検討．整外と災外 2006; **55**(4): 444-447.

101) Syme J. Surgical cases and observations: amputation at the ankle-joint. Lond Edinb Mon J Med Sci 1843; **26**: 93.

102) Silva ADM, et al. Functional capacity of elderly with lower-limb amputation after prosthesis rehabilitation: a longitudinal study. Disabil Rehabil Assist Technol 2019; **5**: 1-5.

103) Fajardo-Martos I, et al. Predicting successful prosthetic rehabilitation in major lower-limb amputation patients: a 15-year retrospective cohort study. Braz J Phys Ther 2018; **22**(3): 205-214.

104) Sansosti LE, et al. Rate of and factors associated with ambulation after unilateral major lower-limb amputation at an urban US tertiary-care hospital with a multidisciplinary limb salvage team. J Am Podiatr Med Assoc 2017; **107**(5): 355-364.

105) de Laat FA, et al. Climbing stairs after outpatient rehabilitation for a lower-limb amputation. Arch Phys Med Rehabil 2013; **94**(8): 1573-1579.

106) Unwin J, et al. A prospective study of positive adjustment to lower limb amputation. Clin Rehabil 2009; **23**(11): 1044-1050.

107) Taylor SM, et al. Preoperative clinical factors predict postoperative functional outcomes after major lower limb amputation: an analysis of 553 consecutive patients. J Vasc Surg 2005; **42**(2): 227-235.

108) 黒川義隆ほか．下肢切断術の治療成績―切断高位の検討．整形外科 2011; **62**(2): 119-122.

109) 水落和也．高齢切断者の義肢処方とリハビリテーションアウトカム．Jpn J Rehabil Med 2008; **45**(6): 335-338.

110) 猪飼哲夫ほか．下肢切断者のリハビリテーション効果と予後―影響する因子の検討．リハ医 2001; **38**(2): 125-130.

111) Suryani M, et al. Effect of foot-ankle flexibility and resistance exercise in the secondary prevention of plantar foot diabetic ulcer. J Diabetes Complications 2021; **35**(9): 107968.

112) Maeshige N, et al. Effect of early rehabilitation on gait, wound and home discharge in lower extremity chronic wound patients: a Japanese multicenter retrospective study. Int J Low Extrem Wounds 2021; 15347346211031318.

第7章

足病発症予防

はじめに

　本ガイドラインは足病の重症化予防のためのガイドラインであるが，そのためには同時に一次予防・二次予防にも視野を広げることが重要である．本学会では 2020 年に子どもの足靴改革ワーキンググループが発足し，子どものときから足の健康を保つために日々のスキンケアや適切な靴や上履きの選択，運動機能の維持などの足病の予防教育に関する指針作りを目指している．

　成人を対象とした足病の一次予防，二次予防については科学的根拠が乏しいのが現状であり，足病の潜在患者の多くは自身が足病を発症するリスクがあることを認識していない．そのため，日本フットケア・足病医学会では 2 月 10 日をフットの日と定め，国民の足の健康への啓発を行うため，各地で足病を予防するための講演や足部の血流や神経障害の有無を診る検査，靴選びなどの活動を展開している．

　さらに足病の一次予防・二次予防のために，潜在的な足病予備群を探し出す必要があり，地域の診療所・クリニック，保健所，事業所などに勤務する医療者は，患者や住民に「定期的に健診を受けましょう」，健診で異常を指摘された人には「継続的に通院しましょう」，「禁煙しましょう」と積極的に働きかける集団的なアプローチを行うことが重要である．健診で明らかとなった足病のリスク要因を保有する患者に対しては，セルフケア教育を行い，血圧や脂質の管理，体重コントロール，喫煙習慣の改善といった全身の健康管理を並行して行う必要がある．

　セルフケア教育を効果的に行うためには，患者ごとに足病予防に関するオーダーメイドの知識を提供し，自己観察のスキルを教えることにより患者を動機づけることが重要である．患者の自己観察に加え，フットケアや医学的管理を行う職種がチームとなり，定期的に足部のアセスメントを行い，情報共有することにより，発症予防と早期発見につなげることができる．

　足病の一次予防・二次予防については，これまでハイリスク群とされる糖尿病の領域で国際的にセルフケア教育のプログラムが開発され，有効なプログラムやシステマティックレビューも多数公開されている．国内では 2019 年の糖尿病診療ガイドラインにおいて「すべての糖尿病患者および家族に対して，早期より予防的フットケアに関する教育を行うこと」が推奨されている[1]．そこで，本ガイドラインは，糖尿病専門医や糖尿病に精通した医療者（看護師，薬剤師，臨床検査技師など）のみならず病院，診療所，介護老人福祉施設，在宅医療など，様々な医療福祉の領域で足病予防を担う職種に現場で活用してもらうことを目指す（CQ 46）．

　第 1 章で説明されたように，糖尿病性足病変以外にも多くの足病がある．本章では，他章で扱っていない膠原病性潰瘍のうち関節リウマチを取り上げ（CQ 48）解説する．さらに足病のリスクには疾患以外にも加齢に伴うリスクがある．超高齢社会において高齢者の自立と健康の基盤となるのは歩行力の維持・向上である．そのために，高齢者にかかわる医療福祉職が協働し，足病を予防すること，早期発見・早期治療につなげることが重要である（CQ 47）．

　本章ではガイドライン作成にあたり，PubMed，Google scholar，Cochrane Library，医学中央雑誌の電子データベースを用い 2021 年 3 月 31 日までの研究論文を検索した．同時に，研究論文が少ない CQ については，成書やフットケア・足病に関する書籍も参考とした．

CQ 46

足病のハイリスクである糖尿病患者にセルフケア教育を行うことは足病発症予防に有用か？

回答と推奨

推奨文	推奨の強さ	エビデンスの確実性
● 足病のハイリスクである糖尿病患者に対して，足病予防を目的としたセルフケア教育を行うことを提案する．	2	B

背景・目的

　糖尿病性足潰瘍の発症率は，海外での5%前後[2]に対して，わが国はその約10分の1程度の0.3%[3]と報告されているが，近年の糖尿病患者（なかでも高齢者や長期罹患者）の増加に伴い，足病変患者も増加していくことは想像に難くない．本疾患は再発率，死亡率がともに5年で70%と報告され，切断率も健常者に比べ15〜40倍高いなど予後不良であることから，何よりも発症予防が重要である[4]．

　1999年，糖尿病足に関する国際作業部会（IWGDF）より，「多くの足潰瘍は，定期的な足の点検，フットケアの実践，適切な靴の選択によって予防可能である」とのコンセンサスが示された．それを受けて，医療者によるリスクに応じた適切な間隔でのフットケア診療とともに，患者自らのセルフケア能力を高めるための教育が行われてきたが，糖尿病性足病変の発症予防や，教育の長期的な効果に関してはいまだ明らかではない．

解説

　糖尿病性足病変の発症や切断に対する予防策の効果を検討したこれまでの調査では，これらの既往を有する患者が対象の場合においてのみ，発症率および切断率の低下，すなわち再発予防効果が報告されている[5,6]．一方，足病変の既往のない糖尿病患者を対象とした発症予防に関する研究は少なく，セルフケア教育により短期的な知識や意識は向上しても，結果として糖尿病性足病変の発症率や切断率低下には結びついていない[7,8]．

　Renらは，185例の足病変ハイリスク糖尿病患者を対象に，知識の個別教育や治療に関する指導などの集中看護教育を行った研究（追跡期間の中央値が2年）において，教育前後で足潰瘍の発生率が34例（7.00/100人年）から18例（3.70/100人年）へと有意に低下したと報告した（表1）[9]．

　その後，糖尿病または糖尿病性足潰瘍に罹患した18歳以上の成人を対象とした6つのランダム化比較試験（RCT）のシステマティックレビューとメタアナリシスの結果が報告された[10]．それによれば，短期間（中央値で6ヵ月以内）の集中的な教育アプローチにより，対照群と比較して介入群における糖尿病性足潰瘍の発生リスクが有意差にはいたらなかったものの（RR 0.37，95%CI

表 1　集中的看護教育の導入前後における足潰瘍の発生頻度，潰瘍部位，および足の予後

Factor	Baseline		After intensive nursing education		P
	Number of cases	Of all the ulcer patients (%)	Number of cases	Of all the ulcer patients (%)	
Foot ulceration					
Single	20	58.8	16	88.9	0.06
Multiple	14	41.2	2	11.1	0.025 *
Position					0.778
Toes	24	48.0	14	51.9	
Dorsal	10	20.0	3	11.1	
Plantar (except toes)	9	18.0	6	22.2	
Ankle	7	14.0	4	14.8	
Prognosis					0.002 *
Amputation	4	11.8	0	0	
No amputation	30	88.2	18	100.0	

* : Significant difference, P < 0.05
(Ren M, et al. Diabetes Technol Ther 2014; 16(9): 576-581. [9] Table 5 より引用)

0.14〜1.01，$p=0.05$）低下したことが示された．一方で，3,948 例を対象とした 13 の RCT による
システマティックレビューでは，フットケア教育がセルフケア行動と自己効力感に対し確実に
プラスの影響を与えるとは結論づけられず，生活の質（quality of life：QOL）や潰瘍発生率・切
断率などの副次的評価項目においても，有意な臨床的改善は確認されなかった [11]．このように，
足病発症予防におけるセルフケア教育の効果に関しては，いまだ一定の見解が得られていない
のが現状であり，制御されたシステマティックレビューが少ないことや，教育の効果を評価す
る標準化されたツールがないこと，追跡期間が短いことなどがその要因としてあげられる．
　一方，足病の再発予防におけるセルフケア教育の効果については，Cochrane Review において
足の潰瘍または潰瘍の再発と切断を主要エンドポイントとした 5 つの RCT で報告されている [12]．
そのなかで Malone らは，重症でない足潰瘍や切断歴を有する糖尿病患者を対象に，介入群に
は足病医による 1 時間のグループ教育を行った結果，足潰瘍発生率（RR 0.31，95％CI 0.14〜
0.66，$p<0.005$）および切断率（RR 0.33，95％CI 0.15〜0.76，$p<0.025$）が低下したと報告してい
る [13]．しかし，バイアスリスクの低い Lincoln らの同様の RCT では，足潰瘍が 28 日以上治癒し
た糖尿病患者に対して，自宅での 1 時間のフットケア教育講義を行っても，フットケアへの態度
や関心は介入群で有意に改善（$p=0.03$）したものの，1 年後の潰瘍発生率（RR 1.00，95％CI 0.70
〜1.44）および切断率（RR 0.98，95％CI 0.41〜2.34）には介入群と通常群との間で有意差は認めら
れなかった [14]．以上から，セルフケア教育によりフットケアの知識と患者の行動は，短期的には
プラスの影響を受けているようであるが，潰瘍発生率や切断率の低下効果は認められなかった．

まとめ

　糖尿病患者へのセルフケア教育の効果については，自己効力感やセルフケア行動，ひいては
足病の発症予防に対し有効である可能性はあるものの，長期にわたる有効性や切断率低下への
効果についてはいまだ明らかではなく，今後の知見の集積が待たれる．また，再発予防におい
ても，セルフケア教育は足の問題やフットケアに関する患者の知識を向上させる点では有効と
考えられるが，1〜2 回の一方向の講義のみでは 1 年後の再発予防効果は期待できない．

CQ 47

高齢者の足病発症予防にセルフケア教育は有用か？

回答と推奨

推奨文	推奨の強さ	エビデンスの確実性
● 高齢者の足病予防にセルフケア教育を提案する.	2	B

背景・目的

　足の問題は，患者の年齢によって変化する（詳細は第5章参照）．65歳以上の高齢者は，感染症と外傷を除いて，他の年齢層よりも多くの足の問題を抱え，肥厚爪，陥入爪，足白癬，ハンマートゥ・クロウトゥ，外反母趾などが発生する可能性が高くなるとされる．また，高齢者は糖尿病，末梢血管疾患，重度の関節炎などの慢性疾患患者が多く，それらの存在は足の問題のリスクを高めることとなる[15,16]．医療的介入を受けていない高齢者における調査では，対象者全員に何らかの足トラブルがあり，足の問題を重症化させかねない循環機能，神経機能の低下に加えて，バランス・運動機能（開眼片足立ち，ファンクショナルリーチ，timed up & go test）の低下が認められ[17]，転倒の可能性につながることが報告されている．他にも，介護予防が必要な要支援，要介護1の在宅後期高齢者を対象とした足部の形態・機能の実態，転倒経験，立位バランス機能の実態調査でも，対象の90%以上が足部の変調を自覚し，足の形状・皮膚の異常や足底部の感覚機能の低下，冷えやむくみが示す循環機能の低下が転倒や立位バランス機能に関連し，対象はフットケアニーズの高い集団であると報告されている[18]．このように，高齢者は健康状態のどの段階においても，フットケアを必要とする集団といえる．

解説

　医療的介入を受けていない高齢者のフットケアの実態についての調査では，対象者全員が足部に何らかの症状を保有しているにもかかわらず，ケアの不足や不適切なケアが推測された．また，皮膚の衛生状態と一人あたりが保有する皮膚症状，爪の衛生状態と，一人あたりが保有する爪症状に関連がみられた[19]．このようにフットケア状況と症状は関連しており，他にも足部の構造・機能と下肢の関節痛の関連[20]，足趾の筋力とバランス，高齢者の転倒との関連について報告されている[21]．医療専門家による高齢者へのフットケアに関する研究では，血液循環，筋肉疲労，歩行能力の改善がみられた[21,22]．このようにフットケアは実施できれば効果が報告されているが，高齢者がセルフケアを行うにあたっては医療者の支援，足病教育が必要とされ，臨床では多くの足病教育がなされている[16]．

　高齢者を対象としたフットケアに関する研究の多くは，研究者が実施したフットケアの効果を検証したものであり，高齢者のセルフケアに関する研究は少ない[23]．

　セルフケアは,「自分のために実施する自分で行う“自発的行動”であり, 各々の文化的背景の
もと, 対人関係およびコミュニケーションを通じて後天的に“学習された活動”である」[24]と定義
される. そのため, 足病教育は患者の自発的行動に行きつくために, 医療者とのコミュニケー
ションを通して行われるものであり, 文化的配慮を必要とし, 一人ひとりの価値観に合わせた
指導を必要とすることを前提としている. セルフケア教育が世界中の臨床診療に根づいている
にもかかわらず, その有効性に関する研究は限られている[25,26]とされるのは, セルフケア教育
の特徴が反映していると考えられる.

　RCT により, フットケアのセルフケアについての指導を受けた高齢足病患者は, 通常のケア
を受けている患者と比較して, 追跡調査時の足の障害スコアが低かったと報告されている[25].
フットケアプログラムは, フットケア用品を配布し, 定期的に 11 枚のカードをもとに足病医主
導でワークショップを行い, 患者は内容を記録し, 家に持ち帰り用の短いビデオとカラーイラ
ストのハンドブックをもとにセルフケアを行う. ワークショップの内容は, ケア時の姿勢, 爪
のケア, スキンケア, 皮膚軟化剤の塗布, 器具の使用方法, 推奨される靴や履き方, 電話相談
へのアクセスなどの知識に関するものと, 参加した高齢者一人に足病医によるデモンストレー
ション(皮膚と爪のケア)を行うもので, 参加者は各自練習をして帰宅する. プログラムを通し
て, 患者は教育的メッセージのほか, サポート, 激励を受けるというものである.

　地域に住む高齢者に 6 ヵ月間定期的にフットケアのアドバイスを提供し, 効果的なフットケ
ア技術を提示した非ランダム化比較試験の結果, 介入を受けなかった高齢者より足の形態, 主
体的な足の動き, 足の圧力, バランスが改善し, 介入後転倒はなかったと報告されている[16].

　他にも, 高齢者自身が実施したフットケアによる足部の形態・機能および立位・歩行能力の
変化を検討した研究では, 足部の機能および日常生活動作(activities of daily living:ADL)の維
持に不可欠な立位・歩行能力を向上させ, 介護予防として意義がある可能性が示唆された[26].

　以上のように, 介入内容は様々な種類が多様な教育方法により提供されている. それらの指
導においては, 自己効力感の向上や動機づけなどの配慮がなされていることも注目される. し
かし, 特定の患者教育プログラムだけが臨床的に足病変や潰瘍リスクを低減させるために効果
的であるというエビデンスは不十分である[26]. また, 他のほとんどの研究においては介入方法
が明示されていない.

　また, フットケアの指導的介入による効果として, 高齢者の介入中の変化について検討され
ている. 在宅高齢者にフットケアの指導的介入を実施し, 介入場面の会話を内容分析した研究
では, フットケア方法は中盤におおむね獲得し, 後半では高齢者同士での指導や確認, 工夫な
どがみられるようになったと報告されている[23]. 介入内容では, 導入期にはケアの意義や実施
方法の説明, 前半には観察や判断の方法・疑問の解決による理解の促進, 中盤にはケアの適切
性の確認とケア方法の指示, 後半では見守りや声かけ, 励ましなど, 心理的側面への介入全般
にわたり, 理解度の確認や侵襲の予防を行っていたとしている.

　以上より, 足の問題が多く, さらに慢性疾患の存在が加わり重症化しやすい高齢者に対して,
知識だけでなく足のセルフケア行動とともに歩行などに関する身体状況をも改善する可能性が
あることがわかる.

　IWGDF は,「糖尿病患者の足潰瘍予防に関するガイドライン(IWGDF 2019 年更新)」[27]のなか
で, 足潰瘍を予防するための適切な足のセルフケアについて, 足潰瘍のリスクがある糖尿病患
者に対してリスク層(IWGDF リスク 1〜3)別に構造化された教育を提供することを提唱してい
る.

足潰瘍のリスクのある糖尿病患者がセルフケアを行うためには，自分の病気について理解する必要があり，教育方法は足病についての個別説明，動機づけ面接，教育グループセッション，ビデオ教育，小冊子，ソフトウェア，クイズ，アニメーションの描画や説明画像による絵画教育など，様々な形をとることができるとされる．

　また，以下の情報を伝える必要があるとされている．

- 足の潰瘍とその因果関係
- 予防的なセルフケア行動：裸足や，靴や履物を履かずに靴下のみ，または薄底のスリッパで歩かない
- 適切に保護された履物を着用する
- 定期的なフットチェックを受ける
- 適切な足の衛生を実践する
- 足の問題を特定したあと，タイムリーに専門家の助けを求める

　以上は，高齢者に限られたガイドラインではないが，上記の内容や教育方法を組み合わせ，動機づけへのかかわりを組み合わせたフットケア継続への試みが推奨されるべきである．

まとめ

　高齢者は他の年代と比べて多くの足の問題を抱え，どの健康状態であってもフットケアニーズの高い集団である．高齢者がセルフケアを行うにあたっては医療者の支援，足病教育が必要とされ，臨床では多くの足病教育がなされている．

　介入内容は様々な種類が多様な教育方法により提供されており，特定の患者教育プログラムが，臨床的に足病変や潰瘍リスクを低減させるために効果的であるというエビデンスは不十分であるが，指導的介入に対する効果が報告されており，セルフケア教育を提案する．

CQ 48

関節リウマチ患者の足病予防のために推奨されるケアはどのようなものか？

回答と推奨

推奨文	推奨の強さ	エビデンスの確実性
● 関節リウマチ患者の足病変を予防するため，①診断早期からの足の評価と経時的なフットケア，②胼胝や創傷，陥入爪や白癬など皮膚と爪のケア，③靴や足底挿板に関するアドバイス，④足病に関する情報提供や教育・自己管理指導について継続して行うことを提案する．	2	B

背景・目的

　関節リウマチ（rheumatoid arthritis：RA）とは，関節の痛みや腫れが生じる原因不明の疾患で，国内の患者は 2018 年現在約 82.5 万人と推定されている．男女比は約 1：3.2 で，20〜50 歳代での発症が中心であるが，最近ではさらに高齢で発症する患者が増加している[28]．RA では，関節滑膜の慢性的な炎症により，関節の腫脹，疼痛（自発痛，運動痛，圧痛）などを生じ，進行すると関節が破壊され，可動域制限や四肢および脊柱の変形を起こし，ADL が障害される．また，全身倦怠感や微熱，食欲低下などの全身症状や，皮膚（皮下結節など），眼，肺など，関節以外の症状が出ることもある．従来，RA には有効な治療薬がなく，疾患が進行し重症化すると四肢や脊椎の著しい変形をきたすことが少なくなかったが，わが国においても 1999 年にメトトレキサート（MTX）の使用が認可され，2003 年からは生物学的製剤（bDMARDs）が導入されたことにより，多くの割合の患者において疾患活動性を低下させることが可能となった．また，これら有効な薬剤を診断後早期から投与することで，関節破壊の発生を未然に防げるようにもなってきている[29]．その結果，2015 年の患者調査では 60％以上の患者において，疾患活動性の低い状態が達成されていることが明らかとなった．一方，すでに関節の変形や破壊をきたした患者においては，薬物療法のみでは十分な身体機能の回復を望むことは難しく，リハビリテーション，装具療法，外科的手術など集学的医療が必要となる[30]．

　RA の関節病変は手指に初発する頻度が 58％と最多であるが，前足部に初発する頻度も 45％と 2 番目に高い[31]．患者の 9 割以上が足に何らかの症状を有するという報告もあり[32]，RA 患者へのフットケアの必要性が高いことは明らかといえる．RA の足に生じる変形としては，第 2〜5 趾の中足趾節（metatarsophalangeal：MTP）関節の滑膜炎が持続すると靱帯や関節包が破綻し，ついには基節骨が背側に脱臼する．足趾は筋腱のバランスの破綻などの結果，クロウトゥやハンマートゥとなる．中・後足部においても関節病変は RA の進行とともに頻度が増え，破壊が進行する．距腿関節が障害され，距踵関節の病変では踵骨の外がえし変形をきたすことが多い．距舟関節に病変が生じることもまれではなく，舟状骨の破壊を生じるなどの結果，足の

アーチは低下し扁平足となる．足のアーチ低下と足根中足（tarsometatarsal：TMT）関節の弛み
などにより中足部は開張足変形をきたす．中足部の開張と，第2～4 MTP関節の脱臼は，外反母
趾，内反小趾変形を生じさせる．足趾が背側に脱臼すると中足骨頭は底側に突出することにな
り，足底の皮膚に胼胝が形成され，ときに潰瘍や瘻孔を合併する[33]．背側に脱臼した足趾や変
形による突出部は，靴などと擦れやすくなり胼胝や創傷を発症し，慢性化すると潰瘍となるこ
とや，創傷からの感染を生じ全身に広まるリスクも起こる．

　本CQでは，このようなRA患者におけるフットケアについて検討した．

解説

　24編のRA診療ガイドラインにおける，足と足関節の病変に対する推奨を調査した報告では[34]，
集学的治療チームに足病医を加える，もしくは必要時に速やかにコンサルトできる体制を敷き，
潰瘍や感染などに対し速やかに対応すること，適切な足底挿板，履物，靴型装具などを提供す
ること，定期的に単純X線撮影などを行い骨関節病変の出現に注意することなどが推奨されて
いたと述べている．と同時に，足に関する推奨が記載されたガイドラインは少数でしかなく，
推奨の各項目についてのエビデンスはどれも低く，エキスパートオピニオンにとどまっていた
ことも明らかにされている．

　MTXの導入以降，早期から強力な治療を行うことで，関節破壊を生じることなくRAを「寛
解」，「治癒」させることがまれではなくなった．しかし，関節病変を抑制できるようになった結
果，症状の訴えがないために軽微な関節病変に気づくことが遅れるという状況が懸念されてい
る．

　リウマチ診療者とRA患者双方に対する足診療の状況に関する研究では[35]，RAの診断時に足
病医へコンサルトするのは31％，診察時に足を検診する頻度は10～100％であった．診察時に
足を診ない理由として，DAS28に足の関節に関する項目がない（54％），治療に影響しない
（38％）などがあげられた．一方，患者の回答からは，足の健康に関する情報提供，定期的な足
部の診察，足病医への紹介などのニーズが出されたとされ，リウマチ診療者はRA患者のフッ
トケアニーズに十分応えられていない可能性を指摘し，リウマチ診療者の研修に足に関するプ
ログラムを追加する必要性を提起している．RAの初発部位の43.8％が足と足関節であり，他の
関節に初発した患者と比較して，その後より高い疾患活動性を示したとされている[36]．発症早
期のRA患者の骨病変の進行度を単純X線撮影で比較した報告では[37]，主として手の病変が進
行する群と，主として足の病変が進行する群，手と足の病変が同時に進行する群があり，足の
病変が進行する群において全般的な疾患活動性が高かった．この結果からは，DAS28のみで疾
患活動性を評価していると，足の関節を診ないことにより，疾患活動性を実際よりも低く評価
してしまう危険性があると指摘されている．

　リウマチ性足障害のケアに取り組む英国のPodiatry Rheumatic Care Association（PRCA）の
ガイドライン[38]では，RA患者に対して，①診断から3ヵ月以内に足の健康評価を受け，病状
の変化があれば足に生じる影響を意識する，治療にあたるチームは集学的であり，そこには足
病の専門家が含まれている必要がある，②足の問題を持つ患者に対して，足の状態に関する情
報，教育，訓練を提供し，患者が足を自己管理していくように援助する必要がある，③リウマ
チ診療者は，適切な時期に足病の専門家へ患者を紹介する必要がある，④適切な手術時期を逸
しないため，手術を必要とする患者を早期に専門家へ紹介する必要がある，と推奨されている．

英国の North West Clinical Effectiveness Group for the Foot in Rheumatic Diseases（NWCEG）ガイドライン [39] は，RA 患者の足をスクリーニングする手順を示している．それによると，RA と診断されたすべての患者に対し足の症状を定期的にチェックし，無症状の患者には足の健康に関する教育や指導を行う．足の症状がある患者に対してはアセスメントを行い適切な部門への橋渡しを行う．皮膚病変（潰瘍，感染，白癬），爪病変（陥入爪，感染，白癬），知覚障害，血行障害［跛行，足関節上腕血圧比（ankle-brachial index：ABI）低下］，骨格異常（関節や腱の病変）などがあれば，「足病専門家」へ紹介する．履物の不具合や歩行の異常では義肢装具士へ紹介し，歩行や日常生活の障害では理学療法士へ紹介する．RA の再燃が足病変の原因と考えられるときは速やかにリウマチ医へ連絡する．生活習慣上の問題（喫煙，摂食異常）などへの対応も記載されており，RA 患者の足のケアを通じて広い範囲で患者を支援していく方法が提示されている．

　RA 患者の中心的な臨床症状は関節痛である．RA 患者の健康評価質問票（HAQ）と臨床所見の比較では [40]，痛みと関節可動域のほうが関節腫脹や単純 X 線による関節損傷の程度よりも患者満足度への影響が大きかった．患者アンケートでも，治療に最も期待することは「疼痛緩和と腫脹軽減」（21.9％）であったという結果もあり [41]，2020 年のリウマチ診療ガイドラインにおいて，疼痛軽減目的で非ステロイド性抗炎症薬（NSAIDs）使用が推奨されている．しかし，NSAIDs は RA の疾患活動性を改善する効果はなく，常用や長期使用による副作用の弊害も考慮されるため，患者背景や状態に応じて使用するよう条件がつけられている [28]．胼胝などのケア，適切な靴や足底挿板の処方は足の疼痛を改善させうるもので，フットケアは薬剤に頼らず RA 患者の ADL，QOL 改善が期待できるものであり，行うことが望まれる．

まとめ

　RA では足と足関節に病変が生じる割合が高く，足に障害をきたすと ADL，QOL は著しく低下する．RA の治療チームに足の専門家が加わり，診断早期から足の評価を行い，定期的に足のケアを続け，足の障害発生の予防に努めることが推奨される．RA 患者に対するフットケアは，世界的にも多くのガイドラインで推奨されているが，そのほとんどが GPS（good practice statement：良き医療慣行に基づく提案）にとどまっている現状を考慮し，推奨の強さは「2」とした．

［DAS28］

　DAS（Disease Activity Score）とは，1980 年代にオランダで開発された，RA 患者の疾患活動性の評価法である．DAS は，Ritchie articular index に定められた上下肢と全身の 44 関節の腫脹と 53 関節の圧痛，ESR（mm/時，赤沈値），全般的な状態（患者自身による 100 mmVAS）を組み合わせて計算し，0～10 でスコア化するものである．しかし，頻繁に下肢も含めた 53 関節を評価することは日常診療において負担が大きいなどの理由から，上肢と膝のみの 28 関節で判定する DAS28 が新たに開発され有用性が検証され，現在では RA 疾患活動性の評価，新薬の治験における有効性評価などの主流となっている．

　なお，DAS28 と区別する目的で，オリジナル DAS を DAS44 や DAS52 と記載することは誤っており，DAS のみが正式な名称と決められている [42]．

文献（7章）

1) 日本糖尿病学会（編・著）．糖尿病診療ガイドライン 2019，南江堂，2019: p.185.

2) Frykberg RG, et al. Diabetic Foot Disorders: A Clinical Practice Guideline(2006 Revision). J Foot Ankle Surg 2006; **45**(5 Suppl): S1-S66.

3) Iwase M, et al. Incidence of diabetic foot ulcer in Japanese patients with type 2 diabetes mellitus. The Fukuoka diabetes registry. Diabetes Res Clin Pract 2018; **137**: 183-189.

4) Schaper NC, et al. Practical Guidelines on the prevention and management of diabetic foot disease (IWGDF 2019 update). Diabetes Metab Res Rev 2020; **36**(Suppl 1): e3266.

5) Dargis V, et al. Benefits of a multidisciplinary approach in the management of recurrent diabetic foot ulceration in Lithuania. Diabetes Care 1991; **22**: 1428-1431.

6) Plank J, et al. Evaluation of the impact of chiropodist care in the secondary prevention of foot ulceration in diabetic subject. Diabetes Care 2003; **26**: 1691-1695.

7) McCave CJ, et al. Evaluation of a diabetic foot screening and prevention programme. Diabet Med 1998; **15**(1); 80-84.

8) Donohoe ME, et al. Improving foot care for people with diabetes mellitus: a randomized controlled trial of an integrated care approach. Diabetic Med 2000; **17**(8); 581-587.

9) Ren M, et al. Effect of intensive nursing education on the prevention of diabetic foot ulceration among patients with high-risk diabetic foot: a follow-up analysis. Diabetes Technol Ther 2014; **16**(9): 576-581.

10) Adiewere P, et al. A systematic review and metaanalysis of patient education in preventing and reducing the incidence or recurrence of adult diabetes foot ulcers(DFU). Heliyon 2018; **4**(5): e00614.

11) Goodall RJ, et al. A systematic review of the impact of foot care education on self efficacy and self care in patients with diabetes. Eur J Vasc Endovasc Surg 2020; **60**(2): 282-292.

12) Dorresteijn JA, et al. Patient education for preventing diabetic foot ulceration. Cochrane Database Syst Rev 2014; 2014(12): CD001488.

13) Malone JM, et al. Prevention of amputation by diabetic education. Am J Surg 1989; **158**: 520-523; discussion 523-524.

14) Lincoln NB, et al. Education for secondary prevention of foot ulcers in people with diabetes: a randomised controlled trial. Diabetologia 2008; **51**: 1954-1961.

15) Robbins JM. Recognizing, treating, and preventing common foot problems. Clevel Clin J Med 2000; **67**: 45-46.

16) Omote S, et al. A foot-care program to facilitate self-care by the elderly: a non-randomized intervention study. BMC Res Notes 2017; **10**: 586.

17) 小笠原祐子ほか．高齢者のセルフケアにおける足部状態の実態．日本フットケア会誌 2013; **11**(2): 70-76.

18) 姫野稔子ほか．在宅後期高齢者の転倒予防に向けたフットケアに関する基礎的研究—足部の形態・機能と転倒経験及び立位バランス機能との関連．日看研会誌 2004; **27**(4): 75-84.

19) 小笠原祐子ほか．高齢者のセルフケアにおけるフットケアの実態．日本フットケア会誌 2013; **11**(2): 77-82.

20) Riskowski JL, et al. Associations of foot posture and function to lower extremity pain: results from a population-based foot study. Arthr Care Res 2013; **65**(11): 1804-1812.

21) Murata S, et al. Prevention of falls in the elderly disabled at home: foot grip strength training. Health Prom 2005; **7**: 11-18.

22) 姫野稔子ほか．高齢者の介護予防に向けたフットケアの効果の検討．日看研会誌 2010; **33**(1): 11-120.

23) 姫野稔子ほか．在宅高齢者の介護予防に向けたフットケアプログラムの開発（第1報）—フットケア方法習得のプロセスおよび介入内容の分析．日看科会誌 2015; **35**: 28-37.

24) Orem DE (2001)／訳 小野寺杜紀 (2015)．Nursing Concepts of Practice 6e／オレム看護論—看護実践における基本理念，第4版，p.40-50.

25) Waxman R et al. FOOTSTEP: a randomized controlled trial investigating the clinical and cost effectiveness of a patient self-management program for basic foot care in the elderly. J Clin Epidemiol 2003; **56**(11): 1092-1099.

26) 姫野稔子ほか．在宅高齢者の介護予防に向けたフットケアプログラムの開発（第2報）—高齢者によるフットケアの効果の検討．日看科会誌 2014; **34**: 160-169.

27) Bus SA, et al. Guidelines on the prevention of foot ulcers in persons with diabetes (IWGDF 2019 update). Diabetes Metab Res Rev 2020; **36**(Suppl 1): e3269.

28) 日本リウマチ学会（編）．関節リウマチ診療ガイドライン 2020，診断と治療社，2021.

29) 佐藤千史ほか（編）．病態生理ビジュアルマップ 4—人体の構造と機能からみた 膠原病・自己免疫疾患，感染症，神経・筋疾患，精神疾患，医学書院，2010: p.1-9.

30) 厚生科学審議会疾病対策部会リウマチ等対策委員会．厚生科学審議会疾病対策部会リウマチ等対策委員会

報告書,平成 30 年 11 月.
https://www.ajha.or.jp/topics/admininfo/pdf/2018/181108_2.pdf［2022 年 7 月 15 日閲覧］

31）Belt EA, et al. Relationship of ankle joint involvement with subtalar destruction in patients with rheuma-toid arthritis: a 20-year follow-up study. Joint Bone Spine 2001; **68**(2): 154-157.

32）Jeng C, et al. Current concepts review: the rheumatoid forefoot. Foot Ankle Int 2008; 29(9): 959-968.

33）仁木久照．リウマチ足部変形の治療戦略．日整会誌 2012; **86**(1): 35-48.

34）Hennessy K, et al. Clinical practice guidelines for the foot and ankle in rheumatoid arthritis: a critical appraisal. J Foot Ankle Res 2016; **9**: 31.

35）de Souza S, et al. Patient and clinician views on the quality of foot health care for rheumatoid arthritis out-patients: a mixed methods service evaluation. J Foot Ankle Res 2016; **9**: 1.

36）Yano K, et al. Features of patients with rheumatoid arthritis whose debut joint is a foot or ankle joint: a 5,479-case study from the IORRA cohort. PLoS One 2018; **13**(9): e0202427.

37）Bakker MF, et al. Misclassification of disease activity when assessing individual patients with early rheumatoid arthritis using disease activity indices that do not include joints of feet. Ann Rheum Dis 2012; **71**(6): 830-855.

38）Podiatry Rheumatic Care Association. Standards of care for people with musculoskeletal foot health prob-lems. London, Podiatry Rheumatic Care Association, 2008.

39）Williams AE, et al. Guidelines for the management of the foot health problems associated with rheuma-toid arthritis. Musculoskeletal Care 2011; **9**: 86-92.

40）Häkkinen A, et al. Pain and joint mobility explain individual subdimensions of the health assessment questionnaire (HAQ) disability index in patients with rheumatoid arthritis. Ann Rheum Dis 2005; **64**(1): 59-63.

41）日本リウマチ友の会．2015 年リウマチ白書―患者の声編，2015.

42）Welcome to the DAS-score website.
https://www.das-score.nl/en/［2022 年 7 月 15 日閲覧］

第 8 章

フットケアにおける
足病重症化予防

はじめに

　本ガイドラインでの定義のとおり，足病には「日常生活を脅かす非健康的な管理されていない下肢・足」が含まれており，足病重症化予防にフットケアは欠かせない．フットケアの定義で用いる「ケア」とは，対象者との相互作用の促進や，対象者の心身の安楽などの効果も含めた「療養上の世話」もしくは「生活の支援」としての手入れ，メンテナンスである．ケアの対象者との相互作用や対象者の心身の安楽などの効果をエビデンスとして示すことは極めて難しいところではあるが，本章では，フットケアの現場における足病重症化予防に焦点を当ててエビデンス収集とシステマティックレビューを行った．

　まず，足病変が予測される疾患を持つ患者へ定期的な検査や観察による評価の有効性について検討した（CQ 49）．足病を発症する可能性のある疾患として，第 1 章で述べられている糖尿病・末梢動脈疾患（peripheral artery disease：PAD）・慢性静脈不全症・慢性腎臓病（chronic kidney disease：CKD）・リンパ浮腫・膠原病性潰瘍・神経性疾患などについて，スクリーニング対象患者を選別する有用性は大きい．続いて，足病変が予測される疾患を持つすべての患者へ集学的フットケアを行うことが足病変の重症化予防に有用であるかを検討した（CQ 50）．皮膚科・循環器内科・形成外科・看護師・シューフィッターといった複数の医師やメディカルスタッフが集学的にチームとしてフットケアを行うことで，足病変の重症化予防に有効に機能する可能性がある．複数の診療科を越えた医療専門職が協力し，近年推進されているタスク・シフト/シェアの背景からも，メディカルスタッフがチームとなって行う集学的フットケアによる足病変重症化予防の有効性を検証した．

　また，フットケアを提供する看護師が専門的訓練を受ける必要性について検討した（CQ 51）．フットケアは直接皮膚に触れる行為であるため，細心の注意を払ってもインシデントが起きる可能性は否めない．したがって，看護師は専門的訓練を受けたうえで重症化予防のためのフットケアを提供する必要がある．本 CQ では，どのような専門的訓練の機会があるのかを解説する．

　CQ 52 では，創傷ケアにおけるデブリドマンの有用性について検討した．足潰瘍において，創傷ケアにはデブリドマンは有効であるが，血流障害がある場合などには創の拡大や壊疽の悪化がみられることがあるため，慎重に行うべきである．本 CQ では手技や注意点を含めて解説する．続いて，潰瘍の洗浄に生理食塩水を用いる有用性について検討した（CQ 53）．創部洗浄の目的は，創表面に付着した局所的な原因を取り除くことである．多くのガイドラインにて十分な量の生理食塩水または水道水を用いた洗浄が推奨されており，潰瘍の洗浄においても最新のエビデンスをもとに，わが国でフットケアの一環として広く普及している足浴についての注意点を含めた内容とした．最後に，リンパ浮腫肢へのフットケアの有用性について検討した（CQ 54）．一般的にリンパ浮腫による蜂窩織炎や潰瘍化の予防，つまり重症化予防のためにドレナージや圧迫が行われている．リンパドレナージがうまく行われているか，弾性着衣をうまく使いこなせているかをチェックするという付加的な役割も求められる．限りあるエビデンスをもとに足病を専門としていない医療者，および介護福祉職が足病重症化予防のためのフットケアを行う参考になれば幸いである．

足病変が予測される疾患を持つ患者へ定期的な検査や観察による評価を行うことは，重症化予防に有用か？

回答と推奨

推奨文	推奨の強さ	エビデンスの確実性
● 糖尿病患者については，足病変を指摘されていなくとも少なくとも年に 1 回の検査や観察による評価を推奨する．	1	C

背景・目的

　　足病を発症する可能性のある疾患として，糖尿病・PAD・慢性静脈不全症・CKD・リンパ浮腫・膠原病性潰瘍・神経性疾患などがある．フットケアにおいて足の定期評価は最初に行う重要なプロセスであるが，足病を発症していない段階でも，これらの疾患があれば定期的なフットケアの検査や観察による評価を行うことが有用か検討する．

解説

　　糖尿病患者では，すべての患者に定期的に足病変の検査や観察による評価を行うべき[1]とされており，糖尿病性足病変に関する多くのガイドラインでも推奨されている[2~4]．頻度については，少なくとも年に 1 回の定期的な検査や観察による評価を行い足の状態を評価することが重要である[5]とされ，潰瘍を生じている場合などハイリスク群ではさらに高頻度（1～3 ヵ月に 1 回）の実施が推奨されている[4]．しかし，ハイリスク群における実施頻度に関してはエビデンスが確立されておらず，専門家の意見の集約にとどまっている[4]．

　　PAD に関連する検査や観察による評価も複数のガイドラインで推奨されており，無症候性の成人において臨床的に有効であると解釈されているが，エビデンスは十分でない[6]．PAD のひとつである閉塞性動脈硬化症（ASO）では，リスク因子として年齢，喫煙，高血圧，糖尿病，高コレステロール血症があることが指摘されている[7]．ASO は下肢の機能障害のみでなく，全身の動脈硬化性疾患として捉える必要があることからも，糖尿病患者では末梢神経障害により虚血症状が自覚しにくい場合があるため，ABI などの下肢血流検査や足の観察を年 1 回程度行うことが望ましい[8]．

　　慢性静脈不全症と診断された患者については，日本皮膚科学会ガイドラインによると，下腿潰瘍の有無が診療アルゴリズムの発端とされている[9]．よって，慢性静脈不全症と診断された時点で下腿の潰瘍が指摘されているため，慢性静脈不全症に罹患している患者への定期的な足病変の検査や観察による評価の必要性には言及されていない．

　　リンパ浮腫の患者状態適応型パスでは初診時病期診断が行われ，0 期から Ⅲ 期までの診断に

応じた治療目標が設定される[10]．その後2〜4週の複合的治療によりコントロールが困難であった場合には管理方法の変更を行い，その際には症状が安定している場合でも1ヵ月ごと（最大でも3ヵ月まで）の再評価を行い，その後長期管理へ移行するとされている[11]．そのため，リンパ浮腫においては病期に応じた管理方法の目標達成が重視されており，定期的な足病変の検査や観察による評価の必要性には言及されていない[12]．

膠原病性潰瘍に関しては，下肢に病変を伴いやすい膠原病として関節リウマチ，強皮症などが知られている．日本皮膚科学会による膠原病・血管炎にともなう皮膚潰瘍診療ガイドラインでは，これらの疾患に対しては主に外科的治療や薬剤投与による皮膚疾患予防について述べられているが[13]，フットケアや足病変の予防についてはエビデンスが明らかでない．関節リウマチについては，フットケアによる介入が有用かつ重要であることに言及しているガイドライン[14]も存在するが，エビデンスは十分でなく，主に「優れた臨床実践」と「専門家の意見」の一致レベルにとどまっている[15]．なお，関節リウマチについてはCQ 48を参照されたい．

神経性疾患については，脊髄損傷，脳血管障害により下肢が麻痺することから下肢の変形や潰瘍を生じやすいことが知られている．しかし，これらの疾患およびそれに伴う皮膚障害に関しては，運動障害に伴う褥瘡の管理といった皮膚損傷についての言及[16,17]にとどまっており，定期的な検査や観察による評価の有用性についてはエビデンスが明確でない．

まとめ

リスク因子として糖尿病を既往に持つ患者には，少なくとも年に1回の足病変に対する検査や観察による評価を行うことを推奨する．エビデンスの確実性は低いが，エキスパートオピニオンに基づき推奨度は「1」とした．他の足病変を発症する可能性のある疾患については，検査や観察による評価の有用性はあるが効果の程度は明確にされていない．しかし，足病変が生じていない段階からの重症化予防に向けた定期的な検査や観察による評価の有用性を否定するものではない．

CQ 50

足病変が予測される疾患を持つすべての患者へ集学的フットケアを行うことは，足病変の重症化予防に有用か？

回答と推奨

推奨文	推奨の強さ	エビデンスの確実性
● 投入する資源とその効果に関するエビデンスは十分ではないが，足病重症化予防に集学的フットケアを提案する．	2	C

背景・目的

　足病の重症化とは，切断にいたるような潰瘍の形成や壊死といった慢性の創傷が生じることを指し，その要因として神経障害や血流障害，感染，創部への荷重などがある [5, 18]．多面的な要因がある場合には，原疾患を治療している診療科の医師のみでなく，皮膚科・循環器内科・形成外科・看護師・シューフィッターといった複数の医師やメディカルスタッフが治療に関与することとなる．これらの医師やメディカルスタッフが，集学的にチームとしてフットケアを行うことで，足病変の重症化予防が有効に機能する可能性がある（図1）．

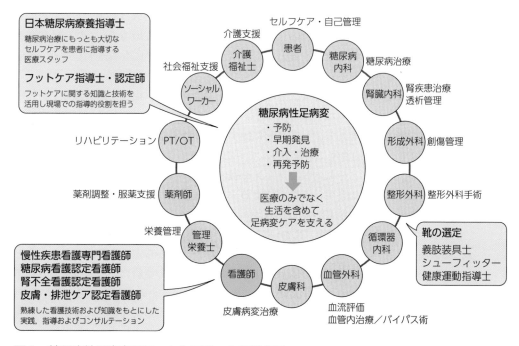

図1　糖尿病性足病変のフットケアチームの概念図

解説

　下肢切断にいたる主な疾患として糖尿病があり，非糖尿病患者と比較した場合には7.4～41.3倍の相対リスクがあるとされる[19]．そのため糖尿病患者においては，重症化予防の取り組みが重要とされ，診療ガイドラインにて足病変の発症予防と潰瘍治療にチーム医療が有効である[2]と指摘されている．

　糖尿病性足病変を有する患者について，米国の一部地域では足病外科と血管外科の統合されたチームの治療を受けた場合，チーム導入後の緊急手術の割合が有意に減少した[20]．ドイツの一病院では，糖尿病性足病変について外来治療，急性期入院治療，リハビリテーション治療を統合した集学的治療を取り入れ，標準的治療を行う対照群と比較して大切断率が75%低下する[21]などの効果を示した．英国の一部地域では，足病変への集学的チームを導入したあとの11年間の糖尿病性下肢切断率の変化を調査したところ，糖尿病患者1万例あたり総切断数は70%減少し，集学的チームの病棟スタッフとの協働が重症化予防に貢献した可能性があると述べている[22]．複数の研究における糖尿病性足病変への集学的治療の調査から，集学的フットケアチームによって足病変への治療にあたることは切断率を低下させ，重症化予防に寄与することが明らかとなっている．

　また，糖尿病のみでなく，創傷全般に関して集学的治療を行うことの重要性が指摘されており[23]，PADの治療には定期的な観察や検査，フットケアが早期発見につながるため，家庭医や専門医，メディカルスタッフが連携し早期発見することが重要である[8]とされている．

　特に，国内の包括的高度慢性下肢虚血（chronic limb-threatening ischemia：CLTI）に関するチーム医療では，CLTI患者の創傷治療には血流の改善を図る医師と創傷の管理を行う医師の連携が重要であるため，循環器内科と形成外科が密に連携することで，より効果的な治療を行う取り組みが行われている[24]．同様に，CLTI患者の治療を目的とした一施設での横断研究で，CLTI患者において血流評価，血行再建ならびに形成外科的な処置は必須であるため，複数の診療科がチーム医療として連携を図ることの重要性が指摘されている[25]．これらは創傷ケアが主体であるが，下肢の予後を改善するという観点からフットケアにも関連するため，集学的な治療を行うことが重要であるとされている[26]．

　さらに，透析患者では「人工透析患者の下肢末梢動脈疾患重症化予防の評価」が算定可能となって以降，維持透析クリニックでのフットチェックおよびフットケア，下肢血流検査を施行する施設が増加した．そして，早期発見に対する取り組みが可能となるとともに，連携病院でのCLTIに対する集学的治療に影響を与えていた[27]．透析患者のフットケアについては第4章を参照されたい．加えて，予防的フットケアや機能維持のためのリハビリテーションの重要性も指摘されており，院内の多科・多職種によるチーム医療のみでなく，複数施設で連携した集学的治療の重要性が述べられている[28]．

　したがって，集学的フットケアにおいて，家庭医や複数の診療科の専門医，メディカルスタッフ，複数施設の専門職が連携することによって，早期発見から重症化予防につながるとされている．しかし，これらの研究の多くは臨床家の経験や意見の集約にとどまっており，無作為に割り付けられた対象について，介入によって変化したアウトカムを評価しているものではない．そのため，集学的フットケアが足病変の重症化を予防するために推奨されるが，どの程度の資源を用いればどの程度重症化が予防されるかは明らかとなっていないのが現状である．

まとめ

　多職種，多科，多施設の連携した集学的フットケアが足病変の重症化予防において推奨されるが，どの程度の資源を用いればどの程度重症化が予防されるかといった点については明らかとなっていないが，足病変の重症化予防において多職種，多科，多施設の連携した集学的フットケアを提案するため，推奨度は「2」とした．

CQ 51

フットケアを提供する看護師は専門的訓練を受ける必要があるか？

回答と推奨

推奨文	推奨の強さ	エビデンスの確実性
● フットケアを提供する看護師は専門的訓練を受けることを推奨する．	1	C

背景・目的

　　フットケアを必要とする患者の疾患は，皮膚科・形成外科・循環器内科・血管外科・整形外科・糖尿病内科・腎臓内科・リウマチ膠原病内科など診療科が多岐にわたり，看護師がかかわるフットケアの範囲は組織横断的である．足病変の発症予防の時期から，循環器疾患では血管治療，潰瘍や壊疽では創傷治療や外科的治療が行われる急性期の看護，回復期の看護と患者にかかわる時期も様々である．そのため看護師は，個々の病態を理解したリスク評価，適切な創傷ケア，再発予防や重症化予防に向けた患者教育を行う知識，加えて個々の生活背景や心理状態にも配慮したケアを提供する実践能力を必要とする．また，フットケアは直接皮膚に触れる行為であり，看護師は専門的訓練を受けたうえでフットケアを提供することが望ましい．

　　平成 20 年度診療報酬改定では糖尿病患者の予防的フットケアの重要性が評価され，「糖尿病合併症管理料 170 点（月 1 回）」が新設された．看護師が行う場合，糖尿病性足病変の看護の実務経験（5 年以上）と，フットケアの研修（16 時間以上）の修了が求められており，本学会をはじめ，そのための研修が各地で行われている．その他に看護師が参加する国内の研修には，本学会が認定するフットケア指導士認定セミナー，学会認定師セミナーがすでに存在する（表 1）．フットケアを行う看護師の専門的訓練としては，糖尿病性足病変に関する内容が多いものの，専門的訓練を受ける機会が構築されてきている [29~32]．さらに，本学会のフットケア指導士の認定には試験を用いており，合格者を対象にした実技講習会もある．フットケア指導士，学会認定師ともに更新制度を設けていることから，フットケアの能力維持や向上に資する環境は整っている [33]．しかし，看護師が専門的訓練を受ける効果を裏づけるランダム化比較試験（RCT）はほとんどみられない．本 CQ では，国内外の専門的訓練についてみつけうるエビデンスを用いて解説する．

表1 国内で行われている研修の対象者とプログラム

研修	「糖尿病合併症管理料（170点）の算定要件となる糖尿病性足病変の指導に係る「適切な研修」		日本フットケア・足病医学会 フットケア指導士認定セミナー	日本フットケア・足病医学会 学会認定師セミナー
	「糖尿病重症化予防（ノットケア）研修」プログラム ・日本糖尿病教育・看護学会 ・都道府県看護協会 ・日本フットケア・足病医学会ほか ※プログラムを作製した日本糖尿病教育・看護学会は，他の団体がプログラムを使用することについて「糖尿病重症化予防に関わる研修についての日本糖尿病教育・看護学会の見解―フットケアを実施する看護師および研修プログラムについて―」を平成20年2月にホームページ上に公表している．	専門看護師・認定看護師教育課程における研修 ・日本看護協会認定の看護系大学院専門看護師教育課程「慢性疾患看護」 ・日本看護協会認定看護師教育課程「糖尿病看護」の研修 ・日本看護協会認定看護師教育課程「皮膚・排泄ケア[旧創傷・オストミー・失禁（WOC）]看護」の研修		
受講対象	・糖尿病性足病変患者の看護に従事した経験を5年以上有し，研修修了後，その業務に携わる予定の看護師であること	・日本国の看護師の免許を有すること ・認定看護師：看護師免許取得後，実務研修が通算5年以上あること（うち3年以上は認定看護分野の実務研修） ・専門看護師：専門看護師教育課程基準については日本看護系大学協議会ホームページ参照（http://www.janpu.or.jp/）	・日本国における医師，看護師（都道府県知事の認める准看護師も含む），理学療法士，臨床検査技師，義肢装具士，臨床工学技士，介護福祉士，薬剤師，作業療法士，栄養士のいずれかの国家資格を有し，3年以上の実務経験がある者 ・フットケアの実務経験を有すること ・日本フットケア・足病医学会員であること	・医師，看護師，薬剤師，管理栄養士，理学療法士，作業療法士，義肢装具士，臨床検査技師，診療放射線技師，臨床工学技士の免許を有するもの．ただし，免許証取得後4年以上を経過しなければならない ・4年以上引き続いて日本フットケア・足病医学会正会員であるもの ・4年以上下肢病変の予防，治療もしくは創傷管理に従事することを必要とする
プログラム内容	＜研修1日目＞ 講義1「糖尿病患者の療養を支えるフットケア」1時間 講義2「糖尿病患者の足病変～病態生理から治療まで」2時間 講義3「糖尿病患者のフットケアのためのアセスメント①」1.5時間 演習1「糖尿病患者のフットケアのためのアセスメント」1.5時間 演習2「事例分析と評価①（グループディスカッションまとめ）」1.5時間 講義4「糖尿病患者のフットケアのためのアセスメント②」30分 ＜研修2日目＞ 講義5「フットケアの実際～予防のためのセルフケア支援」2時間 演習3「フットケアの実際①」50分 演習4「フットケアの実際②」1.5時間 演習5「事例分析と評価②（計画立案まとめ）」2時間 演習6「今後の糖尿病重症化予防（フットケア）の活動に向けて」40分 講義6「糖尿病重症化予防におけるフットケアの評価と今後の課題」1時間 ※講義1，3，4，5は慢性疾患看護専門看護師または糖尿病看護認定看護師が行う．講義2：糖尿病治療および糖尿病性足病変の診療に従事した経験を5年以上有する医師（糖尿病専門医が望ましい）．講義6：本学会より理事または理事相当を推薦 ※実質研修時間は16時間以上	各教育課程に準ずる	【フットケア基礎知識】 1．フットケア概論：フットケアの意義，日本および諸外国におけるフットケアの現状・効果・問題点を知り，フットケア指導士の必要性と役割を学ぶ 2．解剖・生理学：足の解剖・整理 3．病態生理学：下肢の循環障害（閉塞性動脈硬化症，下肢静脈瘤，慢性静脈不全，深部静脈血栓症，リンパ浮腫，潰瘍・褥瘡），糖尿病の神経障害，変形性関節疾患，外反母趾，足爪白癬，胼胝・鶏眼，嵌入爪・巻き爪・鉤彎症 【フットケア専門知識】 1．フットケア：皮膚，爪，足の形・変形，循環障害，神経障害，靴，歩行，疼痛 2．検査：①下肢の循環状態：足関節上腕血圧比（ABI），超音波検査（動脈，深部静脈，下肢静脈瘤），②神経感覚：タッチテスト，深部感覚・振動感覚テスト，③運動麻痺・歩行能力：関節可動域，徒手筋力テスト，フットプリント，get up and go test 3．ケア：①基本的なケア：スキンケア，爪切り，②足・爪病変に対するケア：角質コントロール，巻き爪ケア，テーピングなど，③下肢循環不全に対するケア：足浴，炭酸泉浴，マッサージ，スキンケア，④血栓予防：圧迫療法，運動療法，⑤リンパ浮腫に対するケア：リンパドレナージ，スキンケア，⑥疼痛コントロール：壊死・変形・虚血・切断肢，⑦介護予防に対するケア：転倒予防，ADL拡大のためのフットケア，リハビリテーション 4．創傷：下肢の難治性潰瘍・褥瘡に対するフットケア（動・静脈性皮膚潰瘍，下肢の褥瘡，糖尿病性壊疽の処置・予防） 5．靴：靴の選択，中敷，矯正具 6．生活指導：セルフケア，心理社会的なサポート，自己効力感の理解 ※実質講習時間は6時間	1．日本フットケア・足病医学会の展望 2．下肢救済につなげる学会認定師の役割と専門性 3．下肢の基本的知識 4．フットケアに必要な基本的知識 ①フットケアに必要なアセスメントとスキンケア ②フットケアの実践とスキンケア用品 5．うっ滞性静脈潰瘍治療と圧迫療法の実際 6．創傷管理に必要な基本的知識：下肢創傷治療の基本的知識と戦略 7．創傷管理に必要な基本的知識：下肢創傷を専門的看護の視点で管理する 8．血流についての基本知識：足病を内科的視点で診る 9．血流についての基本知識：足病を外科的視点で診る 10．下肢救済に必要な理学療法 ＊実質講習時間は16時間

（文献29～32より作成）

注釈：指導士および認定師の研修プログラム内容は，今後，変更が予定されております．学会ホームページにて最新情報をご確認ください．

解説

a. 海外におけるガイドライン

　2004 年にカナダの Registered Nurses' Association of Ontario（RNAO）による Nursing Best Practice Guideline において Reducing Foot Complications for People with Diabetes [34] が出版された．ここでは，看護師は患者の足潰瘍のリスクを適切に評価し必要な看護を提供するために，5 つのリスク要因（①足の潰瘍の既往歴，②保護感覚の喪失，③構造的・生体力学的異常，④循環状態，⑤セルフケアの知識と行動）の評価を実施するスキル，患者を教育するための知識とスキル，地域の紹介先に関する知識が必要とされている．2005 年に出版された RNAO Assessment and Management of Foot Ulcers for People with Diabetes, Second Edition [35] においても，医療専門家はガイドラインに基づいて糖尿病性足潰瘍患者を適切に評価および管理するための特定の知識とスキルを強化する継続教育の機会に参加することが推奨されている．ただし，いずれも専門家委員会の報告書，または専門家の意見および/または臨床経験から得られた証拠にとどまっており，エビデンスとしては十分に確立されたものとはいえない．

b. 専門的訓練を受ける効果

　日本糖尿病教育・看護学会が主催する「糖尿病重症化予防（フットケア）研修」を受講した看護師 239 名を対象にした研修後のアンケート調査では，根拠に基づいた器具の使用や，器具を用いてのアセスメント方法といった「技術方法の理解と実践の統合」，患者の足の状態と生活状態の両面を観察・アセスメントしたうえでケア計画を立案し，ケアに役立てていく重要性といった「患者背景を踏まえたアセスメントと計画立案方法」などの受講者の学びが質的にまとめて報告されている [36]．海外では，1990 年代後半に米国ニュージャージー州の保健局の助成金を受けて開発されたプロジェクト Lower Extremity Amputations Prevention（LEAP）の報告がある．このプロジェクトのトレーニングを受けた 85 施設 560 名の医療者（看護師 70.6％，医師 7.8％，足病医 4.5％，栄養士 4.2％，その他の医療従事者 12.9％）の調査結果によると，知識スコアの増加が 9 ヵ月間維持され，臨床実践行動の変化として「患者へのフットケア教育」，「末梢血管疾患の既往歴の記録」，「患者自身のフットケアの記録」，「糖尿病教育者（diabetes educator for self-management education），足病医，整形外科医，糖尿病専門医への紹介記録」の増加がみられ，その効果が報告されている [37]．プロジェクト LEAP は，1 日のトレーニングワークショップであり，プログラムには病態生理，自己啓発，リスク要因の軽減，下肢合併症の予防，学際的なチームワークが含まれていた．教育形式はスライドプレゼンテーション，グループディスカッション，下肢検査のデモンストレーションなどが用いられた．

　高齢者の足病変については，国内で 2019 年に在宅サービス事業所 21 施設の看護師と介護福祉士を対象に行われたフットケアプログラムの介入研究の報告がある．介入群（$n=43$）は，非介入群（$n=44$）よりも適切なスキンケアやコンサルテーションの実践スコアが高かった [38]．海外ではスイスの長期療養施設の医療従事者（医師，看護師，看護補助者，理学療法士，作業療法士，言語療法士，心理士）に行われた専門的訓練の開始前と受講 12 ヵ月後に実施されたアンケート調査がある．プログラム開始前には医師と他のすべての専門家グループとの間に知識の差があったが，12 ヵ月後には差がみられなくなり，行動の変化として足病変のリスクの高い患者に対する保護靴の依頼などの予防策の実施が増加する効果が認められた [39]．

まとめ

　看護師が専門的訓練を受ける効果を裏づけるエビデンスは不十分なものの，すでに海外ではガイドラインにおいて専門教育を受けることが推奨されており，国内でも専門的訓練が診療報酬に結びついている．看護専門職としてフットケアを提供するにあたり，すでに専門的訓練が欠かせないものとして存在していることから専門的訓練を受けることを推奨する．エビデンスレベルは低いものの，有益性が害を明らかに上回っていることや教育を受ける環境も整っていることから，推奨度は「1」とした．

CQ 52

創傷ケアにデブリドマンは有用か？

回答と推奨

推奨文	推奨の強さ	エビデンスの確実性
● 全身状態と血流評価を十分に行ったうえでデブリドマンを行うことを推奨する.	1	B
● 末梢血行再建術を行っていない重症下肢虚血肢への外科的デブリドマンは行わないことを提案する.	2	D

背景・目的

　足潰瘍において，壊死した組織や異物を除去し，創を清浄化する処置をデブリドマンという．デブリドマンは創傷ケアにおいて広く一般的に認知されている処置であるが，本 CQ では改めて最新のエビデンスをもとにその有用性を解説する．また，デブリドマンには多くの種類があることから，専門的知識・技術を持たないジェネラリストでも利用可能な手技や注意点について解説する．

解説

　デブリドマンとは，創底および周囲の皮膚から壊死組織，損傷した組織，異物，細菌などを除去することで，健康な肉芽組織を促進することを目的とする．デブリドマンは，肉芽組織で覆われていない創傷が治癒に向かって進むことを助けるため，慢性創傷の管理においては非常に重要であり不可欠なケアである[40]．また，2019 年に生まれた wound hygiene（創傷衛生）コンセプトでは，洗浄，デブリドマン，創縁の新鮮化，創傷の被覆の4つのステップが治癒を促進するための戦略とされており，デブリドマンは重要な戦略のひとつである[41]．さらに，デブリドマンを頻繁に行った場合に創傷の治癒期間が短縮されたという報告より，持続的に行うデブリドマン（maintenance debridement）を行うことは創傷ケアにとって重要である[42]．

　デブリドマンの種類には，①ハイドロコロイドドレッシングなどの閉鎖性ドレッシングを用いた自己融解的デブリドマン，②外用薬の薬理作用によって壊死組織を融解させる酵素学的デブリドマン，③wet-to-dry ドレッシング法や高圧洗浄，超音波治療により壊死組織を物理的に除去する物理的（機械的）デブリドマン，④ウジ虫（マゴット治療）の貪食作用による生物学的デブリドマン，⑤手術器具を用いて行う外科的デブリドマンなどがある．システマティックレビューによると，自己融解的デブリドマンや外科的デブリドマン，生物学的デブリドマンはガーゼを使用した wet-to-dry ドレッシング法に比べて有用であるという結果が得られているが，方法間での効果の違いを示すエビデンスは乏しい[43]．どのデブリドマンを選択するかは，創底，

創周囲皮膚，患者の痛みと耐性レベルに基づく必要があり，また施設で利用可能な方法やコストなどを考慮することが望ましい．なかでも自己融解的デブリドマンは，侵襲が小さく専門的知識や技術を要さないという理由から広く使用されている方法である．しかし，創傷治癒までに時間を要し，感染と浸軟のリスクが高くなる可能性が指摘されており，特に感染が疑われる場合には他のデブリドマンの方法を用いることを検討する必要がある[44]．

　デブリドマンは単体で行うのではなく，合わせて洗浄を行う必要がある．洗浄についてはCQ 53を参照されたい．デブリドマンの前後には創および創周囲皮膚の洗浄を行い，表面の細菌による汚染を防ぐ必要がある．Wound hygiene コンセプトでは，物理的デブリドマンに代わる方法として，界面活性剤またはpHバランスのとれた溶液による洗浄に柔らかいパッドや被覆材などをかけ合わせ，創底と創周囲皮膚をデブリドマンする方法が提案されており，訓練を受けていない施設におけるデブリドマン方法として推奨されている[41]．

　免疫抑制薬でコントロールされていない自己免疫疾患（関節リウマチ，全身性エリテマトーデスなどの潰瘍や壊疽）や，血行再建術を行っていないCLTIに対するデブリドマンは創の状態を悪化させる可能性があり，十分に注意する必要がある．特に血行再建術を行っていない重症下肢虚血（critical limb ischemia：CLI）への外科的デブリドマンは禁忌であり，皮膚灌流圧が30 mmHg以下であれば壊死組織のデブリドマン行為により壊死の進行を招くおそれがある．そのため，血行再建後に皮膚灌流圧が40 mmHg以上を確保できたことを確認したあとにデブリドマンを施行することが推奨されている[45]．しかし，CLIであっても感染創が存在する場合はドレナージを目的としたデブリドマンが必要となる（詳細はCQ 6を参照）．また，出血傾向のある患者や抗凝固療法を受けている患者，デブリドマン時の疼痛を十分に軽減できない患者に対する機械的デブリドマンは注意して行う必要がある．

　以上から，デブリドマンは全身状態や血流状態を十分に評価したうえで施行する必要がある．ただし，評価前であったとしても，洗浄と抗菌性創傷被覆材の貼付は可能であり，積極的に行う必要がある[41]．

まとめ

　創傷ケアにデブリドマンは有用である．デブリドマンの方法の選択は，創底，創周囲皮膚，患者の痛みと耐性レベルの評価に基づく必要があり，施設で可能な方法やコストなどを考慮して決定することが望ましい．デブリドマンはその処置を単体で行わず洗浄を合わせる必要があり，デブリドマン前後には必ず洗浄を行う．創の状態を悪化させる可能性があることから，基本的にCLIへのデブリドマンは行うべきではない．感染が進行してドレナージが必要な場合は，デブリドマン実施後，できるだけ早い時期に血行再建を実施すべきである．

CQ 53

潰瘍の洗浄には生理食塩水を用いるのが有用か？

回答と推奨

推奨文	推奨の強さ	エビデンスの確実性
● 創部治癒促進のために洗浄を行うことを推奨する．ただし，生理食塩水が他の洗浄液よりも有効であるとはいえない．	1	B
● 感染を疑うような足潰瘍の場合には，バケツによる足浴ではなく，流水または洗浄液による洗浄を行うことを提案する．	2	C

背景・目的

　創部洗浄の目的は，創表面に付着した汚染物質や細菌などを取り除き，創面を清浄化することである．多くのガイドラインにて十分な量の生理食塩水または水道水を用いての洗浄が推奨されており，創傷に対する洗浄は，広く一般的に行われている処置である．わが国でフットケアの一環とし広く普及している足浴にも触れながら，最新のエビデンスをもとに解説する．

解説

　潰瘍を含めた慢性皮膚創傷に対して，創部治癒促進のために洗浄を行うことが勧められる．慢性皮膚創傷とは，正常な創傷治癒機転が働かない何らかの原因を持つ創のことをいい，洗浄は局所的な原因を取り除くために行われる．洗浄により不要な物質を除去することは，創傷治癒を促進するバランスの取れた環境形成であり，創傷治療の基本である[46]．また，wound hygiene（創傷衛生）コンセプトでは，洗浄，デブリドマン，創縁の新鮮化，創傷の被覆の4つのステップが治癒を促進するための戦略とされており，創部の洗浄は重要な戦略のひとつであるといえる[41]．

　洗浄に使用する洗浄液については，多くのRCTにおいて生理食塩水や蒸留水，水道水の間には感染率，治癒率に差はないことが明らかにされている．そのため，生理食塩水が水道水や蒸留水よりも有効であるとはいえず，一部のRCTでは水道水を用いたほうが感染率を低下させるのに効果的であるという報告もある[47~52]．創部の状態に応じて十分な量の洗浄液で，洗浄圧を調整し洗浄することが勧められており，創底だけでなく創周囲皮膚の両方を洗浄することが推奨されていることから，水道水を使用するほうが創傷治癒促進のためのメリットが大きいと思われる[53]．推奨されている創周囲皮膚の範囲は，創縁から約10～20cm，または包帯や器具（ギプス，圧迫包帯など）で覆われていた部分のどちらか大きいほうであり，下肢の創傷に関しては「1つ上の関節まで」を洗浄することが推奨されている[54]．洗浄水の温度による創部への影響に関してエビデンスは十分でないが，極端な低温・高温の洗浄液は，洗浄時の不快感，痛みの原因

になるため，皮膚温程度の温度で洗浄することが勧められる．

　一方で，慢性皮膚創傷においてバイオフィルムの存在が創傷治癒の大きな障壁となっているといわれており，生理食塩水や水道水などの洗浄液を用いて標準的に洗浄を行っても除去することはできないという報告がある[55]．バイオフィルムとは，細菌および細菌が産生する菌体外粘性多糖体（グリコカリックス）が固相表面に形成した集合体をいい[56]，視認が困難である場合が多く，創底で細菌を保護する働きをするため創傷治癒を遅延させるとされる[57]．また，バイオフィルムは慢性創傷の90％に存在し，すべての慢性皮膚創傷に存在すると考える必要があるといわれている[58]．界面活性剤は，液体と個体の間の表面張力や界面張力を低下させ，個体成分を分離させるのに役立ち，クレンジングパットや布でより簡単に除去される[54]．海外では，界面活性剤を含む創傷洗浄剤の効果に関して，単一盲検RCTにおいて，プロピルベタイン-ポリヘキサニドが創面環境調整を促進し，炎症徴候を軽減し，血管性下腿潰瘍および褥瘡の治癒を速め，生理食塩水よりも優れた効果を有することが確認されている[59]．しかし，バイオフィルム除去能力に関するエビデンスは十分でなく，界面活性剤の種類も含め今後の課題となっている．また，界面活性剤の他にpHバランスのとれた溶液を使用することも推奨されている．本邦において石鹸などの洗浄剤を使用した場合，洗浄剤の成分が創部に残る可能性が指摘されていることから，洗浄後は十分な流水で洗い流す必要がある[60]．

　わが国では，フットケアの一環としてバケツを用いた足浴が広く普及している[61]．足浴は看護師が実施できる技術であり，患者への負担が少ないことから，糖尿病患者の足病変悪化を防ぐための予防的フットケアとして用いられている．しかし，糖尿病やPADに伴う下肢潰瘍での検討では，流水による洗浄よりも足浴で切断率が高く，バケツによる足浴では感染を拡大させる可能性が指摘されているため，感染を疑うような足潰瘍の場合にはバケツによる足浴ではなく流水による洗浄を行うほうがよい[62]．したがって，慢性創傷を有する患者の入浴においても，浴槽につかることを避けて流水による洗浄を行うほうが無難である．

まとめ

　潰瘍を含めた慢性皮膚創傷に対して，創部治癒促進のために洗浄を行うことを推奨する．ただし，洗浄液の選択に関しては，生理食塩水が他の洗浄液よりも有効であるとはいえず，水道水を用いて十分な流水で洗浄することが勧められる．洗浄の際には界面活性剤やpHバランスのとれた溶液を使用することで，創部に付着したバイオフィルムの除去に役立つ可能性がある．また，創部の感染を疑う場合には，足浴では感染を拡大させる可能性があるため，流水による洗浄シャワー浴が勧められる．

CQ 54

下肢リンパ浮腫に対するフットケアは有用か？

回答と推奨

推奨文	推奨の強さ	エビデンスの確実性
● 蜂窩織炎の再発予防として適切な圧迫療法を行うことを推奨する.	1	B
● 下肢創傷発生と蜂窩織炎の予防として適切な圧迫療法を行うことを提案する.	2	C
● リンパ浮腫の悪化予防に患者教育と指導を行うことを提案する.	2	D

背景・目的

　リンパ浮腫は一次性（原発性）と二次性（続発性）に分類され，下肢に生じればフットケアと大きくかかわってくる．頻度として高いのは，骨盤内や鼠径部のリンパ節郭清後の二次性リンパ浮腫である．リンパ浮腫の患者は創傷が生じやすく，発症するとドレナージや圧迫を行っても難治となることが多い．また，蜂窩織炎を繰り返し生活の質（quality of life：QOL）の低下を招く[63].

　リンパ浮腫の標準治療は，弾性着衣または弾性包帯による圧迫，圧迫下の運動，用手的リンパドレナージ，患肢のスキンケアの組み合わせである複合的治療である[64].　生活指導や体重管理などのセルフケア指導も含め，術後のリンパ浮腫発症予防の指導とともに実施する．認可された施設で実施することで，「リンパ浮腫指導管理料」や「リンパ浮腫複合的治療料」が保険適用となる．また弾性着衣の購入費用も療養費として還付されている．

　本CQでは，増悪すると治療困難に陥るリンパ浮腫肢の重症化予防におけるフットケアの役割を解説する．

解説

　医学中央雑誌でキーワード「リンパ浮腫＆フットケア」，PubMedでキーワード[lymphedema & foot care]で検索した．また，PubMedでキーワード[lymphedema & cellulitis]検索およびハンドサーチも行った．圧迫療法が蜂窩織炎を防止するとの報告は経験的に知られていたが，近年RCTが行われ，圧迫療法が蜂窩織炎の再発を有意に減少させることが報告された[65].

　フットケア関連の英文の報告[66]をまとめると，英国グラスゴーのリンパ浮腫専門クリニックにおいて，2000年1月〜2001年12月に89例の患者を3名のリンパ浮腫のスペシャリストである看護師が足趾の包帯による圧迫を行った結果，足趾の潰瘍発生を予防できたかの報告がある．49例の患者は両側性のリンパ浮腫，残る40例は片側性のリンパ浮腫であった．21例は静脈性の潰瘍も合併しており，これらの患者には潰瘍が治癒するまで圧迫を継続した．包帯による圧

迫は毎日連続して2週間施行し（これを1クールとする），観察期間中に何度か繰り返した（症例によって何クール施行したかは異なる）．静脈性潰瘍の患者も含めてこの圧迫療法を行ったところ，足趾の潰瘍発生率は0％であった．足趾も含めた圧迫療法は5分もかからないこと，毎日施行することで，足趾に異常がないか観察できることなどが利点として取り上げられている．通常，下腿までしか圧迫療法を施行しなければ，代償性に足趾に浮腫が生じるので，これを予防するには足趾5本とも圧迫する必要がある．実際には手間がかかるため省略されることも多いと考えられるが，フットケアとしては足趾まで圧迫することの重要性を報告した論文である．また，参考までにリンパ浮腫に対して弾性着衣のみと弾性着衣に加えて弾性包帯で圧迫した群を比較した報告があり，後者のほうが浮腫を生じている患肢の容積が減少したという結果であり，圧迫療法の有用性を裏づけている．ただし，この報告では対象となった患肢は上肢と下肢が混在しており，純粋にフットケアにおける圧迫療法とはいえない点を断っておく[67]．

　蜂窩織炎のRCTは，リンパ浮腫専門の理学療法士の診断を受けた慢性下肢浮腫がありかつ2回以上の蜂窩織炎の既往を持つ患者を圧迫群41例，生活指導のみの非圧迫群43例にランダム化して割り付けて比較したところ，蜂窩織炎の再発は圧迫群6例に対して非圧迫群17例と圧迫群で有意に減少した（ハザード比0.23，95％CI 0.09～0.59，$p = 0.002$）[65]．なお，本研究は非圧迫群で蜂窩織炎の発症が多く，倫理的な配慮から蜂窩織炎を再発した患者は圧迫群に移行し，患者登録は早期に中止となった．小規模の研究となったがエビデンスレベルは高いと考えられる．

　リンパ浮腫に対する複合的治療（弾性着衣または弾性包帯による圧迫，圧迫下の運動，用手的リンパドレナージ，患肢のスキンケアの4つ）はFöldiらが開発し，欧米で発展してきた[64]．このような二次性リンパ浮腫に対する専門的な治療・管理法の重要性を解説したわが国の文献が複数ある[68,69]．ただ，これらの手技は専門性が高く，スキンケア以外は一般のフットケアで取り入れることは直ちには困難である．フットケアにかかわる医療者には弾性着衣をうまく使いこなせているかのチェックなど，付加的な役割が求められる．なお明らかなエビデンスはないものの，リンパ浮腫における患者教育（主にセルフチェック）が浮腫悪化予防に，また患肢のスキンケアが蜂窩織炎予防に対して重要であるというエキスパートオピニオンが存在する[70,71]．

まとめ

　医療者が患者に対して行う手技としては，蜂窩織炎や下肢創傷発生予防に圧迫療法の有用性が報告されている．医療者が患者に対して行う指導としては，患者自身が行うセルフチェックやスキンケアの重要性が指摘されている．エビデンスのある報告は少ないものの，エキスパートオピニオンも含めてリンパ浮腫に対する圧迫療法を中心としたフットケアは重要と考えられる．

文献（8 章）

1）Read S. Diabetes: Nephropathy and Foot Disease Management. The Joanna Briggs Institute, 2013; p.1-4.

2）日本糖尿病学会（編・著）．糖尿病診療ガイドライン 2019，南江堂，2019

3）Ibrahim A. IDF Clinical Practice Recommendation on the Diabetic Foot: A guide for healthcare professionals. Diabetes Res Clin Pract 2017; **127**: 285-287.

4）Schaper NC, et al. Practical Guidelines on the prevention and management of diabetic foot disease (IWGDF 2019 update). Diabetes Metab Res Rev 2020; **36**(Suppl 1): e3266.

5）American Diabetes Association. 11. Microvascular Complications and Foot Care: Standards of Medical Care in Diabetes–2020. Diabetes Care 2020; **43**(Suppl 1): S135-S151.

6）Ferket BS, et al. Systematic review of guidelines on peripheral artery disease screening. Am J Med 2012; **125**(2): 198-208.e3.

7）Fowkes FGR, et al. Comparison of global estimates of prevalence and risk factors for peripheral artery disease in 2000 and 2010: a systematic review and analysis. Lancet 2013; **382**(9901): 1329-1340.

8）日本循環器学会/日本血管外科学会．末梢動脈疾患ガイドライン（2022 年改訂版）．https://www.j-circ.or.jp/cms/wp-content/uploads/2022/03/JCS2022_Azuma.pdf［2022 年 7 月 15 日閲覧］

9）伊藤孝明ほか．創傷・褥瘡・熱傷ガイドライン—5：下腿潰瘍・下肢静脈瘤診療ガイドライン．日皮会誌 2017; **127**(10): 2239-2259.

10）PCAPS 研究会．患者状態適応型パス PCAPS の活用と臨床分析—17. リンパ浮腫領域　2012 年版，PCAPS 研究会，日本規格協会，2012: p.154-165.

11）Wounds International. Best Practice for the Management of Lymphoedema: International Consensus. Medical Education Partnership, 2006: p.17-21. https://www.woundsinternational.com/download/resource/6020［2022 年 7 月 15 日閲覧］

12）日本リンパ浮腫学会．リンパ浮腫診療ガイドライン 2018 年版，金原出版，2018. https://www.js-lymphedema.org/?page_id=2954［2022 年 7 月 15 日閲覧］

13）藤本　学ほか．創傷・熱傷ガイドライン委員会報告—4：膠原病・血管炎にともなう皮膚潰瘍診療ガイドライン．日皮会誌 2017; **127**(9): 2033-2075.

14）Smolen JS, et al. Treating rheumatoid arthritis to target: 2014 update of the recommendations of an international task force. Ann Rheum Dis 2016; **75**(1): 3-15.

15）Woodburn J, et al. Looking through the 'window of opportunity': is there a new paradigm of podiatry care on the horizon in earlyrheumatoid arthritis? J Foot Ankle Res 2010; **3**: 8.

16）ガイドライン特別委員会 理学療法診療ガイドライン部会．理学療法診療ガイドライン，日本理学療法士協会，2011: p.465-519. https://www.japanpt.or.jp/upload/jspt/obj/files/guideline/00_ver_all.pdf［2022 年 7 月 15 日閲覧］

17）藤原　浩ほか．創傷・褥瘡・熱傷ガイドライン—2：褥瘡診療ガイドライン．日皮会誌 2017; **127**(9): 1933-1988.

18）Boulton AJM, et al. Comprehensive foot examination and risk assessment: a report of the task force of the foot care interest group of the American Diabetes Association, with endorsement by the American Association of Clinical Endocrinologists. Diabetes Care 2008; **31**(8): 1679-1685.

19）Narres M, et al. Incidence of lower extremity amputations in the diabetic compared with the non-diabetic population: a systematic review. PLoS One 2017; **12**(8): e0182081.

20）Armstrong DG, et al. The impact and outcomes of establishing an integrated interdisciplinary surgical team to care for the diabetic foot. Diabetes Metab Res Rev 2012; **28**(6): 514-518.

21）Weck M, et al. Structured health care for subjects with diabetic foot ulcers results in a reduction of major amputation rates. Cardiovasc Diabetol 2013; **12**: 45.

22）Krishnan S, et al. Reduction in diabetic amputations over 11 years in a defined U.K. population: benefits of multidisciplinary team work and continuous prospective audit. Diabetes Care 2008; **31**(1): 99-101.

23）Moore Z, et al. Exploring the concept of a team approach to wound care: Managing wounds as a team. J Wound Care 2014; **23**(Suppl 5b): S1-S38.

24）山田哲郎ほか．重症下肢虚血に対する当院の治療戦略—循環器内科，形成外科を中心とした取り組み．日本下肢救済足病会誌 2012; **4**(3): 185-191.

25）清水　梓ほか．重症下肢虚血（CLI）患者におけるフットケアチーム診療の経験．日本下肢救済足病会誌 2016; **8**(1): 47-52.

26）Smith L, et al. The role of the community clinician in early detection, referral and treatment of critical limb ischaemia. Br J Community Nurs 2014; **19**(6): 266-272.

27）菊地　勘．透析患者における末梢動脈疾患の管理および下肢血流評価に関するアンケート．日本フットケア会誌 2017; **15**(4): 167-172.

28） 谷村信宏ほか．【フットケアを取り巻く最近の話題】院内フットケアチームと地域連携の重要性．血管外科 2014; **33**(1): 16-20.

29） 日本糖尿病教育・看護学会．糖尿病重症化予防に関わる研修についての日本糖尿病教育・看護学会の見解—フットケアを実施する看護師および研修プログラムについて．
https://jaden1996.com/documents/footcare_20080602.pdf［2022 年 7 月 15 日閲覧］

30） 日本看護協会．専門看護師・認定看護師・認定看護管理者．
https://nintei.nurse.or.jp/nursing/qualification/［2022 年 7 月 15 日閲覧］

31） 日本糖尿病教育・看護学会（編）．糖尿病看護フットケア技術，第 3 版，日本看護協会出版会，2013: p.233-235.

32） 日本フットケア・足病医学会．フットケア指導士認定に関する内規．
https://jfcpm.org/footcare_instructor/docs/naiki.pdf［2022 年 7 月 15 日閲覧］

33） 日本フットケア・足病医学会/認定制度．
https://jfcpm.org/authorization.html［2022 年 7 月 15 日閲覧］

34） Reducing Foot Complications for People with Diabetes (RNAO) 2004.
https://guidelines.ebmportal.com/node/68670［2022 年 7 月 15 日閲覧］

35） Registered Nurses' Association of Ontario (RNAO). Education recommendations. Assessment and Management of Foot Ulcers for People with Diabetes, 2nd Ed, RNAO, 2013: p.49.
https://rnao.ca/sites/rnao-ca/files/AssessmentManagementFootUlcerDiabetes.pdf［2022 年 7 月 15 日閲覧］

36） 山崎　歩ほか．糖尿病重症化予防（フットケア）研修受講者の学びと課題—平成 20〜23 年度研修推進委員会主催研修の受講者アンケートの分析から．日糖尿教看会誌 2013; **17**(2): 141-149.

37） Bruckner M, et al. Project LEAP of New Jersey: lower extremity amputation prevention in persons with type 2 diabetes. Am J Manag Care 1999; **5**(5): 609-616.

38） Fujii K, et al. Intervention study of a foot-care programme enhancing knowledge and practice among nurse and care workers at in-home service providers. Nursing Open 2020; **7**: 1039-1051.

39） Pataky Z, et al. A first evaluation of an educational program for health care providers in a long-term care facility to prevent foot complications. Int J Lower Extremy Wounds 2007; **6**(6): 69-75.

40） Wound UK. Effective Debridement in a Changing NHS: a UK Consensus. Wounds UK, 2013: p.1-13.

41） Murphy C, et al. International consensus document. Defying hard-to-heal wounds with an early antibiofilm intervention strategy: wound hygiene. J Wound Care 2020; **29**(Suppl 3b): S1-28.

42） Wilcox JR, et al. Frequency of debridements and time to heal: a retrospective cohort study of 312744 wounds. JAMA Dermatol 2013; **149**: 1050-1058.

43） Elraiyah T, et al. A systematic review and meta-analysis of débridement methods for chronic diabetic foot ulcers. Vasc Surg 2016; **63**(2 Suppl): 37S-45S.

44） Gray D, et al. Consensus guidance for the use of debridement techniques in the UK. Wounds UK 2011; **7**(1): 77-84.

45） 寺師浩人．重症虚血肢の診断と治療—2）デブリードマン．日血外会誌 2018; **27**: 77-79.

46） Kamolz LP, et al. Wound bed preparation: the impact of debridement and wound cleansing. Wound Medicine 2013; **1**: 44-50.

47） Angeras MH, et al. Comparison between sterile saline and tap water for the cleaning of acute traumatic soft tissue wounds. Eur J Surg 1990; **158**: 347-350.

48） Griffiths RD, et al. Is tap water a safe alternative to normal saline for wound irrigation in the community setting? J Wound Care 2001; **10**: 407-411.

49） Weiss EA, et al. Water is a safe and effective alternative to sterile normal saline for wound irrigation prior to suturing: a prospective, double-blind, randomised, controlled clinical trial. BMJ Open 2013; **3**(1): e001504.

50） Bansal BC, et al. Tap water for irrigation of lacerations. Am J Emerg Med 2002; **20**: 469-472.

51） Valente JH, et al. Wound irrigation in children: saline solution or tapwater? Ann Emerg Med 2003; **41**: 609-616.

52） Moscati RM, et al. A multicenter comparison of tap water versus ster- ile saline for wound irrigation. Acad Emerg Med 2007; **14**: 404-409.

53） Assadian O, et al. Use of wet-to-moist cleansing with different irrigation solutions to reduce bacterial bioburden in chronic wounds. J Wound Care 2018; **27**: S10-S16.

54） Malone M, et al. Biofilm-based wound care: the importance of debridement in biofilm treatment strategies. Br J Community Nurs 2017; **22**: S20-S25.

55） Stewart PS. Biophysics of Biofilm Infection. Pathog Dis 2014; 70(3): 212-218.

56） 厚生労働省．e-ヘルスネット［情報提供］バイオフィルム．
https://www.e-healthnet.mhlw.go.jp/information/dictionary/teeth/yh-023.html［2022 年 7 月 15 日閲覧］

57)　Wolcott RD, et al. Biofilms made easy. Wounds International 2010; **1**(3): 1-6.

58)　Attinger C, et al. Clinically addressing biofilm in chronic wounds. Adv Wound Care 2012; **1**(3): 127-132.

59)　Bellingeri A et al. Effect of a wound cleansing solution on wound bed preparation and inflammation in chronic wound: a single-blind RCT. J Wound Care 2016; **25**(3): 160,162-166.

60)　武田利明ほか．洗浄剤が皮膚創傷面に及ぼす影響に関する基礎研究．岩手大看紀 2013; **15**: 49-53.

61)　瀬戸奈津子ほか．わが国のフットケアの現状と課題―社団法人日本糖尿病学会認定教育施設の実態調査より．糖尿病 2008; **51**(4): 347-356.

62)　Sano H, et al. Which cleansing care is better, foot bath or shower? Analysis of 236 limb ulcers. Int Wound J 2015; **12**(5): 577-580.

63)　Cox NH. Oedema as a risk factor for multiple episodes of cellulitis/erysipelas of the lower leg: a series with community follow-up. Br J Dermatol 2006; **155**(5): 947-950.

64)　Földi E, et al. Conservative treatment of lymphoedema of the limbs. Angiology 1985; **36**(3): 171-180.

65)　Webb E, et al. Compression therapy to prevent recurrent cellulitis of the Leg. N Engl J Med 2020; **383**(7): 630-639.

66)　Todd M, et al. Does lymphedema bandaging reduce the risk of toe ulceration? J Wound Care 2003; **12**(8): 311.

67)　Badger CM, et al. A randomized, controlled, parallel-group clinical trial comparing multilayer bandaging followed by hosiery versus hosiery alone in the treatment of patients with lymphedema of the limb. Cancer 2000; **88**: 2832-2837.

68)　佐藤佳代子．リンパ浮腫に対する診断とフットケア．WOC Nursing 2014; **2**(11): 66-71.

69)　吉原広和．下肢二次性リンパ浮腫の複合的理学療法．ナースデータ 2005; **26**(2): 14-25.

70)　リンパ浮腫療法士認定機構．続発性（二次性）リンパ浮腫診断治療指針 2013，メディカルトリビューン，2013: p.93-94.

71)　Executive Committee of the International Society of Lymphology. The diagnosis and treatment of peripheral lymphedema: 2020 Consensus Document of the International Society of Lymphology. Lymphology 2020; **53**: 3-19.

第9章

足病重症化予防と
多職種連携

はじめに

　下肢の難治性潰瘍の原因は，糖尿病性足病変や動脈硬化症に起因した末梢動脈疾患（peripheral artery disease：PAD），慢性静脈不全症，リンパ浮腫，足白癬などの感染症，整形外科的な足部変形など多岐にわたる．特に下腿切断の原因としては糖尿病性足病変と包括的高度慢性下肢虚血（chronic limb-threatening ischemia：CLTI）があげられるが，両者は重複することが多い．糖尿病性足病変は血流障害と神経障害，それに感染が合併した複合病変で，その病態は複雑である．International Working Group on the Diabetic Foot（IWGDF）による糖尿病性足病変の管理と予防に関するコンセンサスと実践的ガイドラインが 1999 年に発表されて以来[1]，2019 年更新版では，予防に加えて免荷（off-loading：靴と予防的手術），PAD，感染管理，創傷治癒などのガイドラインが加わった[2]．一方，従来は Fontaine 分類や Rutherford 分類で虚血の観点のみ定義されていた下肢虚血は，2014 年の Wound, Ischemia, and foot Infection（WIfI）分類より創・虚血・足部感染の総合的評価が行われるようになり[3]，2017 年には CLTI という概念が提唱され[4]，2019 年には CLTI に対する Global Vascular Guideline（GVG）が発表され[5]，より包括的な観点からの診断と治療の必要性が提唱されている．

　実際の臨床現場においては，CLTI 患者の約 7 割が糖尿病を合併しており，糖尿病性足病変の多くが CLTI の範疇に入る．CLTI は動脈硬化性病変でもあるが，糖尿病の合併症という側面もあり，血流障害のみから考えるのでは不十分である．足病における診断・治療には，血管診療医のみならず，創傷治療を担う職種，予防や早期発見のためのフットケアを行う医療職が必要になる（CQ 56）．また，足には立位のみでなく，歩行という重要な役割がある．歩行機能を維持し，創の発生を予防するための履物や免荷装具は極めて重要で，歩行機能維持のための理学療法士・作業療法士の役割も大きい[6]．さらに，下肢にとどまらず全身の血管病管理や循環器管理，背景となっている原疾患，特に生活習慣や生活習慣病管理は重症化予防に重要である．

　このように足病の重症化予防は，単独の診療科のみで診断から治療，再発予防まで完結することは困難であり，多診療科の協力が必要となる．また足病治療において，いわゆるチーム医療・多職種連携が切断回避下生存率に有効であることが報告されており[7]，本章では足病重症化予防のための多職種連携について，その有用性に関するエビデンスを検証するとともに（CQ 59，CQ 65），職種別に理学療法士・作業療法士（CQ 57），義肢装具士（CQ 58），心理職者（CQ 59），緩和医療（CQ 60）の有用性を述べる．

CQ 55

CLTI 患者の肢切断回避には，血行再建医と創傷を診る医師を中心とした集学的チーム医療が必要か？

回答と推奨

推奨文	推奨の強さ	エビデンスの確実性
● 肢切断回避のみならず潰瘍発生予防，再発予防の観点から，CLTI 患者に対する集学的チーム医療を推奨する.	1	B

背景・目的

　集学的チーム医療が肢切断回避に有用であるという認識は一般化しつつあるが，実施にどのようなアウトカムが規定できるのか，エビデンスを検証する.

解説

　糖尿病，慢性腎不全，冠動脈疾患，脳動脈疾患など様々な合併症を有し予後不良な CLTI 患者の治療において，集学的チーム医療は必須である．米国の足病医である Rogers, Armstrong らは，血行再建医と創傷を診る医師（足病医）を中心としたチーム医療，"toe and flow（足趾と血流）"コンセプトの有用性を明確に推奨し，理想的には切断回避のためのチームはひとつの施設にあり，速やかに感染コントロールと血行再建を行うべきであると述べた[8]．実際に彼らが集学的チーム医療を行う前後 2 年を比較した研究では，緊急手術が有意に減少し（77.7%→48.5%），下腿切断は 45.7% 減少した[9]．146 例の CLTI 患者の経過を比べた研究では，標準治療に比べて集学的チームでの治療により，創傷治癒期間に有意差はなかったものの短くなる傾向にあった[7]．2000～2007 年にドイツで糖尿病性足病変の集学的チームで治療した足病変患者 684 例と通常治療を継続した対象患者 508 例を 2 年追跡した研究では，集学的治療群の大切断率は対照群より有意に低く（4.7% vs. 21.7%），入院中の死亡率も有意に低値（2.5% vs. 9.4%）であった[10]．つまり集学的チーム医療は CLTI における大切断率を減少させるのみならず，足潰瘍発生予防，再発予防，生命予後のためにも有用である可能性が高い.

　日本において早期からチーム医療を実践し，循環器内科と血管外科が協力して末梢血行再建を行っている施設では，6 年間に 181 肢の CLTI 患者に相補的血行再建戦略を行った結果，164 肢中 144 肢が救肢でき，救肢達成率は 87.8% と良好な成績が得られたと報告している[11]．専任看護師が集学的チームに加わったことで，院内関連部署のスタッフの業務フローの改善や病態理解の深化，ならびに入院中患者 QOL 向上の傾向が報告されている[12]．2016 年に米国心臓病学会（ACC）が発表したエキスパートオピニオン[6]は，CLTI の診断，治療に必要な要素とメンバーをあげ，集学的チーム医療のゴールはより進んだ創傷治療と末梢血行再建を行うことであ

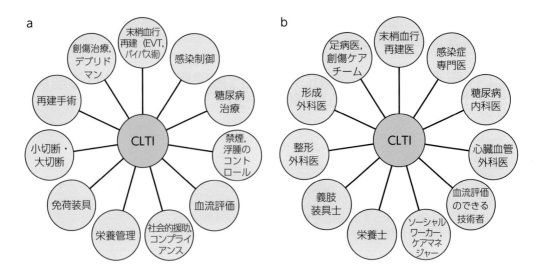

図1　包括的高度慢性下肢虚血（CLTI）の集学的チーム医療に必要な要素とスペシャリスト
　a：CLTIの診断・治療に必要な要素
　b：集学的チーム医療のメンバー
　注）文献6には含まれていないが，わが国では看護師，リハビリテーションにかかわる医師・理学療法士・作業療法士，心理識者，介護士などの職種が加わる．
　(Shishehbor MH, et al. J Am Coll Cardiol 2016; 68: 2002-2015. [6] Figure 1 より作成)

　ると述べている（図1）．最初からすべてのメンバーを揃えることは不可能であるが，可能な限り集学的チーム医療を行うべきであり，少なくとも他施設であってもいつでもコンサルトでき，患者のアセスメントができる状態であることが望ましい．

まとめ

　血行再建医と創傷を診る医師を中心としたCLTIに対する集学的チーム医療は，肢切断回避のみならず足潰瘍発生・再発予防，生命予後のために有用であり，一施設で賄えない場合は協力を要請できる他施設と連携を取ることが望ましい．

CQ 56

多職種連携には，フットケア指導士/学会認定師の介入が有用か？

回答と推奨

推奨文	推奨の強さ	エビデンスの確実性
● 足病変予防・治療・再発予防のあらゆる場面において，足病変に精通したフットケア指導士/学会認定師による介入・専門的な知識・技術の提供を提案する．	2	D

背景・目的

わが国には欧米のように足病医という専門医が存在しない．そのため，様々な診療科が連携しなければ治療を完結することができない．また，医師のみの連携では，足病治療に必要な免荷装具やリハビリテーションを提供することは難しい．したがって，メディカルスタッフを含めた多職種連携が必要である．足病医学およびフットケアに精通した医療者を育成する必要性があり，日本フットケア・足病医学会では，フットケア指導士・学会認定師を認定資格として運用している．フットケア指導士/学会認定師による治療・ケア介入により，足病治療やケアが滞ることなくスムーズに実施できるよう現場をコントロールできることが期待される．本CQでは，フットケア指導士/学会認定師が介入することにより，多職種連携にどのような効果をもたらすことができるのかを述べる．

解説

チーム医療とは，「医療に従事する多種多様な医療スタッフが，各々の高い専門性を前提に，目的と情報を共有し，業務を分担しつつも互いに連携・補完し合い，患者の状況に的確に対応した医療を提供すること」と一般的に理解されており，効果として疾病の早期発見・回復促進・重症化予防など医療・生活の質（quality of life：QOL）の向上，医療の効率性の向上による医療従事者の負担軽減，医療の標準化・組織化を通じた医療安全の向上などが2010年厚生労働省によるチーム医療推進に関する検討会にて報告されている[13]．国内における糖尿病由来の下肢切断が問題となるなか，多職種連携によるチーム医療の必要性が認識されており，チームによる包括的な介入は糖尿病性足病変の治療に効果的であることは証明されている[14]．糖尿病性足潰瘍の発生率を将来的に減らすための鍵はフットケアチームを設立することである[15]．

2003年，チーム医療によるフットケアの正しい知識を啓発・普及することを目的とし設立された日本フットケア学会において，フットケア全般の優れた知識と技術を有する医療・福祉職者をフットケア指導士[16]とした．これは2009年に学会認定制度として始まり，生活を支援す

る医療・福祉従事者がフットケアの専門知識と技術を身につけ，下肢の障害の予防・ケア・フォローアップを行うことは患者・対象者のQOLを高めるうえで重要かつ効果的と考えられたからである．フットケア指導士に求められる役割としては，患者とケア提供者のフットケア能力（知識・技術）の向上を目指し，各現場で指導的役割を担うことと明記されている．また，学会認定師[17]は下肢を救済し，足病の治療・ケア・予防を行い，患者のQOLの向上を目的とし2009年に設立された日本下肢救済・足病医学会において，2015年にゲートキーパーや下肢のケアの専門師として責任を持って指導し，かつ積極的に働き，さらには広く国民のあらゆる下肢病変に対する歩行可能な下肢救済に貢献する人材の育成を目的として設定された．

　学会認定師は医療従事者のみを対象としており，フットケア指導士取得資格にはない診療放射線技師も対象である．下肢救済のために画像診断は必須であり，学会認定師は医療機関における診断・治療・ケア・再発予防が適切にかつスムーズに実施できる環境を整えるためのチーム医療を目指していることがこのことからわかる．一方，フットケア指導士は医療従事者だけでなく介護福祉士も取得可能であり，在宅・介護施設での高齢者および障害者へのフットケア介入も大きな役割のひとつとして位置づけられていると思われる．高齢者の転倒リスクとなる外反母趾などの足部変形，胼胝・鶏眼，巻き爪・陥入爪なども足病変の定義に含まれており，これらに対するフットケア介入は足部の痛みを改善し，歩行意欲増につながる．医療現場のみならず，医師が常駐していない在宅・介護施設においてもフットケア介入が必要である．

まとめ

　あらゆる診療科，医療従事者，在宅・介護職の現場に足病患者は存在しており，治療やケアを必要とする対象者は数多くいると思われる．早期発見・早期治療介入，予防的ケア介入を実施するためにも，足病変の治療・ケアに精通したフットケア指導士/学会認定師が各々の現場で資格を十分に活用する必要性がある．本CQに関連したデータは不足しており十分なエビデンスはないが，社会的な必要性は高く，エキスパートオピニオンとして推奨度「2」で資格取得を提案する．

CQ 57

CLTI 患者の集学的治療に理学療法士や作業療法士は必要か？

回答と推奨

推奨文	推奨の強さ	エビデンスの確実性
● CLTI 患者の集学的治療において理学療法士や作業療法士によるリハビリテーションを提案する．	2	C

背景・目的

　CLTI 患者は創傷や血流に問題があるだけではなく，身体機能や日常生活動作（activities of daily living：ADL），QOL が低下している．創傷治癒期間における臥床や免荷の影響により，それらの低下は遷延すると考えられ，理学療法士や作業療法士によるリハビリテーションの提供が必要である．本 CQ では，CLTI 患者の集学的治療に関する理学療法士や作業療法士の役割と，その介入効果について述べる．

解説

　CLTI 患者の集学的治療において，医師だけでなくメディカルスタッフとの連携は重要な意味を持つ．理学療法士，作業療法士はリハビリテーションを提供する職種であり，様々なガイドラインにおいて創傷治療チームのメンバーとして紹介されている[5, 18〜20]．2017 年に米国理学療法士協会と ACEWM（Academy of Clinical Electrophysiology & Wound Management）創傷管理グループの連名で公開されたホワイトペーパーでは，創傷管理チームにおける理学療法士の役割について明記されている[21]．理学療法士は足のバイオメカニクス，歩行，履物を評価することで，糖尿病性下肢潰瘍の患者が安全に運動を行うための個別化プログラムを立案でき，また患者に足底挿板などによる免荷が必要と判断された場合，医師と頻回にカンファレンスを行うとされている．その他にも非侵襲的な血流や感覚のスクリーニング，皮膚，爪の評価に加え，潰瘍の予防に関する患者教育（毎日の観察とフットケア，適切な靴や靴下，定期的な血糖値の計測）は理学療法士の創傷治療における重要な役割とされている．創傷治療中の関節可動域訓練，筋力増強訓練，適切な免荷装具などを用いた歩行練習，創傷治癒後の再発予防への対応，切断にいたったケースでは義足歩行の獲得，ADL 指導など，CLTI 患者に対する理学療法士の介入時期は多岐にわたる．日本糖尿病理学療法学会に所属する理学療法士を対象とした下肢慢性創傷の診療についてのアンケート調査[22]では，「下肢慢性創傷の診療にかかわっている」と回答した理学療法士は全体（有効回答 1,365 件）の 36.5％であり，本邦において CLTI に対する理学療法士のかかわりは十分とはいえない．

　CLTI の診療において，作業療法士の役割は理学療法士と重複する部分もあるが，特に上肢機

能や認知・精神機能，ADL，退院時の環境調整の獲得において重要な役割を果たす[23]．基本的なADLの獲得に加えて免荷装具の着用が必要となるため，術後早期から上肢の機能評価と巧緻性，筋力維持を目的とした集中的な介入を行う．

CLTI患者は創傷治癒が遅延するほどQOLが低下する[24]．CLTI患者に対する治療法ごとのQOLへの影響についてのシステマティックレビュー[25]では，血管内治療（EVT），外科的血行再建術，下肢切断，保存療法（脊髄刺激療法，骨髄細胞筋肉内注射）はすべて短期的，長期的にCLTI患者のQOLを改善したが，特にEVTと外科的血行再建術は改善の度合いが大きかった．このシステマティックレビューでは，運動療法を含むリハビリテーションのQOL改善効果は報告されていない．

CLTI患者に対し，リハビリテーションの効果を検討した報告は少ない．CLTI患者20例に対し，血行再建術後に12週間のリハビリテーションプログラム（監視下トレッドミル運動ないし代替運動療法，物理療法，日常生活指導）を行った群と血行再建術のみ施行した群を比較した報告では，血行再建術後の開存率や救肢率に差はなかったが，歩行能力，Short Form-36（SF-36）がリハビリテーションを行った群で向上した[26]．この報告から，リハビリテーションがCLTI患者の歩行能力やQOLを改善する可能性が示唆される．

まとめ

理学療法士や作業療法士は，CLTIの集学的治療のチームメンバーとして参加することが推奨される．リハビリテーションはCLTI患者の歩行能力やQOLを改善する可能性が示唆されるが，これまでそれらの介入効果を検討したランダム化比較試験（RCT）はなく，エビデンスとしては不十分であり，今後の検討が必要である（CQ 36参照）．

CLTI 患者の集学的治療に義肢装具士は必要か?

回答と推奨

推奨文	推奨の強さ	エビデンスの確実性
● 義肢装具士が CLTI 患者の集学的治療に参加することを推奨する. 義肢装具士が作製した足底挿板や治療靴は足潰瘍再発率を低下させる.	1	A

背景・目的

　米国では医師,足病医,理学療法士や創傷ケア専門家などと協力する足装具 (靴型装具,足底装具など) のスペシャリストとして pedorthist が存在するが,本邦においてその役割は義肢装具士が担っている.本 CQ では,CLTI 患者の集学的治療に関する義肢装具士の役割とその介入効果について述べる.

解説

　米国では,足装具のスペシャリストとして pedorthist の資格がある.Pedorthist は,靴の改造,足装具,その他の装具を使用して,足と下肢の問題を解決することを専門としている[27].ドイツやオーストリアなどの欧州では,整形靴の専門家としてマイスターの存在があり,欧米ではこれらは義肢と装具から独立している.本邦でその役割を担うのは義肢装具士である.義肢装具士法において義肢装具士とは,「厚生労働大臣の免許を受けて,義肢装具士の名称を用いて,医師の指示の下に,義肢及び装具の装着部位の採型ならびに義肢及び装具の製作及び身体への適合を行うことを業とする者」と定義されている[28].

　米国心臓病協会 (AHA)/ACC から 2016 年に出版された PAD 患者に対するマネージメントガイドラインや CLTI における Expert Statement において,義肢装具士は治療の役割を担うチームメンバーとして記載されている[6, 18].糖尿病性足潰瘍に対しても,IWGDF のガイドラインにおいて治療や再発予防には医師だけでなく,靴技術者や義肢装具士との協力が必要であることが示されている[29].

　義肢装具士が CLTI における創傷治癒領域で担う役割として,免荷のための装具,足底挿板や靴の選定,作製があげられる.糖尿病性足潰瘍において,潰瘍部への荷重は治療機転の阻害要因となるため,免荷が重要である.システマティックレビューより足底潰瘍での total contact cast,instant total contact cast が早期の創傷治癒に有効であり,通常靴と比較して足底挿板や治療靴を使用することにより再発率を有意に減少することが示されている[30].

　義肢装具士がこれらの治療に参加することは有効であるが,日本においては,義肢装具士の

養成校，整形靴専門家育成機関が少なく，今後下肢・足部変形や足潰瘍に特化した専門家の育成が期待される．

まとめ

CLTI 患者の治療において，義肢装具士が治療，再発予防に貢献することは明らかであり，本邦においても下肢・足部変形や足潰瘍に特化した義肢装具士の養成が期待される．

CLTI 治療における多職種連携に有資格心理職者の介入は有用か？

| 回答と推奨 | | |

推奨文	推奨の強さ	エビデンスの確実性
● CLTI ハイリスク群である糖尿病，腎不全患者はうつ病罹患率が高いことから，専門的な心理的介入を提案する．	2	C

背景・目的

　CLTI ハイリスク群である糖尿病は，予備群の段階から食事・運動指導などの介入が始まるが，現在のところ，合併症の発症と進展の抑制が主たる治療となる．食事療法や運動療法などは患者自身のセルフケア行動に大きく左右され，生涯にわたって治療を継続する必要があり，糖尿病患者は心理的負担を体験すると考えられ，糖尿病の治療においては心理的理解とそのケアが不可欠である[31]．また，合併症である糖尿病性足潰瘍にいたり，下肢切断の危機に直面した場合，ボディイメージの変容といった大きな心理的ダメージを受ける．このことは治療意欲を削ぐことにつながりかねず，その後の QOL や生命予後にも大きく関与する．

解説

　糖尿病の発症や経過においては，糖尿病とともに生きるための継続的な自己管理が必要であり[32]，それは一生終わることがなく，心身へのストレスは大きい．また，神経障害や動脈硬化などの合併症により足潰瘍を発生しやすく[33~35]，糖尿病性腎症で維持透析にいたると，足潰瘍および下肢切断のリスクはさらに高くなる[35]．2 型糖尿病と診断された成人のうつ病性障害の有病率は，糖尿病のない成人と比較して 1.2～1.6 倍高いことが示されており[36]，透析患者の半数（298 例中 153 例）はうつ病であったという報告もあり[37]，糖尿病からの慢性腎不全で透析導入になる患者が多いことから[38]，透析患者は日常生活の制限，喪失体験，死と直面するストレスなどからうつ病をはじめとする精神障害を有することが多い[39]．糖尿病患者，透析患者とも，治療過程における心理面の関与は大きい．また，合併症として起こる CLTI でも不安とうつ病の発生率が高いとの報告もあり[40~42]，うつ症状，不安，QOL の低下，ボディイメージの不満，自己概念とアイデンティティの変化が頻繁に起こり[43]，患者の心理的ストレスは計り知れない．これはその後の生命予後にも関連しており[44]，5 年間の追跡調査で，うつ病は CLTI 患者の死亡リスクが 2 倍になることに関連すると報告されている[45]．

　本邦では，2012 年度より精神科リエゾンチーム加算が診療報酬に新設された．これは一般病棟におけるせん妄や抑うつといった症状にいち早く介入し，症状の緩和や早期退院を推進する

ことを目的としており，精神科医，専門性の高い看護師に加え心理士もチームの一員としてあげられている[46]．国内には民間資格である臨床心理士，国家資格である公認心理師が存在する．臨床心理士ならびに公認心理師は患者心理を分析し臨床心理学に基づく知識や技術を用いて，人間の"こころ"の問題にアプローチする"心の専門家"であり，患者自身の固有な，いわば患者の数だけある多種多様な価値観を尊重しつつ，その人の自己実現に向かって援助する専門家であるとされている[47]．また医療心理士は，日本心身医学会において2004年に学会認定制度として発足している[48]．医療心理士の役割は，客観的な目でみた心理アセスメント結果と，指導的立場でないことで患者が表出した本音を受け取り，各医療スタッフに伝えることで，患者と医療スタッフの橋渡し役，患者のトランスレーターの役割を果たすことができるとされている[49]．また，精神科リエゾンを中心としたチーム医療における心理専門職の活動展開について，糖尿病によく奏効する心理療法などの専門技能を吟味することは重要であるとされている[50]．

　心理的ストレスは，糖尿病の原因と経過，特に糖尿病の適切な管理に不可欠な様々な自己管理スキルを習得するうえで深くかかわり[51]，CLTI患者においても同様である．患者の心理的側面の特定と管理は重要な要素であり，その後のQOLや生命予後にも深く関与する．今後，CLTI診療場面における心理的介入のエビデンスが確立され，有資格心理職者の活用が進むことが望まれる．

まとめ

　糖尿病や慢性腎不全による透析患者などのうつ病有病率は高く，CLTI患者でもその傾向にある．本邦での医療における有資格心理職による介入は少なく，今後スタンダード化することが期待される．

CLTI の緩和ケアにおいて，多職種連携は有用か？

推奨文	推奨の強さ	エビデンスの確実性
● CLTI 患者の緩和ケアでは，一般的な疼痛緩和の他に緩和的創処置，メンタルヘルスケアなどにおける専門職と連携することを提案する．	2	D

背景・目的

　従来，緩和ケアは主に癌患者を対象として取り組まれてきた歴史的背景がある一方で，2018年の世界保健機関（WHO）の声明により，非癌患者における緩和ケアの必要性が認識されるようになってきている．CLTI は緩和ケアを必要とする非癌患者として，今後緩和ケアの必要性についての議論が活発に行われ日々の臨床にフィードバックされることを期待して，本ガイドラインに取り上げることとした．どのような CLTI 患者が緩和ケアを必要としているのか，また，対象となる CLTI 患者に対してどのようなことができるのか検討する．

解説

　第1章で述べたとおり，重症化し治療困難となった CLTI の死亡率は高く，大切断手術に成功したとしても，その5年生存率は進行癌と同程度に不良である[52]．CLTI のうち緩和ケアを必要とする病態とは，血管病変の治療適応がない，もしくは股関節離断手術を行ったとしても創傷治癒を望めない場合，またはその他の基礎疾患や全身状態により足病の治療自体を断念せざるを得ない場合と総括される．こうした非癌患者における緩和ケアの必要性について，2018年に WHO が Universal Health Coverage の概念として提唱しており，本邦においても進行期心不全における緩和ケアの取り組みが始まったところである[53]．CLTI が緩和ケアを要する非癌疾患のひとつであるとするならば，患者が望む人生をまっとうするためにどのような医療資源を提供できるかという点において，多職種による緩和ケア介入および地域緩和ケアの重要性はその他の終末期疾患となんら変わるものではない．

a．疼痛緩和

　癌性疼痛における疼痛緩和策として，薬物療法，神経ブロック，メンタルヘルスケアなどの有用性が各種ガイドラインで述べられており[54]，これは疼痛を伴う進行期の CLTI においても同様と考えられる．さらに CLTI は下肢に創傷を伴う疾患であるため，この他に疾患に特異的な処置方法や外科的治療の有用性も検討する．大切断後の幻肢痛についても疼痛緩和の対象となる．

　近年，スキンケアの概念が広く提唱され，保険診療においても評価対象となっている[55]．本学会においても愛護的創傷ケアについて多数の事例報告があり，脆弱な皮膚に用いる医療材料として，粘着性が低く水分含有量が多いサージカルテープまたは簡便には絶縁テープといった素材の選定を行うこと，また固着したガーゼは交換時に患者に不要な疼痛を与えることとなるため，固着を緩和する目的で各種軟膏・クリームを塗布すること，または固着しにくい創傷被覆材を選択するといったことの有用性が報告されている．

　一方で，下肢血流が極度に悪い創傷に対して，血管治療の適応がないもしくは患者が希望しない場合の創傷管理方法のひとつに，ミイラ化と呼ばれる方法がある[56]．これは，創部をなるべく乾燥状態に管理することで壊疽部分を乾燥壊死させる手技である．この処置により期待される効果は，壊死組織への血流の循環を抑制することにより，局所から全身への菌やサイトカインの循環に抑制がかかることである．結果として患者は，壊死病変を持った状態でありながら，全身状態が比較的長期間維持されると期待される．こうした処置には皮膚科医・形成外科医・看護師の協力が必要である．

　次に，末梢神経にアプローチする疼痛緩和方法としてスミスウィック法[57]があげられる．これはバージャー病の疼痛対策として心臓血管外科医より報告された手術法であり，原法では足関節の高位で疼痛を知覚する神経をすべて挫滅または遮断させる手技である．この手技において創傷治癒は望めないものの，周術期の侵襲が大切断手術と比較してかなり低い手技でありながら，十分な除痛効果が得られるため推奨される．同様の効果を狙った手技として，エコーガイド下に坐骨神経などに穿刺を行い，エタノールなどを注入することにより神経挫滅を行う手技がある．また，神経ブロック手技に引き続いてカテーテルを留置して持続的に鎮痛薬を投与する手技については，足部が動く患者において事故抜去の頻度が高いといった臨床課題があるものの，穿刺だけで実施可能という点で非侵襲的であり検討の価値がある．これらの処置には血管外科医・麻酔科医の協力が必要である．

b. メンタルヘルスケア

　緩和ケアを必要とする疾患において，メンタルヘルスケアも行うことは一般的であるが，進行期のCLTIについてはその生命予後が低いことが広く一般に認識されていないためか，これまで緩和ケアおよびメンタルヘルスケア介入の必要性が十分に検討されてこなかった．国内では一部の施設において，多職種チームのなかに心理士または作業療法士が在籍し，患者のメンタルヘルスケアを担っているという報告がある．今後，病状認識が一般に広まるにつれてこうした取り組みが広がるものと期待される．

まとめ

　非癌患者における緩和ケアは全世界的に取り組みが始まったばかりという段階であり，その定義や診療体制などはまだ十分に整っているとはいいがたいものの，その重要性は十分に認識されるため，エキスパートオピニオンとして推奨度「2」とした．進行期のCLTI患者はその生命予後からすると，緩和ケアを必要とする非癌患者の範疇に入ると考えられる．そのうえで，上記のような緩和ケアを実施する際には，麻酔科医・皮膚科医・形成外科医・血管外科医・看護師・心理士・作業療法士といった職種の連携が必要である．

CQ 61

集学的医療により CLTI 治療の医療経済は改善するか？

回答と推奨

推奨文	推奨の強さ	エビデンスの確実性
● 肢切断回避や足潰瘍発生予防による医療経済改善の観点からも，CLTI 患者に対し集学的医療を行うことを提案する．	2	C

背景・目的

　糖尿病性足病変や虚血肢に対しては膨大な医療コストが費やされていることが報告されている．CLTI に対する集学的医療は，救肢率向上や機能予後向上に有用であるとされているが，医療経済的にもよい影響を及ぼすのか医療コストの観点からエビデンスを解析する．

解説

　米国では，非外傷性下肢切断の 60％以上が糖尿病患者であり，少なくとも 80％は潰瘍が原因である．2007 年の米国において，糖尿病とその合併症の治療のための直接経費は少なくとも 1,160 億ドルで，うち 33％が足潰瘍治療の費用であった[58]．足潰瘍のない糖尿病患者に比べ，潰瘍のある患者は最初の 1 年は 5.4 倍コストがかかり，翌年は 2.8 倍かかると報告されている[59]．糖尿病性足潰瘍に対する集学的チーム医療は長期間の下肢切断率を 82〜62％減少させることがわかっている[58]が，医療経済がどれほど改善するのかは明らかではない．314 例の集学的チーム医療を受けた糖尿病性足潰瘍患者に対する後ろ向き研究では，切断なしに治癒した患者に比べ，切断で治癒となった患者は 7.7 倍も費用がかかり，切断となった患者のコストが高くなる原因は長期間の入院であった[60]．また，1991〜1992 年に 3,013 例，3,524 の糖尿病性足潰瘍治療にかかった費用を重症度分類である Wagner 分類[61] に従い検討した研究では，最もグレードの高い潰瘍（Wagner 分類 5）では，低いグレードの潰瘍（Wagner 分類 1〜2）に比べ費用が 8 倍高かった．その 80％は入院期間中のコストであり，PAD の存在は長期間の入院とコスト増加に強く関係していた[62]．最近の 248 例の CLTI 患者（319 潰瘍）に対する単施設の後ろ向き研究でも，WIfI ステージが上がるにつれて創傷治癒期間は延長するが，外科的治療回数と入院費用が増加し，特に WIfI ステージ 3〜4 で集学的チーム医療を受けると費用が高くなると報告されている[63]．

　日本の一病院において，糖尿病が診断群分類包括評価の診断群分類（DPC）に含まれ，PAD が DPC 主病名であった患者 28 例と，糖尿病は含まれず PAD を DPC 主病名とした患者 57 例に対し入院期間と入院医療費を比較した研究では，糖尿病あり群では入院期間 19 日，入院医療費 170 万円であったのに対し，糖尿病なし群ではそれぞれ 9 日，150 万円であった[64]．これらの研究から，糖尿病，重症な潰瘍，CLTI，切断が必要になる場合は入院期間が延長し，コストが高

くなることがわかる．1984〜1990 年に糖尿病合併 CLTI 患者に対し，集学的チームによる積極的な末梢血行再建を行った結果，切断率が劇的に減少し，入院期間が減少し，全体のコストも減少したという報告がある[65]．糖尿病性足潰瘍患者に対するコホート研究では，集学的チームによる治療（免荷のための装具を使用，セルフケア教育，履物の作製，歩行状態のモニタリング）を受けた 45 例と，標準的なフットケアを受けた 169 例を比較したところ，集学的チーム医療を受けた群のほうが足に関する入院や救急部の受診が減少し，入院期間が短縮し，足に関するコストも削減できた（$4,776 per person vs. $9,402 per person，$p = 0.0141$）と報告されている[66]．スウェーデンでの 1,677 例の糖尿病性足潰瘍患者に対する予測研究では，患者教育，フットケア，適切な履物・装具作製からなる集学的チームによる予防は，足潰瘍の発症や切断リスクが 25% 削減できれば費用対効果がよいと予測している[67]．日本ではコストに関する報告が少なく大規模な研究はない．それぞれの国による保険制度の違いもあるが，集学的医療によりスクリーニング，予防プログラム，早期からの介入が可能になることで，足潰瘍発生や下肢切断を予防でき，長期的なコスト削減につながると考えられる[58]．

まとめ

　集学的医療により足潰瘍発生が低下し下肢切断が回避できることは，長期的なコスト削減につながることが期待される．

文献 (9章)

1) Apelqvist J, et al. International consensus and practical guidelines on the management and the prevention of the diabetic foot. International Working Group on the Diabetic Foot. Diabetes Metab Res Rev 2000; **16**(Suppl 1): S84-S92.

2) Schaper NC, et al. On behalf of the International Working Group on the Diabetic Foot (IWGDF). https://iwgdfguidelines.org/［2022 年 7 月 15 日閲覧］

3) Mills JL Sr, et al. Society for Vascular Surgery Lower Extremity Guidelines Committee. The Society for Vascular Surgery Lower Extremity Threatened Limb Classification System: Risk stratification based on Wound, Ischemia, and foot Infection (WIfI). J Vasc Surg 2014; **59**: 220-234.e1-2.

4) Farber A. Chronic limb-threatening ischemia. N Engl J Med 2018; **379**: 171-180.

5) Conte MS, et al. GVG Writing Group. Global Vascular Guidelines on the management of chronic limb-threatening ischemia. J Vasc Surg 2019; **69**(6S): 3S-125S.

6) Shishehbor MH, et al. Critical limb ischemia: an expert statement. J Am Coll Cardiol 2016; **68**: 2002-2015.

7) Chung J, et al. Multidisciplinary care improves amputation-free survival in patients with chronic critical limb ischemia. J Vasc Surg 2015; **61**: 162-169.

8) Rogers LC, et al. Toe and flow: essential components and structure of the amputation prevention team. J Vasc Surg 2010; **52**(3 Suppl): 23S-27S.

9) Armstrong DG, et al. The impact and outcomes of establishing an integrated interdisciplinary surgical team to care for the diabetic foot. Diabetes Metab Res Rev 2012; **28**(6): 514-518.

10) Weck M, et al. Structured health care for subjects with diabetic foot ulcers results in a reduction of major amputation rates. Cardiovasc Diabetol 2013; **12**: 45.

11) 古川雅英ほか. チーム医療による相補的血行再建戦略の短期成績. 日本下肢救済足病会誌 2012; **4**: 157-162.

12) 溝端美貴ほか. Vascular unit における専任看護師の有用性. 脈管学 2008; **48**: 351-357.

13) 厚生労働省. チーム医療の推進に関する検討会報告書. 2010 年 3 月 19 日. https://www.mhlw.go.jp/shingi/2010/03/s0319-8.html［2022 年 7 月 15 日閲覧］

14) Sorber R, et al. Diabetic foot ulcers: epidemiology and the role of multidisciplinary care teams. Semin Vasc Surg 2021; **34**(1): 47-53.

15) Boulton AJ. The diabetic foot. Med Clin North Am 1988; **72**(6): 1513-1530.

16) 小笠原祐子. フットケア指導士・認定師の概要紹介―フットケア指導士とは. 日本フットケア・足病医会誌 2020; **1**(1): 32.

17) 溝上祐子. フットケア指導士・認定師の概要紹介―学会認定師とは. 日本フットケア・足病医会誌 2020; **1**(1): 33.

18) Gerhard-Herman MD, et al. 2016 AHA/ACC Guideline on the Management of Patients With Lower Extremity Peripheral Artery Disease: Executive Summary: A Report of the American College of Cardiology/American Heart Association Task Force on Clinical Practice Guidelines. Circulation 2017; **135**: e686-e725.

19) Wukich DK, et al. Inpatient management of diabetic foot disorders: a clinical guide. Diabetic Care 2013; **36**: 2862-2871.

20) 日本糖尿病学会（編・著）. 11. 糖尿病(性)足病変. 糖尿病診療ガイドライン 2019, 南江堂, 2019.

21) Woelfel S, et al. The Role of Physical Therapists in Wound Management An Update. Academy of Clinical Electrophysiology & Wound Management: A Wound Management Special Interest Group White Paper, 2017: p.1-14.

22) 林 久恵ほか. 下肢慢性創傷の診療にかかわる理学療法士の実態調査. 日本下肢救済足病会誌 2018; **10**: 179-185.

23) 佐藤浩二ほか. 下肢慢性創傷患者のリハビリテーションと作業療法士の役割. 2018. 作療ジャーナル 2018; **52**(9): 964-969.

24) Ribu L, et al. A longitudinal study of patients with diabetes and foot ulcers and their health-related quality of life: wound healing and quality-of-life changes. J Diabetes Complications 2008; **22**: 400-407.

25) Steunenberg SL, et al. Quality of life in patients suffering from critical limb ischemia. Ann Vasc Surg 2016; **36**: 310-319.

26) 土田博光. 重症下肢虚血に対する血管リハビリテーション. 日血外会誌 2011; **20**: 927-932.

27) Pedorthic Footcare Association. https://www.pedorthics.org/［2022 年 7 月 15 日閲覧］

28) 公益社団法人日本義肢装具士協会. https://www.japo.jp［2022 年 7 月 15 日閲覧］

29) Schaper NC, et al. Practical Guidelines on the prevention and management of diabetic foot disease

(IWGDF 2019 update). Diabetes Metab Res Rev 2020; **36**(Suppl 1): e3266.

30）Elraiyah T, et al. A systematic review and meta-analysis of off-loading methods for diabetic foot ulcers. J Vasc Surg 2016; **63**: 59S-68S.e1-2.

31）大家聡樹．2014 年，第 55 回日本新進医学会ならびに学術講演会：糖尿病医療における臨床心理士の可能性．心身医 2015; **55**(7): 849-856.

32）Halliday JA, et al. Developing a novel diabetes distress e-learning program for diabetes educators: an intervention mapping approach. Transl Behav Med 2021; **11**(6): 1264-1273.

33）Van Damme H, et al. [The diabetic foot]. Revue medicale de Liege 2005; **60**(5-6); 516-525.

34）Mugambi-Nturibi E, et al. Stratification of persons with diabetes into risk categories for foot ulceration: East Afr Med J 2009; **86**(5): 233-239.

35）Pliakogiannis T, et al. Vascular complications of the lower extremities in diabetic patients on peritoneal dialysis. Clin Nephrol 2008; **69**(5): 361-367.

36）Gonzalez JS, et al. Diabetes in America. 3rd Ed. Bethesda (MD): National Institute of Diabetes and Digestive and Kidney Diseases (US), 2018 Aug. CHAPTER 33.

37）Liu J, et al. Prevalence and association of depression with uremia in dialysis population: a retrospective cohort analysis. Medicine (Baltimore) 2020; **99**(24): e20401.

38）日本透析学会．わが国の慢性透析療法の現況（2019 年 12 月 31 日現在）．
https://docs.jsdt.or.jp/overview/file/2019/pdf/03.pdf ［2022 年 7 月 15 日閲覧］

39）水野紹夫．透析患者における精神障害に対する治療の重要性．心身医 2012; **52**(11): 1026-1033.

40）Ahmad A, et al. Anxiety and depression among adult patients with diabetic foot: prevalence and associated factors. J Clin Med Res 2018; **10**(5): 411-418.

41）Simson U, et al. Depression, Angst, Lebensqualität und Typ-D-Muster bei Patienten mit diabetischem Fusssyndrom in stationärer Behandlung [Depression, anxiety, quality of life and type D pattern among inpatients suffering from diabetic foot syndrome]. Psychother Psychosom Med Psychol 2008; **58**(2): 44-50. German.

42）Salomé GM, et al. Assessment of depressive symptoms in people with diabetes mellitus and foot ulcers. Rev Col Bras Cir 2011; **38**(5): 327-333. English, Portuguese.

43）Panyi LK, et al. Pszichológiai alkalmazkodás alsóvégtag-amputációt követően. [Psychological adjustment following lower limb amputation]. Orv Hetil 2015; **156**(39): 1563-1568. Hungarian.

44）Ismail K, et al. A cohort study of people with diabetes and their first foot ulcer: the role of depression on mortality. Diabetes Care 2007; **30**(6): 1473-1479.

45）Winkley K, et al. Five-year follow-up of a cohort of people with their first diabetic foot ulcer: the persistent effect of depression on mortality. Diabetologia 2012; **55**(2): 303-310.

46）吉邨善孝ほか．特集：精神科リエゾンチームの実践と課題―精神科リエゾンチーム医療の現状と課題．総病精医 2013; **25**(1): 2-8.

47）日本臨床心理士資格認定協会．
http://fjcbcp.or.jp/ ［2022 年 7 月 15 日閲覧］

48）日本心身医学会．日本心身医学会認定医療心理士制度要項，2004: p.1. （平成 16 年 11 月 30 日制定：平成 19 年 3 月 30 日改定）

49）大倉朱美子．糖尿病診療におけるチーム医療と医療心理士の役割．心身医 2010; **50**(10): 905-912.

50）岡田弘司．精神科リエゾンを中心としたチーム医療での心理専門職の展開と課題．関西大学心理臨床センター紀要 2020; **11**: 23-32.

51）Sridhar GR. On psychology and psychiatry in Diabetes. Indian J Endocrinol Metab 2020; **24**(5): 387-395.

52）TASC Ⅱ Working Group/日本脈管学会（訳）．下肢閉塞性動脈硬化症の診断・治療指針 Ⅱ，メディカルトリビューン，2007: p.1-109.

53）循環器疾患における緩和ケアについての提言．日本循環器学会/日本心不全学会合同ガイドライン，2021 年改訂版．

54）「がん医療における緩和医療及び精神腫瘍学のあり方と普及に関する研究」班　苦痛緩和のための鎮静に関するガイドライン作成委員会．苦痛緩和のための鎮静に関するガイドライン，2004.

55）八杉　巧ほか．バージャー病の疼痛対策としてのスミスウィック末梢神経遮断術．血管外科 2004; **23**(1): 111-115.

56）日本創傷・オストミー・失禁管理学会（編）．スキンケアガイドブック，2017.

57）大浦紀彦ほか．【下肢血管障害による痛みと皮膚潰瘍の治療】形成外科における重症下肢虚血に対する治療．ペインクリニック 2012; **33**(11): 1553-1564.

58）Driver VR, et al. The costs of diabetic foot: the economic case for the limb salvage team. J Vasc Surg 2010; **52**(3 Suppl): 17S-22S.

59）Ramsey SD, et al. Incidence, outcomes, and cost of foot ulcers in patients with diabetes. Diabetes Care 1999; **22**: 382-387.

60) Apelqvist J, et al. Diabetic foot ulcers in a multidisciplinary setting. An economic analysis of primary healing and healing with amputation. J Intern Med 1994; **235**(5): 463-471.

61) Wagner FW, The Diabetic Foot (supplement), Mosby, 1983: p.291-302.

62) Holzer SE, et al. Costs and duration of care for lower extremity ulcers in patients with diabetes. Clin Ther 1998; **20**: 169-181.

63) Hicks CW, et al. The Society for Vascular Surgery Wound, Ischemia, and foot Infection (WIfI) classification system correlates with cost of care for diabetic foot ulcers treated in a multidisciplinary setting. J Vasc Surg 2018; **67**(5): 1455-1462.

64) 田中麻理ほか．大血管症を発症した糖尿病患者の入院期間と入院医療費．糖尿病 2014; **57**: 425-430.

65) Gibbons GW, et al. Improved quality of diabetic foot care, 1984 vs 1990. Reduced length of stay and costs, insufficient reimbursement. Arch Surg 1993; **128**: 576-581.

66) Horswell RL, et al. A staged management diabetes foot program versus standard care: a 1-year cost and utilization comparison in a state public hospital system. Arch Phys Med Rehabil 2003; **84**: 1743-1746.

67) Ragnarson Tennvall G, et al. Prevention of diabetes-related foot ulcers and amputations: a cost-utility analysis based on Markov model simulations. Diabetologia 2001; **44**: 2077-2087.

第 **10** 章

足病重症化予防と
地域連携

はじめに

　本邦での足病の問題点は，重症化してみつかる例が多いため難治で，かつ長期入院を要することが多いところである．足病専門医療機関での長期入院をしないために，軽症の段階で簡易に治療できるようにすることが医療従事者および患者・家族にも有益である．足病重症化予防において，どのような地域連携を行うかが肝要であり，本章では種々の連携を取り上げて検証する．

　従来から行われている透析クリニックとの連携に加え，透析クリニック以外の一般的なクリニックとの連携まで適応を広げられるかを検討した（CQ 62）．その際に行うフットケアについて，患者自身が使用できる社会資源をまとめた（CQ 63，CQ 64）．社会資源を知ることで，医療供給を広げることができ需要に応えることが可能となる．いかに下肢切断を防ぐかを知ることで，人的資源を確保し，また医療連携による効果を実感できる（CQ 65）．これらについては，必要性を感じながらも何をすればよいかの指標が少ないため，本章が道標となることを目指した．

　地域連携の問題点は，各施設・各個人の連絡手段にある．患者情報を保護しながら連絡を取るための手段について述べる（CQ 66，CQ 67）．また，近年施行されつつある遠隔診療についても，施設間・医療者間の連絡手段を駆使してネットワークを形成することで期待される効果を述べる（CQ 68）．

　地域連携における足病重症化予防が有用であることを理解でき，そのために自身が何を行うかの指標となることが本章の目的である．日進月歩で発展している分野であり，様々な形での病診連携が本邦で発達し，エビデンスが構築されることを期待する．

CQ 62

透析クリニックと足病専門医療機関との病診連携は透析患者の足病重症化予防に有用か？

回答と推奨

推奨文	推奨の強さ	エビデンスの確実性
● 透析患者の足病の重症化予防のために，透析クリニックと足病専門医療機関との病診連携を推奨する．	1	C

背景・目的

透析患者の足病は，いったん発症すると難治であり，生命にも危険を及ぼす．そのため，適切な時期に患者を専門医療機関に紹介することが重要である．加えて，適切な時期に紹介ができるよう透析クリニックでも教育を行うことも必要である．

解説

糖尿病性腎症の透析患者は，下肢疾患を併発するリスクが高い[1,2]．糖尿病性腎症による血液透析患者の 1.3％がきちんとした糖尿病教育を受けており，7.3％が治療用の靴や足底装具を使用している．42％は潰瘍発生前に足病の教育を受けているとされる[3]．また，糖尿病性腎症の血液透析患者に対するガイドラインでは，足病は足病専門医療機関や，可能であれば施設内の足病専門医療従事者と相談すべきであるとされている[4]．

集学的医療として糖尿病性腎症の血液透析患者に糖尿病専門看護師が日頃の教育，指導，フットケアを行うことは生活の質（quality of life：QOL）を上げ，併発疾患の発症率を下げる[5]．また，multidisciplinary diabetic foot unit の導入により，糖尿病患者の切断は有意に減少（10 万人あたり 6.1 から 4.0 に減少）する[6]．

専門医療機関との連携を確立することで，確立前後で小切断，大切断および総切断数は年間 40％，34％および 39％減少している[7]．

糖尿病足と集学的医療チームによるアプローチに関する 33 件のシステマティックレビューでは，いずれもランダム化比較試験（RCT）ではなくチーム内容も様々であったが，血糖コントロール，局所創傷管理，血管疾患，感染症へのチームアプローチは有用であった[8]．

糖尿病足に関する国際作業部会（IWGDF）のガイドラインで，IWGDF リスク 1 以上の患者には専門家による繰り返し教育が必要であり，多職種連携チームを構築して足病の予防治療を行っていくことが下肢切断の減少につながるとされる[9]．

まとめ

　透析クリニックと足病専門医療機関との連携は，足病の重症化予防に有用である．一方で，透析クリニック内での足病専門スタッフによる指導教育も推奨されている．どの状況にしても持続的な足病への対応が透析患者への足病予防および治療には有用である．ただし，存在するエビデンスは海外での臨床研究に基づくものであり，かつ RCT はないこともあり，保険制度や医療体制が異なる本邦での臨床研究が望まれる．本邦では 2016 年より下肢末梢動脈疾患指導管理加算が保険収載されており，今後これによる病診連携の効果についての大規模な報告が待たれる．連携する診療環境が整ってきていること，害がないこと，特に透析患者では重症化してから専門施設に紹介されても救肢が困難になってしまうことを加味し，エビデンスの確実性は低いが推奨度は「1」とした．

CQ 63

どのような医療連携がフットケアには有用か？

回答と推奨

推奨文	推奨の強さ	エビデンスの確実性
● 足病の重症化予防，創傷治癒期間の短縮のためには，フットケアや救肢治療の経験のある医療機関と一般の医療機関との多職種による，地域性に適合した迅速な医療連携を提案する．	2	C

背景・目的

　医療機関の連携の形態は多様であるが，病・病連携，病・診連携といった，「連携の方向」に着目した分類（前方連携，後方連携）が用いられることが多い．2005年に厚生労働省医政局委託「医療施設経営安定化推進事業地域での医療に係る機能分化・連携が与える医療施設経営への影響 調査研究」では，階層や施設種別とは別の疾患別，専門職別，診療機能や保健人材などの資源別に連携構造が変化するネットワーク連携モデルの必要性が提言された[10]．その後，わが国では地域医療構想が進み，可能な限り住み慣れた地域で，自分らしい暮らしを人生の最期まで続けることができるように，地域の包括的な支援・サービス提供体制（地域包括ケアシステム）の構築が推進されてきた[11]．従来の病院-診療所の前方連携（紹介），後方連携（逆紹介）にとどまらず，「患者を中心に」，「柔軟な」，「医療機能を重視した」連携体制が求められ，住民・患者にわかりやすい形で，かかりつけ医，救急病院，専門医療機関，リハビリテーション医療機関，療養病床を有する医療機関，介護福祉施設なども含めて医療連携体制を構成する社会背景となった[12]．

　一方，診療報酬では，糖尿病合併症管理料，人工透析患者の下肢末梢動脈疾患重症化予防のフットケアに関連する算定（下肢末梢動脈疾患指導管理加算）が認められ，後者は透析施設と下肢救済を行う専門病院との連携体制が評価されるものである．透析クリニックと足病専門医療機関との病診連携についてはCQ 62を参照されたい．

　以上のような連携に関する医療政策の変化があるなかで，フットケアの連携に関するエビデンスレベルの高い研究は存在しない．そこで本CQでは，どのような地域医療連携が非潰瘍性病変および下肢潰瘍治療を含めたケアに有用かを取り扱う．また，オンラインによる地域医療連携についてはCQ 68で解説されているため，本CQではそれ以外の地域医療連携について解説する．

解説

a. 連携の時期

　糖尿病性足潰瘍患者の一般開業医から専門家の治療が可能な施設への紹介時期が潰瘍発生から52日以上の患者は，52日未満の患者に比べて潰瘍の治癒率が58％減少するとの報告があり[13]，糖尿病性神経障害による足潰瘍については，紹介時までの潰瘍持続期間と潰瘍の部位が治癒に影響を及ぼし，足底部の潰瘍は専門的な治療が必要であると報告されている[14]．一方で，足底部の糖尿病性足潰瘍については，前足底部の糖尿病性足潰瘍患者が専門医に紹介されたとき26％に末梢血管障害，14％に深部の感染があった[15]との報告があり，このことからも早期に専門的な施設で，神経障害の有無，血管障害の有無，骨髄炎の評価を行い，血管治療や荷重部の免荷も含めた集学的な治療計画を立てることによって治癒期間の短縮が期待できる．

b. 連携の方法

　多施設間の情報共有，連携のための画像付きの文書による連携[10,16]，フットケアの多施設間医療協力システムの構築[16]，形成外科医がゲートキーパーとなるフットケア外来と地域連携[17]，理学療法士，義肢装具士，ソーシャルワーカーなども含めた多職種連携[18,19]，NPO法人などを設立し地域の医療介護従事者への啓発活動や連携づくりを行う[19~22]などの解説・総説は報告されているが，アウトカムに関する比較研究の報告はない．急性期病院で血管内治療（EVT）を行う医師，外科的治療を行う医師が訪問診療を行い，急性期病院と自ら連携をとることで，急性期病院におけるRutherford分類5および6の重症下肢虚血（critical limb ischemia：CLI）患者の平均在院日数が31日から8.6日間に短縮し，自宅退院率は80％から100％へ増加し，院内死亡率が13％から0％に減少した報告[23]があるものの，系統誤差，交絡についての検討は不明である．

まとめ

　比較研究によるアウトカム評価にはいたっていないが，いずれの報告も多職種多施設間による一般的な診療・ケアを行う医療機関と専門的・集学的な治療・ケアが可能な医療機関との連携は医療機関の機能分化が進むなか急務であり，人材など地域性に適合した連携方法の構築の必要性があることを述べている．今後，様々な連携方法による足創傷発生予防効果，重症化予防，創傷の治癒期間短縮などの具体的なアウトカム評価研究が望まれる．

どのような介護・福祉の社会資源を利用することがフットケアに有用か？

回答と推奨

推奨文	推奨の強さ	エビデンスの確実性
● 重症化予防には，日常の療養支援，入退院支援，急変時の対応，看取りなどの場面での個々のニーズに応じた介護保険などの社会保険の利用を提案する．	2	D

背景・目的

　社会資源とは，ニーズを充足するために用いられる制度，機関，人材，資金，技術，知識などの有形無形の資源を指し，フォーマルな社会資源とインフォーマルな社会資源がある．いずれの社会資源に関しても，その活用がフットケアに有効であるというエビデンスレベルの高い研究は存在しない．しかし，高齢化の進展に伴う高齢者の慢性疾患罹患率の増加により疾病構造が変化し，介護ニーズと医療ニーズを併せ持つ要介護者が増加するなど，医療および介護の連携の必要性はこれまで以上に高まってきている[24]ことは周知の事実である．加えて，厚生労働省老健局老人保健課令和2年9月在宅医療・介護連携推進事業の手引きにおいては，在宅療養者の生活の場において，医療と介護の連携した対応が求められる場面として，①日常の療養支援，②入退院支援，③急変時の対応，④看取りの4つがあげられ，これらの場面への取り組みの重要性が示された[25]．フットケアの対象者においても，この4つの場面を意識した介護・福祉の社会資源の活用，医療と介護福祉の連携が必要であることは臨床現場の認識と一致するところである．本CQでは，経験的にフットケアの対象者ならびに足病を有する患者について有用であると考えられる主な社会資源制度を紹介する．

解説

a. 介護保険制度

　日常生活に支援や介護が必要となった要介護（要支援）認定を受けた人が，要介護認定の結果に応じて図1に例示するサービスのなかで必要なものを受けられる制度である[26]．居住地の市町村に相談窓口がある．訪問看護，訪問リハビリテーションの利用の他に，看護老人保健施設などへの入所によるリハビリテーションや看護師による処置なども活用できる．

b. 医療保険による訪問看護

　訪問看護は介護保険によるものと医療保険によるものがあり，介護保険の給付は医療保険の

こんなときは	介護サービス
自宅での家事や介護の手助けがほしい	●訪問介護／訪問型サービス ●訪問入浴介護 ★夜間対応型訪問介護
自宅でリハビリや医療の処置やチェックをしてほしい	●訪問リハビリテーション ●訪問介護 ●居宅療養管理指導
寝たきりでも自宅で入浴したい	●訪問入浴看護
外出して介護やリハビリを受けたり，他者と交流したい	●通所介護／通所型サービス ●通所リハビリテーション ★地域密着型通所介護 ★認知症対応型通所介護
家族（介護者）を休ませたい	●通所介護／通所型サービス ●通所リハビリテーション ●短期入所生活介護 ●短期入所療養介護 ★地域密着型通所介護 ★認知症対応型通所介護
夜間に介護をしてほしい	★夜間対応型訪問介護 ★定期巡回・随時対応型訪問介護看護
有料老人ホームなどでサービスを受けたい	●特定施設入居者生活介護 ★地域密着型特定施設入居者生活介護
家庭での介護環境を整えたい	●福祉用具貸与 ●特定福祉用具販売 ●住宅改修費支給
介護保険が適用される施設へ入所したい	◆介護老人福祉施設 ◆介護老人保健施設 ◆介護療養型医療施設 ◆介護医療院 ★地域密着型介護老人福祉施設入所者生活介護
状況に応じて利用するサービスを選びたい	★小規模多機能型居宅介護 ★看護小規模多機能型居宅介護
認知症に対応したサービスを受けたい	★認知症対応型共同生活介護 ★認知症対応型通所介護

図 1　介護保険のサービス利用例
●：在宅サービス／◆：施設Ｚサービス／★：地域密着型サービス
（藤沢市パンフレット「あなたと歩む介護保険」p13 を参考に作成．http://www.city.fujisawa.kanagawa.jp/kaigo-j/kaigo/pamphlet/documents/anatatoayumu_all.pdf）

給付に優先するため，要介護被保険者などについては，末期の悪性腫瘍，難病患者，急性増悪などによる主治医の指示があった場合などに限り，医療保険の給付により訪問看護が行われる[27]．特別訪問看護指示書が発行されると 14 日間にわたり，医療保険の訪問看護が利用できる．下肢潰瘍の急性増悪時，退院直後，終末期など特別指示書での医療保険による訪問看護を利用することで在宅療養が可能となるケースがある．

c. 高額療養費制度

外来や入院で高額な治療を受けた者が対象であり，医療費の家計負担が重くならないよう，医療機関や薬局の窓口で支払う医療費が1ヵ月（暦月：1日から末日まで）で上限額を超えた場合，その超えた額を支給する制度である．加入している医療保険者が相談窓口である．上限額は年齢や所得に応じて定められている[28]．

d. 身体障害者手帳

身体障害者が日常生活を送るうえで，最低限必要な福祉サービスを受けるために必要な手帳であり，交付を受けるためには，交付申請と指定医の意見書が必要である．都道府県から身体障害者福祉法で定める程度の障害があると認定された人に交付される．フットケアや足病変に関連するものとして，糖尿病性網膜症による視覚障害，肢体不自由に該当する人，人工透析をされている人などが対象となるが，一定の認定基準に該当し永続するものが対象となる．身体障害者手帳が交付されると，各種の支援や福祉サービスなどを利用することができる[29]．相談先は市区町村の障害福祉担当である．肢体不自由下肢の等級は表1を参照されたい[58]．

表1　身体障害者障害程度等級表（身体障害者福祉法施行規則別表第5号）

級別	肢体不自由（下肢）
1級	1　両下肢の機能を全廃したもの 2　両下肢の大腿の2分の1以上で欠くもの
2級	1　両下肢の機能の著しい障害 2　両下肢を下腿の2分の1以上で欠くもの
3級	1　両下肢をショパール関節以上で欠くもの 2　一下肢を大腿の2分の1以上で欠くもの 3　一下肢の機能を全廃したもの
4級	1　両下肢のすべての指を欠くもの 2　両下肢のすべての指の機能を全廃したもの 3　一下肢を下腿の2分の1以上で欠くもの 4　一下肢の機能の著しい障害 5　一下肢の股関節または膝関節の機能を全廃したもの 6　一下肢が健側に比して10cm以上または健側の長さの10分の1以上短いもの
5級	1　一下肢の股関節または膝関節の機能の著しい障害 2　一下肢の足関節の機能を全廃したもの 3　一下肢が健側に比して5cm以上または健側の長さの15分の1以上短いもの
6級	1　一下肢をリスフラン関節以上で欠くもの 2　一下肢の足関節の機能の著しい障害
7級	1　両下肢のすべての指の機能の著しい障害 2　一下肢の機能の軽度の障害 3　一下肢の股関節，膝関節または足関節のうちいずれか一関節の機能の軽度の障害 4　一下肢のすべての指を欠くもの 5　一下肢のすべての指の機能を全廃したもの 6　一下肢が健側に比して3cm以上または健側の長さの20分の1以上短いもの
備考	・同一の等級について2つの重複する障害がある場合は，一級上の級とする．ただし，2つの重複する障害が特に本表中に指定せられているものは，該当等級とする． ・肢体不自由においては，7級に該当する障害が2以上重複する場合は，6級とする． ・異なる等級について2つ以上の重複する障害がある場合については，障害の程度を勘案して当該等級より上位の等級とすることができる． ・下肢欠損の断端の長さは，実用長（大腿においては坐骨結節の高さより計測したもの）をもって計測したものをいう． ・下肢の長さは，前腸骨棘より内くるぶし下端までを計測したものをいう．

厚生労働省ホームページ　身体障害者手帳，身体障害者手帳の概要，身体障害者障害程度等級表（身体障害者福祉法施行規則別表第5号[58]より下肢肢体不自由部分を抜粋）
< https://www.mhlw.go.jp/stf/seisakunitsuite/bunya/hukushi_kaigo/shougaishahukushi/shougaishatechou/index.html >

e. 障害年金

　病気やけがなどによって障害がある人が一定の要件を満たしている場合に申請し，障害等級表の基準に該当すると認定された場合に受給できる制度である．年金事務所や市区町村が相談窓口となる．フットケアに関連する状態では，糖尿病性網膜症などの視力低下や視野障害，下肢切断による肢体の障害，狭心症・心筋梗塞などの心疾患による心臓の障害，人工透析の患者のほか，血糖コントロールが困難で労働に著しい制限が必要な場合，日常生活に著しい制限があり支援が必要な場合に認定対象となることがある[30]．

まとめ

　以上，フットケアに関連する介護・福祉の主な社会資源を述べた．これらの社会資源の活用について比較した研究はなく，会議録や 1 例報告のみでエビデンスは低いが，その必要性は高いため推奨度は「2」とした．患者の心理社会的背景は多様化しているため一人ひとりのニーズは異なるが，社会資源がフットケアの質の向上につながるような取り組み，およびその評価が望まれる．

CQ 65

下肢救済専門医療機関との医療連携は下肢救済率向上に有用か？

回答と推奨

推奨文	推奨の強さ	エビデンスの確実性
● 高い下肢切断回避生存率，下肢救肢率を得るために，専門的治療を実施可能な下肢救済専門医療機関に患者を紹介することを推奨する．	1	B

背景・目的

　下肢切断を余儀なくされる難治性足潰瘍患者では複数の病態が複雑に絡み合い，症状の悪化を招く．その原因として最も多い糖尿病性足潰瘍患者に対しては，創傷管理を行う形成外科医，血行再建を実施する循環器内科医と血管外科医，糖尿病や透析を管理する内科医，歩行訓練を行うリハビリテーション医，栄養管理する栄養士，フットケアの教育を行う糖尿病認定看護師，フットケア指導師，変形した足のための装具を作製する義肢装具士などの複数科・多職種間の円滑な連携とチームワークによる治療が必要である．単一診療科では治療困難であり，多職種・複数科がそれぞれの専門知識を統合し，足病変の予防から治療までチームで取り組むことが下肢切断回避につながることが報告されている[31]．しかし，在宅医療や地域によっては下肢救済専門医療機関がなく，これらの地域においては下肢救済専門医療機関との連携が不可欠である．

解説

　2020年のシステマティックレビューでは単施設内の多職種チーム医療のみに限定せず，下肢救済専門医療機関とプライマリケアを含む地域医療との連携における集学的チーム医療が下肢切断回避につながるかを調査している．本報告では計33論文を調査し，うち31論文が糖尿病性下肢潰瘍における多職種チーム医療は下肢切断回避につながったと報告している[8]．なかでもこれらの地域連携は絶対値として51%，相対値として89%で下肢切断を回避できたと述べている[32]．

　また，病院，クリニックや在宅看護師から紹介のあった糖尿病患者の虚血性潰瘍に対し，下肢救済専門医療機関による専門的チーム医療を実施することで96%の下肢救済率を得ることができたとの報告がある．チーム医療を実践する前の初期下肢切断率は18%であったが，下肢救済専門医療機関とのチーム医療を実施した場合は4.1%と有意に低下した[33]．また，血行再建を必要とするCLTIにおいても形成外科，血管外科，足病医が構成するチーム医療を実施している下肢救済専門医療機関で治療を実践するほうが大切断回避生存率（AFS）を有意に高められた

と報告している [34, 35]. ニューヨーク州の入院患者のデータベースを用いて 49,576 例の CLTI 患者の解析を行った結果では，患者の住んでいる場所から病院までの距離は切断回避に関係がなく，多くの血行再建を実施しているハイボリュームセンターを受診し治療を受けた患者において下肢切断率が低く，高い 30 日生存率が得られた．近い病院を受診するのではなく，下肢救済医療を専門的に実施している医療機関を受診したほうが下肢救済の可能性が高いと述べている [36].

　一方，下肢救済を行う専門医がいない地域においては，下肢救済専門医療機関との連携が円滑にいかないことで糖尿病性足潰瘍患者における切断率が 50%，死亡率が 40%ほど高いことが報告されている [37]. そこで，糖尿病性足潰瘍における rural（農村部，田舎）地域と下肢救済専門医療機関が存在する urban（都会）との医療連携における課題について 44 のプライマリケア施設などからアンケート調査した結果，rural 地域においては，特に感染症専門医や血管外科医への紹介が遅れることが下肢切断につながっている可能性があると言及されている．これらの原因として，時間のかかる紹介制度，情報提供者のコミニケーション不足，電子カルテなどで情報交換ができる環境がないなどがあげられた [38].

まとめ

　以上の結果より，患者を下肢救済専門医療機関に紹介し専門的治療を受けるほうが高い AFS，下肢救済率が得られると考え，十分な科学的根拠があることから，本 CQ に述べた下肢救済専門医療機関（チーム医療を実施している機関）と連携（在宅医療を含むすべての医療機関）することを強く推奨する．ただし，本 CQ に関してはシステマティックレビューはあるものの RCT が困難な領域であるため，エビデンスの確実性は中等度とした．日本フットケア・足病医学会のホームページに下肢救済専門医療機関を掲載しているので参考にされたい（https://jfcpm.org/link_hospital.html）．なお，非会員施設など，下肢救済専門医療機関に該当する施設をすべて網羅していない可能性を含んでいることを申し添える．

CQ 66

在宅医療において情報を共有するにはどのようなツールが有用か？

回答と推奨

推奨文	推奨の強さ	エビデンスの確実性
● 在宅医療において情報を共有する場合，医療現場で広く用いられているアセスメントツールを用い，情報通信技術を応用したシステムツールを導入することを提案する．	2	D

背景・目的

　地域との情報を共有するために有用なツールとは2つの意味を含む．まず，第一にアセスメントツールである．高齢者の足病診療を行う場合，多職種の医療従事者多数が一人の患者に携わることが多い．この場合，その共通言語として広く認識されているアセスメントツールを用いるのは情報を正しく共有するうえで必須である．次に通信システムなどを含む情報伝達ツールである．近年の情報通信技術の発達により，情報をデジタル化することにより多職種が任意の時間・場所において患者情報や医療情報を瞬時に共有することが可能となり，在宅医療現場における情報共有には有用性が高い．

解説

　情報共有において重要なことは，医療者が間違いなく高齢者の足病変を把握し共有できるアセスメントツールの存在と，それを利用する手段の確保である．現代の通信システムの発達により，携帯電話やインターネットにより在宅医療現場でも情報の共有は容易になった．しかし，そこで使用する用語の不統一や，異なるアセスメントツールによる診療には，かえって診療レベルを下げるだけなく，医療事故をもたらすリスクが内在する．

　様々なアセスメントを高齢者在宅医療を担う全職種が理解したうえで，様々なツールを用いて情報を共有することが望まれる．医療現場においては，口頭指示の危険性はすでに指摘されているとおりであり，近年の通信システムの発達が在宅医療現場の情報共有をより確実・簡便にしている．

　情報共有システムについての研究ではいくつかの報告がみられる．高速通信可能なタブレット端末を用いることにより，インターネット環境が整っていない療養者宅でも“電子連絡ノート”を用いることが可能となり，情報共有が格段に容易になったとする報告がある．この報告では，情報基礎リテラシーの低い超高齢者でも入力可能なシステムであり，“電子連絡ノート”を利用することにより，患家訪問前に医療従事者が状況を把握することが可能となったとされている[39]．

このようなシステムは複数の医療機関で把握することもでき，情報共有に適していると考えられる．この他の報告では，地域医療連携ネットワークシステムを利用した医療・介護連携で基本方針と共有情報の有用性が報告されている．新潟県佐渡地域においては，「さどひまわりネット」を用いて，介護側から利用者の日常生活動作やバイタルサインの情報を提供できる環境整備を行った結果，患者情報を医療・介護の双方で共有することが可能となったとされている[40]．他方，ハードが完備されてもソフトの問題も残る．緊急時における職種間の情報共有では，他業種に比べ医師の情報共有が少ないとの報告があり，さらに，ケアプラン作成時の訪問看護導入において，その導入の頻度はケアマネジャーにより様々であったとされる[41]．

　最も有効な情報共有は当然対面での情報共有である．平成27年度厚生労働省委託事業地域における医療・介護の連携強化に関する調査研究では，"地域包括ケアシステムを構築していくために，医療・介護関係者が互いの顔や名前，職種，そして地域のなかで果たしている役割を認識し，相談・連絡しやすくなるような「顔の見える関係」を築くことが大切"と提言している．具体的には，ケアマネジャーと医療機関の訪問や，既存の会議体の有効活用，多職種の研修会の実施が例としてあげられている．そのうえで，患者情報の共有で連続した医療サービス提供を求めている．ただし，情報共有のシステム作りでは以下の点を検討する必要があるとしている．①共有すべき情報の内容，②情報共有する医療・介護関係者の範囲，③情報共有の方法，特に情報通信技術を活用した情報共有システムを構築する場合には個人情報の取り扱いに十分注意するとともに，セキュリティシステムを十分に担保する必要がある．

まとめ

　地域との情報を共有するためには，情報通信技術を活用した情報共有システムを用い，医療現場での共通用語となる評価ツールを上手に活用することが重要である．今後ますます発展していく分野であるものの，現段階ではエビデンスは乏しく，エキスパートオピニオンによる提案とした．本邦でのエビデンスの構築が望まれる分野である．

CQ 67

遠隔診療・遠隔連携ソフトを活用した医療施設間の多職種連携による病変の早期発見・治療は，CLTI の重症化予防に有用か？

回答と推奨

推奨文	推奨の強さ	エビデンスの確実性
● CLTI の重症化予防を目的とした病病・病診連携ツールとして，遠隔診療・連携ソフトの活用を提案する．	2	D

背景・目的

　わが国において遠隔診療が保険診療として認められたのは 2018 年と，比較的新しい領域である．直近では 2020 年度に発生した新型コロナウイルス感染症（COVID-19）の流行に対して，厚生労働省より「新型コロナウイルス感染症の拡大に際しての電話や情報通信機器を用いた診療などの時限的・特例的な取扱いについて」と遠隔診療の利活用を推奨する事務連絡があり[42]，当学会においても 2020 年 5 月 8 日より全学会員に対して遠隔診療・遠隔連携ソフトの無料公開が開始されるなど，社会におけるニーズが高まっている．

解説

　特に維持透析中の患者に対しては 2016 年より下肢末梢動脈疾患指導管理加算において，足病が疑われた場合にはなるべく早期に専門施設に患者を受診させることが定められている．SPINACH 研究[43] によると，創傷発症から受診までの期間は創傷重症度に相関し，患者の 60% は受診までに 1 ヵ月以上を要し，17% は 3 ヵ月以上を要しているという実態であった．この原因としては，週 3 回程度の透析日を調整して他院への外来受診を行う日程的な課題，足が悪い患者にとって送迎がない医療施設を受診する際に必要な交通機関の確保の課題，近隣に CLTI の専門的な治療を行っている施設がない場合の距離の課題などがあげられる．いずれの理由においても，CLTI 患者にとって必要な専門外来への受診が遅れることは CLTI が重症化することと同義であり，これらの課題が遠隔診療・遠隔連携ソフトの活用によって補われることの有効性は容易に推定される．

　こうした外来診察・経過観察のモニタリングに情報通信機器を活用した報告について，糖尿病性足潰瘍における遠隔診断・モニタリングの有用性が複数の RCT で報告されている．

　196 例の遠隔モニタリング群と 181 例の外来診療群を比較したデンマークの RCT では，創傷治癒・AFS については差がなかったが，死亡率については遠隔モニタリング群で有意に高く注意が必要と報告されている[44]．

　2012〜2016 年に 186 例の糖尿病性足潰瘍患者を遠隔モニタリングした群と通常の外来診療し

た群で比較したノルウェーの RCT によると，創傷治癒までの時間および死亡率に差がないだけでなく，下肢切断率は遠隔モニタリング群で有意に低かった[45].

　Diabetic Feet Australia は，2012 年のリサーチでは携帯電話の画像を利用した情報通信機器の活用により下肢切断率が有意に低下すると報告した一方で，2017 年のリサーチではスマートフォン機器単独での画像診断精度に注意が必要と報告している[46]. これらを踏まえて本邦の CLTI 患者に応用する場合には，CLTI の原因となる基礎疾患を管理することが多い透析施設や糖尿病クリニックにおける外来通常診療と並行した遠隔連携モニタリングの実施が有用と考えられる.

　用語上の整理として，遠隔診療とは患者がスマートフォンやパソコンなどを利用して，医師にオンラインでの診療を受けるケースである. わが国では 200 床以下の主にかかりつけ医機能を果たすクリニックや診療所において，特定の慢性疾患の診療に限定してこの利活用が認められてきた. さらに COVID-19 流行下の状況に鑑みて，多様な疾患における初診からの遠隔診療も認められることとなっている. 一方で遠隔連携とは，2020 年度の診療報酬改定により新設された概念である. これは，かかりつけ医が特定の疾患の専門医でない場合に，オンラインで専門医と患者情報をやりとりするなかで診療支援を受け，かかりつけ医を受診した患者の診断や診療に還元することが診療報酬として評価されるという趣旨である.

　本邦では情報通信機器を用いた診療に対する RCT はまだないものの，医療施設間連携すなわち遠隔連携による重症化予防活動について，透析室を定期受診している患者に対してフットケアを担当する看護師が遠隔連携ソフトに患者情報を入力し，循環器内科医・心臓血管外科医・形成外科医にオンライン医療相談をしたことにより，全体の 16％の患者において PAD や足病が早期に診断された[47]. また，血行再建や創傷治療がすでに実施されたことがある患者に対して，半年間の経過観察期間のうちに病変が再発したことを遠隔連携により診断できた事例も報告されており，COVID-19 流行のいかんにかかわらず医療施設の地域連携をオンラインで行うことは有用と考えられる.

まとめ

　一般的に遠隔診療・遠隔連携が特に有用なケースとは，専門医不在の遠隔地における診療，地域のかかりつけ医と専門医および様々な多職種が地域包括ケアとして取り組む必要のある疾患の診療，複数の診療科がチームとして診療する必要のある疾患である. その他にも災害時の救急診療など，これまでなしえなかった領域における医療連携において有効活用が期待されている.

　わが国において遠隔診療・遠隔連携はまさに始まったばかりであり，大規模な臨床研究の成果についてはこれから確認される段階にあるものの，今後様々な疾患において発展する診療領域であると考えられるため，エキスパートオピニオンとして推奨度「2」とした. 今後，遠隔連携による医療施設間連携を行っている施設群と行っていない施設群間の下肢切断率・重症化回避率・医療費総額抑制効果といった臨床研究が行われ，この有用性がエビデンスとして確立されることが望まれる.

CQ 68

在宅医療と専門医療との連携には医療・介護従事者への教育が有用か？

回答と推奨

推奨文	推奨の強さ	エビデンスの確実性
● 在宅医療と専門医療との連携を深めるために，介護従事者への教育・研修機会の充実や，医療従事者と介護従事者の情報共有とそれを主導するコーディネーターの設置を提案する．	2	D

背景・目的

　医療が在宅医療にシフトするトレンドのなか，足病変を有する高齢者医療もこの流れに逆らうことはできない．在宅において高度な医療サービスを受けるためには，地域包括ケアシステムの概念に基づいた在宅医療とともに専門性の高い医療機関との連携が有用であるかについて検討する．

解説

　足病変を有する高齢者に対しては，今後在宅医療にウェイトを課す方向で医療行政が進んでいる．理想的な在宅診療のために，地域の実情に応じて高齢者が可能な限り住み慣れた地域で能力に応じ自立した日常生活を営むことができるよう，医療・介護・予防・住まい・生活支援が切れ目なく継続的かつ包括的に提供されることを目指した地域包括ケアシステムの構築が進められている[48~50]．患家を中心として，"医療"，"介護"，"支援"の3つがほぼ30分以内に受けられるシステムが提唱されており，それはおおむね中学校の校区と同様の広さと考えられる（図2）．ここで重要となるのは在宅医療の守備範囲と，それを越える専門的医療が密に連携し一人の高齢者の医療レベルを担保することであり，地域包括ケアシステムでは在宅医療・ケアに多職種の連携が不可欠である．このため，地域により温度差があるものの，多職種の専門性を生かした連携強化のために教育や研修が試みられている[51]．

　在宅医療・介護従事者が連携時に困難と考える要因についての多職種連携研修内容の検討によると，①在宅療養への理解不足，②連携相手への信頼感の低下，③知識・経験不足からくる連携への躊躇，④チームとしての人間関係構築の難しさ，⑤情報共有の難しさの5つが要因であった[52]．当然ではあるが，教育・研修を受ける側の知識や技能レベルを事前に評価し，必要な実技や知識を効率的に教授できるような教育システムの構築が求められる．在宅医療に従事する医療・ケア従事者は，勤務時間外であっても教育研修を受けるニーズが高いとの報告があり，地域における講習会，研修会，ハンズオンセミナーなどは在宅医療と専門医療との連携を

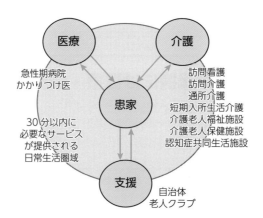

図 2　地域包括ケアシステムの概念

図るうえで極めて有効と考えられる[53].

　専門医療と在宅医療の連携について，専門医療側の取り組みに関する報告がある[54]．この報告では，中央診療部門に医療社会福祉部を設置して，専任の退院支援チームが院内各診療科・部門および地域の関係諸機関・施設と連絡・調整し，患者が適切なケアを適切な場で受けられるように，退院支援・医療連携・在宅医療の推進を行った．退院支援チームは，在宅医療コーディネーター（看護師長），医療ソーシャルワーカー（MSW），専任医師の 3 名からなり，訪問看護ステーション，かかりつけ医，ケアマネジャーなどとのコーディネーションを専門に行う専任の看護師長（在宅医療コーディネーター）を当部に置くことにより，在宅医療に移行する症例が飛躍的に増加し，在宅医療への移行が推進可能であったとされる．

　184 機関（医院・診療所・居宅介護支援事業所・訪問看護事業所・病院地域連携室・地域包括支援センターに所属する医師・ケアマネジャー・訪問看護師・MSW・保健師連携）において連携促進について重視された内容は，①意識，②機会，③実践の 3 つであったとの報告がある[55]．また在宅診療医とケアマネジャーの交流会を開催し，医師 1〜2 名とケアマネジャー数名を 1 グループとして「がん末期の退院支援」，「在宅療養へ向けた連携」，「訪問診療導入後の急変と家族の混乱」の事例を検討したところ，回答者の 95.5%が「互いの領域・視点への理解が深まった」と回答したと報告された[56]．在宅医療・ケア実践者 140 名に対する調査では，連携促進要因として①国の動向理解，②疾患の正しい理解，③連携への苦手意識の克服，④スーパービジョン・コンサルテーションの整備，⑤クライエントを中心とした連携意識が重要であった[57]．

　なお，実際に連携を想定する場合，医療機関や介護事業所に関する情報は厚生労働省ホームページの以下の項目から入手可能である．

　①「医療機能情報提供制度（医療情報ネット）」⇒診療科目，診療日，診療時間など，対応可能な疾患・治療内容など
　　http://www.mhlw.go.jp/stf/seisakunitsuite/bunya/kenkou_iryou/iryou/teikyouseido/
　　（厚生労働省ホーム＞政策について＞分野別の政策一覧＞健康・医療＞医療＞医療 機能情報提供制度（医療情報ネットについて））
　②「薬局機能情報提供制度」⇒名称，所在地，連絡先，開店時間，その他の薬局サービスなど
　　https://www.mhlw.go.jp/stf/seisakunitsuite/bunya/kenkou_iryou/iyakuhin/kinoujouhou/

（厚生労働省ホーム＞政策について＞分野別の政策一覧＞健康・医療＞医薬品・医療 機器＞薬局機能情報提供制度について）

③「介護サービス情報公表システム」⇒名称，所在地，提供サービスの内容，利用料など
https://www.kaigokensaku.mhlw.go.jp/
（厚生労働省ホーム＞政策について＞分野別の政策一覧＞福祉・介護＞介護・高齢者 福祉＞介護サービス情報の公表制度）

まとめ

　在宅医療と専門医療との連携を良好に行うためには，医療・介護従事者双方の教育，在宅医療コーディネーターの設置，医療・介護従事者間の情報共有と意識改革が重要である．エビデンスは乏しいが，エキスパートオピニオンにより推奨度「2」で在宅医療と専門医療の連携を提案する．本分野は今後の地域医療連携に重要であり，エビデンスの構築が望まれる．

文献（10章）

1) Ndip A, et al. High levels of foot ulceration and amputation risk in a multiracial cohort of diabetic patients on dialysis therapy. Diabetes Care 2010; **33**(4): 878-880.

2) Game FL, et al. Temporal association between the incidence of foot ulceration and the start of dialysis in diabetes mellitus. Nephrol Dial Transplant 2006; **21**(11): 3207-3210.

3) Lavery LA, et al. Diabetic foot prevention: a neglected opportunity in high-risk patients. Diabetes Care 2010; **33**(7): 1460-1462.

4) Frankel AH, et al. Management of adults with diabetes on the haemodialysis unit: summary of guidance from the Joint British Diabetes Societies and the Renal Association. Diabet Med 2018; **35**(8): 1018-1026.

5) Atherton G. Renal replacement and diabetes care: the role of a specialist nurse. J Diabet Nursing 2004; **8**(2): 70.

6) Rubio JA, et al. Reducing major lower extremity amputations after the introduction of a multidisciplinary team for the diabetic foot. Int J Low Extrem Wounds 2014; **13**(1): 22-26.

7) Valabhji J. Reducing amputations at a multidisciplinary diabetic foot clinic in London. Diabet Foot J 2011; **14**(2): 63-70.

8) Musuuza J, et al. A systematic review of multidisciplinary teams to reduce major amputations for patients with diabetic foot ulcers. J Vasc Surg 2020; **71**(4): 1433-1446.e3.

9) Schaper NC, et al. IWGDF Editorial Board. Practical Guidelines on the prevention and management of diabetic foot disease (IWGDF 2019 update). Diabetes Metab Res Rev 2020; **36**(Suppl 1): e3266.

10) 平成 16 年度厚生労働省医政局委託 医療施設経営安定化推進事業地域での医療に係る機能分化・連携が与える医療施設経営への影響 調査研究.
https://www.mhlw.go.jp/topics/bukyoku/isei/igyou/igyoukeiei/anteika1602.pdf ［2022 年 7 月 15 日閲覧］

11) 在宅医療の在宅医療・介護の連携推進の方向性.
https://www.mhlw.go.jp/seisakunitsuite/bunya/hukushi_kaigo/kaigo_koureisha/chiiki-houkatsu/dl/link4-1.pdf ［2022 年 7 月 15 日閲覧］

12) 市町村における地域包括ケアシステム構築のプロセス（概念図）.
https://www.mhlw.go.jp/seisakunitsuite/bunya/hukushi_kaigo/kaigo_koureisha/chiiki-houkatsu/dl/ link1-6.pdf ［2022 年 7 月 15 日閲覧］

13) Smith-Strøm H, et al. Severity and duration of diabetic foot ulcer (DFU) before seeking care as predictors of healing time: A retrospective cohort study. PLoS One 2017; **12**(5): e0177176.

14) Ince P, et al. Rate of healing of neuropathic ulcers of the foot in diabetes and its relationship to ulcer duration and ulcer area. Diabetes Care 2007; **30**(3): 660-663.

15) Orneholm H, et al. High probability of healing without amputation of plantar forefoot ulcers in patients with diabetes. Wound Repair Regen 2015; **23**(6): 922-931.

16) 小関早苗ほか．フットケアの地域連携(JOYFUL)の現状および課題．日本フットケア・足病医会誌 2020; **1**(2): 87-91.

17) 矢野晶子ほか．下肢救済！私たちの取り組み―透析患者の足と連携．日本下肢救済足病会誌 2019; **11**(1): 37-41.

18) 榊　聡子．下肢救済を叶える認定師の活躍―理学療法士の視点から．日本下肢救済足病会誌 2017; **9**(3): 153-157.

19) 石橋理津子．フットケアのチームビルディング・マネジメント 多地域をつなぐ活動―各地域の実践家の交流―について．院内から地域へ拡大するチームビルディング・マネジメント．日本フットケア会誌 2018; **16**(2): 51-55.

20) 竹島憲一郎ほか．フットケアに必要な靴と装具 Charcot foot の足をケアする靴と装具―糖尿病との関連を中心に．日本フットケア会誌 2019; **17**(1): 13-18.

21) 高山かおる．他業種連携による啓発活動―足育研究会について．日本フットケア会誌 2018; **16**(2): 68-74.

22) 竹内一馬ほか．フットケアのチームビルディング・マネジメント―足病・フットケア領域における地域啓発活動のための NPO 設立・運営について．日本フットケア会誌 2018; **16**(2): 63-67.

23) 登坂　淳ほか．病院外のフットケア 在宅領域でのフットケア～急性期治療を在宅へ．日本フットケア・足病医会誌 2021; **2**(1): 1-6.

24) 平成 27 年度厚生労働省委託事業 地域における医療・介護の連携強化に関する調査研究―市町村職員のための医療・介護連携ことはじめ.
https://www.mhlw.go.jp/file/06-Seisakujouhou-12400000-Hokenkyoku/0000134434.pdf ［2022 年 7 月 15 日閲覧］

25) 厚生労働省老健局老人保健課令和 2 年 9 月．在宅医療・介護連携推進事業の手引き.
https://www.mhlw.go.jp/content/12400000/000666660.pdf ［2022 年 7 月 15 日閲覧］

26） 公的介護保険制度の現状と今後の役割.
https://www.mhlw.go.jp/content/0000213177.pdf ［2022 年 7 月 15 日閲覧］
27） 訪問看護療養費の取扱いの理解のために.
https://kouseikyoku.mhlw.go.jp/kinki/gyomu/gyomu/hoken_kikan/kango/3nenndohoumonnkangorikainotameni.pdf
［2022 年 7 月 15 日閲覧］
28） 高額療養費制度を利用される皆さまへ.
https://www.mhlw.go.jp/content/000333279.pdf ［2022 年 7 月 15 日閲覧］
29） 身体障害者手帳制度の概要.
https://www.mhlw.go.jp/bunya/shougaihoken/shougaishatechou/dl/gaiyou.pdf ［2022 年 7 月 15 日閲覧］
30） 障害年金―日本年金機構.
https://www.nenkin.go.jp/service/jukyu/shougainenkin/jukyu-yoken/20150401-01.html ［2022 年 7 月 15
日閲覧］
31） Rogers LC, et al. Toe and flow: essential components and structure of the amputation prevention team. J
Am Podiatr Med Assoc 2010; **100**: 342-348.
32） Denjalic A, et al. Evaluation of the surgical treatment of diabetic foot. Med Glas (Zenica) 2014; **11**: 307-312.
33） Zayed H, et al. Improving limb salvage rate in diabetic patients with critical leg ischaemia using a multi-
disciplinary approach. Int J Clin Pract 2009; **63**: 855-858.
34） Chung J, et al. Multidisciplinary care improves amputation-free survival in patients with chronic critical
limb ischemia. J Vasc Surg 2015; **61**: 162-169.
35） Suzuki H, et al. The efficacy of a multidisciplinary team approach in critical limb ischemia. Heart Vessels
2017; **32**: 55-60.
36） Medhekar AN, et al. Outcomes for critical limb ischemia are driven by lower extremity revascularization
volume, not distance to hospital. J Vasc Surg 2017; **66**: 476-487 e471.
37） Skrepnek GH, et al. Diabetic emergency one million feet long: disparities and burdens of illness among
diabetic foot ulcer cases within emergency departments in the United States, 2006-2010. PLoS One 2015;
10: e0134914.
38） Sutherland BL, et al. Expect delays: poor connections between rural and urban health systems challenge
multidisciplinary care for rural Americans with diabetic foot ulcers. J Foot Ankle Res 2020; **13**: 32.
39） 出木谷　寛ほか.　情報通信技術を活用した「電子連絡ノート」が在宅医療介護連携に有用であった超高齢者
の 1 例.　京都医会誌 2015; **62**: 73-75.
40） 細井　愛ほか.　佐渡地域医療連携ネットワークシステムを用いた医療・介護連携の試み.　日農村医会誌
2016; **65**: 780-791.
41） 林　一美ほか.　医療行為を受けている在宅高齢者に関わる医師や介護支援専門員の情報共有や職種間の連
携状況.　石川看誌 2013; **10**: 89-94.
42） 厚生労働省医政局医事課.　新型コロナウイルス感染症の拡大に際しての電話や情報通信機器を用いた診療
等の時限的・特例的な取扱いについて.　令和 2 年 4 月 10 日事務連絡.
43） 飯田　修ほか.　SPINACH 研究.　循環器内科 2020; **88**(4): 398.
44） Rasmussen BSB, et al. A randomized controlled trial comparing teelemedical and standard outpatient
monitoring of diabetic foot ulcers. Diabetes Care 2015; **38**(9): 1723-1729.
45） Smith-Strøm H, et al. The effect of telemedicine follow-up care on diabetes-related foot ulcers: a cluster-
randomized controlled noninferiority trial. Diabetes Care 2018; **41**(1): 96-103.
46） Can Telehealth Systems Virtually Heal Diabetic Foot Ulcers?
https://www.diabetesfeetaustralia.org/research-article/can-telehealth-virtually-heal-diabetic-foot-ulcers/
［2022 年 7 月 15 日閲覧］
47） 松本健吾ほか.　遠隔診療相談による糖尿病足病/透析足病の地域医療連携と重症化予防.　日本下肢救済足病
会誌 2019; **11**(3): 121.
48） 厚生労働省老健局.　介護サービスの基盤強化のための介護保険法等の一部を改正する法律等の公布につい
て，2011.
49） 二木　立.　地域包括ケアと地域医療連携.　勁草書房，2015: p.27-29.
50） 地域における医療および介護の総合的な確保を促進するための関係法律の整備等に関する法律.　平成 26 年
法律第 83 号，医療介護総合確保促進法.
51） 小野孝嘉.　地域包括ケアシステムと人材育成―地域で行う人材育成の実践から.　太田貞司（編），大都市の
地域包括ケアシステム「見えにくさ」と「描く力」，地域ケアシステム・シリーズ 4，光生館，2012: p.127.
52） 吉川峰子ほか.　在宅医療・ケア実践者が認識している連携時の困難―多職種連携を促進するための研修内
容の検討.　日看会論集: 地域看 2014; **44**: 35-38.
53） 黒木邦弘ほか.　特別養護老人ホーム現任者の研修ニーズに関する研究―生活相談員と介護職員の研修意欲
の考察.　社会関係研究 2011; **17**: 53-72.
54） 田城孝雄.　地域医療連携それぞれの立場から―大学病院の立場から.　医療マネジメント会誌 2002; **2**: 296-

303.

55）藤田益伸ほか．介護・医療の専門機関の在宅療養の業務量が連携意識に及ぼす影響．日本の地域福祉 2012; **25**: 39-48.

56）渡辺友里恵ほか．医療と介護の連携強化への支援―新宿区での在宅診療医とケアマネジャーの交流会．癌と化療 2015; **42**: 3-4.

57）行實志都子ほか．地域生活を支援する福祉専門職の医療と介護の連携における現状と課題．神奈川保健福大誌 2017; **14**: 3-13.

58）身体障害者障害程度等級表．
https://www.mhlw.go.jp/stf/seisakunitsuite/bunya/hukushi_kaigo/shougaishahukushi/shougaishatechou/index.html ［2022 年 7 月 15 日閲覧］

索　引

和文

重症化予防のための足病診療ガイドライン

2022 年 9 月 10 日　発行	編集者　日本フットケア・足病医学会
	発行者　小立健太
	発行所　株式会社 南 江 堂
	☎113-8410 東京都文京区本郷三丁目 42 番 6 号
	☎(出版) 03-3811-7236　(営業) 03-3811-7239
	ホームページ https://www.nankodo.co.jp/
	印刷・製本 日経印刷
	装丁 葛巻知世 (Amazing Cloud Inc.)

Podiatric Medicine Practice Guidelines for Preventing Aggravation
© Japanese Society for Foot Care and Podiatric Medicine, 2022